NOUVELLE

DERMATOLOGIE.

LYON. — IMPRIMERIE DE DUMOULIN, RONET ET SIBUET.

NOUVELLE
DERMATOLOGIE,

OU

PRÉCIS THÉORIQUE ET PRATIQUE

SUR LES

MALADIES DE LA PEAU,

FONDÉ SUR UNE NOUVELLE CLASSIFICATION MÉDICALE;

SUIVI

D'UN EXPOSÉ DE PRINCIPES GÉNÉRAUX

POUVANT SERVIR DE GUIDE DANS LE CHOIX

DES EAUX MINÉRALES NATURELLES

applicables dans le traitement de ces maladies;

AVEC

UN FORMULAIRE SPÉCIAL,

ET PLANCHES COLORIÉES;

Par P. BAUMÈS,

Chirurgien en chef de l'Hospice de l'Antiquaille de Lyon, Membre correspondant
de l'Académie royale de Médecine de Paris, etc.

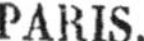

TOME SECOND.

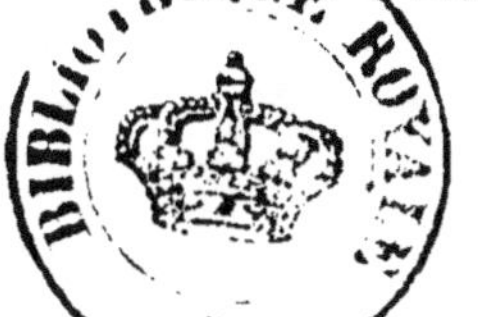

PARIS.

J.-B. BAILLIÈRE. | GERMER BAILLIÈRE.
Rue de l'Ecole-de-Médecine.

LYON.

CHARLES SAVY JEUNE, LIBRAIRE-ÉDITEUR,
Quai des Célestins, N° 48.

1842.

NOUVELLE

DERMATOLOGIE,

OU

PRÉCIS THÉORIQUE ET PRATIQUE

SUR LES

MALADIES DE LA PEAU,

FONDÉ SUR UNE NOUVELLE CLASSIFICATION MÉDICALE.

Chapitre Cinquième.

CLASSIFICATION DERMATOGRAPHIQUE DES MALADIES DE LA PEAU.

QUATRIÈME ORDRE.

ÉRUPTIONS TUBERCULEUSES.

Les auteurs ont groupé dans cet ordre, chacun à sa guise, les éruptions les plus disparates.

Les tubercules, comme nous l'avons déjà

dit, en parlant des papules, sont de petites tumeurs cutanées dures, pleines, solides, à forme plus ou moins semi-sphérique, ou conique, aplatie, irrégulière, assez nettement circonscrites, ne différant guère des papules que par leur volume plus considérable, et par l'épaisseur généralement plus grande de la couche du tissu cutané qu'elles paraissent intéresser, variant en couleur selon la cause, le plus souvent une diathèse, qui les a produites, se terminant par résolution, par desquammation, ou par des ulcères à marche fréquemment rongeante, à forme suspecte.

Les véritables tubercules cutanés ne sont généralement offerts que par les effets sur la peau de la diathèse scrofuleuse, de la diathèse cancéreuse, mais surtout de la diathèse syphilitique ; car c'est là le véritable champ de l'éruption tuberculeuse. Il y a cependant une éruption spéciale fort importante que l'on pourrait considérer comme le type de l'éruption tuberculeuse, c'est la lèpre tuberculeuse, qui mérite une description à part. Quant à la dartre rongeante ou *lupus*, c'est certainement bien à tort que quelques-uns l'ont classée parmi les tubercules, car elle commence assez souvent par tout autre chose qu'un tubercule ; elle ne peut positivement rentrer dans aucun ordre, et c'est pourquoi je l'ai décrite à part, en dehors des divers ordres d'éruptions cutanées; quant à la tumeur que M. Alibert a appelée *kéloïdre*, que Retz paraît avoir désignée sous le nom de *dartre graisseuse*, c'est une maladie très-rare, car M. Gibert ne l'a vue que deux fois; M. Rayer l'a observée six fois, Alibert huit fois; je ne l'ai vue qu'une fois sur le sternum, son siége le plus fréquent. C'est une affection qui ne saurait non plus être comprise dans l'ordre des tubercules; j'en renvoie la description au septième ordre que j'ai établi des végétations, excroissances et tumeurs cutanées. Il en est de même des tumeurs exotiques, *pian*, *frambœsia*, *molluscum*, etc.

D'après cela, nous n'avons pas à tracer ici d'histoire générale des éruptions tuberculeuses, histoire générale qu'il est d'ailleurs impossible de tracer dans tous les cas, faute de suffisants caractères communs offerts par des affections aussi disparates. Nous avons uniquement à décrire la *lèpre tuberculeuse*, en renvoyant aux éruptions par diathèse scrofuleuse, par diathèse cancéreuse, par diathèse syphilitique, la description des formes tuberculeuses qui se rapportent à ces états généraux morbides de l'organisation.

LÈPRE TUBERCULEUSE OU ÉLÉPHANTIASIS DES GRECS
(*léontiasis*, *satyriasis*).

La lèpre tuberculeuse (1) paraît déjà avoir été observée en Italie, du temps de Pompée,

(1) Le but essentiellement pratique de ce *Précis* me dispense d'entrer ici dans une discussion étendue des opinions diverses émises sur la question embrouillée des maladies cutanées appelées autrefois *lèpres*, question qu'un savant médecin, M. Gibert, a encore essayé de débrouiller tout récemment. Je ne ferai là dessus qu'un petit nombre d'observations.

D'abord il est impossible de rien établir de clair, de positif, sur ce qu'était réellement la lèpre des Hébreux, d'après les divers passages du *Lévitique* dont je vais citer les paragraphes (chap. XIII) qui me paraissent le moins équivoques à ce sujet :

« Homo, in cujus cute et carne ortus fuerit diversus color sive pustula, aut quasi lucens quippiam, id est, plaga lepræ, adducetur ad Aaron sacerdotem, vel ad unum quemlibet filiorum ejus.

« Qui cùm viderit lepram in cute, et pilos in album mutatos colorem, ipsamque speciem lepræ humiliorem cute et carne reliqua : plaga lepræ est, et ad arbitrium ejus separabitur.

« Sin autem lucens candor fuerit in cute, nec humilior carne reliqua, et pili coloris pristini, recludet eum sacerdos septem diebus.

« Et considerabit die septimo : et si quidem lepra ultrà non creverit, nec transierit in cute priores terminos, rursum recludet eum septem diebus aliis, etc., etc. »

Ce qu'il y a de plus clair dans ces passages et tous ceux qui suivent, c'est qu'on soumettait les malades affectés de cette lèpre à certain régime, à l'isolement, à certaines cérémonies qu'on croyait capables de les soulager ou de les guérir, et qu'on les séquestrait quand ils paraissaient incurables.

Secondement, quelle conclusion logique, sévère, peut-on tirer de ce qu'ont dit Hippocrate et les auteurs grecs, sur une *certaine maladie écailleuse* du tableau problématique de laquelle Willan a cru devoir tirer ce qu'il appelle exclusivement *lèpre*, *lèpre vulgaire*, sans que l'on sache précisément si elle est originaire d'Égypte, comme le prétendait Galien, ou d'une autre contrée. Ce qu'il y a de certain, c'est que depuis l'époque où elle fut seulement signalée ou vaguement repré-

lèpre squammeuse, dont il a fait une espèce *essentiellement* distincte du psoriasis, dans l'ordre des éruptions squammeuses? (*Voyez là dessus les prolégomènes et le chapitre des éruptions squammeuses.*) Il faut être doué, ce nous semble, d'une faculté très-élastique d'interprétation pour trouver, dans le passage suivant de Paul d'Egine : « λεπρα per profunditatem corporum cutem « depascitur orbiculatiore modo, et squamas piscium squamis « similes dimittit, » (Paul d'Égine, lib. IV, cap. I, *de Lepra et Psora*,) le modèle de la lèpre telle que l'a établie Willan

Troisièmement, on ne peut voir dans tout ce que renferment les écrits attribués à Hippocrate, relativement à ce qui y est désigné sous le nom de αλφος, μελας, λευκη, que des altérations de la couleur de la peau, des poils qui blanchissent, une perte plus ou moins grande de la sensibilité cutanée, toutes choses qui se rapprochent plus ou moins du passage cité ci-dessus du *Lévitique*; mais la dénomination de λευκη est celle qui paraît avoir eu anciennement la signification la plus équivoque, la plus multiple; car on paraît y avoir vu tout à la fois la désignation de la lèpre blanche des Hébreux, de la lèpre tuberculeuse (*éléphantiasis* des Grecs), et de l'éléphantiasis des Arabes, affection bien différente de la précédente, et que nous décrirons plus tard.

Quatrièmement enfin, nous n'appliquons le nom de *lèpre* qu'à une seule maladie cutanée, la maladie essentiellement tuberculeuse dont nous donnons le tableau concis dans cet article, maladie qui ne ressemble en rien à toutes les autres affections qu'on a aussi désignées, à différentes époques, sous le nom de *lèpre*.

On trouvera d'ailleurs dans cet article le signalement de deux espèces ou variétés de cette lèpre, indiquées par J. Robinson, confirmées par Bock, médecin norwégien, et la description de la *radesyge* ou lèpre norwégienne, tracée par un médecin distingué, M. Martins, qui a pu l'observer par lui-même.

sentée par Celse, Galien, Pline, et décrite d'une manière si pittoresque, si brillante, si détaillée par Arétée, il n'en fut guère plus question que de loin en loin, jusque vers l'époque des croisades, où elle se répandit en Europe et y régna épidémiquement. Un grand nombre d'hôpitaux, appelés *ladreries*, furent consacrés en France au traitement de cette horrible maladie; mais il paraît qu'on y fit entrer ensuite d'autres maladies de la peau, qui n'étaient pas la lèpre tuberculeuse (éléphantiasis des Grecs).

Le tableau de cette lèpre, tracé par les anciens, n'est pas tout-à-fait celui de la lèpre qui règne encore actuellement dans quelques pays, et que nous observons en Europe, sur les individus l'ayant contractée dans les lieux où elle règne endémiquement. Ces lieux sont quelques régions de l'Afrique, des Indes, de l'Amérique méridionale, et c'est dans les parties chaudes et humides de ces régions qu'on l'observe principalement. On dit qu'à Martigues en Provence et sur le littoral de la Méditerranée, du côté d'Elsne, dans le Roussillon, il y a aussi des lépreux ; mais il est extrêmement probable qu'anciennement quelques familles de lépreux se seront transportées dans ces pays, et qu'ils auront transmis la lèpre à leurs descendants ; car tout semble annoncer que si cette maladie n'est pas toujours nécessairement héréditaire, elle s'est montrée héréditaire dans un grand nombre de cas ; c'est du moins ce qui paraît évidemment résulter des faits cités par un assez grand nombre de médecins et notamment par Schilling. Mais, si l'hérédité est démontrée, la *contagion* de cette maladie est bien loin de l'être. Il semblerait au contraire démontré par les observations de Robinson et d'Ainsley, dans l'Inde ; de J. Adams et Thomas Héberden, aux Canaries ; d'Alibert, de Biett, de Rayer, en France, etc., que cette maladie ne saurait se transmettre par cette voie. Toutes les circonstances terrestres, atmosphériques, et celles d'une autre nature, à l'influence desquelles on a voulu rapporter l'origine de la lèpre, peuvent bien contribuer à favoriser le développement, les progrès de cette maladie, mais n'expliquent pas du tout son origine ; car toutes ces circonstances se trouvent réunies dans bien des lieux et bien des cas, sans déterminer jamais rien qui ressemble à la lèpre ; telles sont les eaux croupissantes des marais, les chaleurs humides, une habitation humide, mal aérée, la malpropreté, une mauvaise nourriture, l'usage de certains poissons salés ou corrompus, de la viande de porc salée ou fumée, etc. Le fait est que les circonstances qui font naître plutôt la lèpre dans tel pays que dans tel autre sont tout-à-fait inconnues.

Quoique la cause de la lèpre paraisse dans quelques circonstances porter son action sur le système nerveux, sur l'ensemble de l'économie, avant de faire naître la maladie cutanée, bien d'autres fois la santé ne se trouve nullement affectée à l'apparition de cette maladie, et ce n'est même que quand elle est très-avancée, que sa réaction sur l'ensemble de l'organisation se fait sentir. C'est donc sur le tissu cutané qu'agit spécialement alors la cause de cette maladie, et ce tissu peut être en proie aux désordres les plus graves, pendant que le reste de l'organisation est tranquille. La lèpre tuberculeuse peut être considérée, dans ce cas, comme appartenant à la catégorie des éruptions par fluxion *idiopathique*, c'est-à-dire des éruptions qui naissent et se développent sur la peau, indépendamment de ce qui se passe dans le reste de l'économie, laquelle ne s'affecte que plus tard, par la réaction qu'est capable de déterminer l'éruption dans un degré plus ou moins avancé.

Un médecin anglais, Th. Héberden, avait décrit deux formes de la lèpre tuberculeuse, selon qu'elle se développe rapidement, d'une manière aiguë, avec un mouvement fébrile prononcé, ce qu'il appelait lèpre par *fluxion*, ou que sa marche est lentement progressive, sans appareil fébrile bien marqué, ce qu'il appelait lèpre par *congestion*; mais cette distinction, qui est vraie dans la nature, nous paraît avoir été consacrée avec peu de justesse par la différence des termes *fluxion*, *congestion*; car, que la lèpre se développe rapidement ou lentement, elle ne peut être que le résultat d'une fluxion lente ou rapide, mais toujours d'une *fluxion*, c'est-à-dire, de la direction vicieuse des forces de la vie ou de l'innervation vers un point, d'un travail morbide où l'activité est tout, la passivité, rien.

Les symptômes et la marche ordinaire de la lèpre, sont les suivants : il paraît sur la peau de la face surtout, puis des membres et du tronc, des taches rougeâtres ou fauves, bronzées, luisantes et comme huilées. Ces taches sont plus noires que le reste de la peau, ou rouges chez le nègre. Il serait bien difficile, lors de l'apparition en apparence si bénigne de ces taches, de prévoir le drame pathologique horrible dont elles ne sont que la première scène. On les prendrait d'abord pour de simples macules, de simples éphélides, lorsqu'elles ne présentent pas cette insensibilité, cet engourdissement de la peau qui les accompagne si fréquemment. Cette erreur serait fâcheuse; elle ne peut être commise, selon le docteur Chalupt (*Voyage à la Désirade*), lorsque les taches offrent une dépression à leur centre, ce qui permet, selon lui, de prédire presque à coup sûr le commencement du développement de cette maladie. Ces taches qui peuvent former quelquefois des plaques assez larges, irrégulières, sont généralement arrondies et de la grandeur d'une lentille. Si la maladie marche d'une manière très-aiguë, il y a parfois, quoique assez rarement, augmentation de sensibilité à la peau, là où siégent les taches; mais le plus souvent au contraire il y a tout d'un coup ou lentement perte de sensibilité. C'est dans les parties occupées par ces taches plus ou moins disséminées et légèrement élevées au dessus du niveau de la peau, que se développent plus tôt ou plus tard les tubercules caractéristiques. L'engorgement, l'accumulation de matière organique qui constituent ceux-ci, se manifestent de

prime abord dans le tissu de la peau même,
ou commencent par de petits noyaux dans
le tissu cellulaire sous-cutané. Ces tubercules sont mous, d'un rouge livide ou d'une coloration fauve, bronzée, comme les taches qui
les ont précédés ; ils ont une forme légèrement conique ou sphérique, et sont de la
grosseur d'un pois jusqu'à celle d'une noisette plus ou moins ; ils se présentent sur la
face d'abord où ils occupent les ailes du nez,
les joues, les oreilles, les sourcils, les lèvres,
et ensuite, mais généralement en plus petit
nombre, sur le tronc et sur presque toutes
les parties du corps quand le mal est plus
ancien. Mais c'est la face principalement qui
porte l'empreinte la plus terrible des effets
de difformité dus à la lèpre tuberculeuse
dans ses progrès incessants. C'est la face qui,
par une sorte de tuméfaction générale, par
les rides transversales et profondes qui labourent le front, par le gonflement des arcades
sourcilières, saillantes, mamelonnées, par l'é-
largissement et la dilatation considérable des
ailes du nez, par l'épaississement inégal des
pavillons des oreilles, des joues, du menton, des lèvres, enfin par cette bouffissure
luisante, générale, semée partout de tubercules séparés par des sillons plus ou moins

profonds, avec la chute des cils et des poils des sourcils, c'est la face ainsi déformée, imitant les traits d'un lion ou d'un éléphant, qui fit donner anciennement à cette maladie le nom de *leontiasis*, d'*éléphantiasis*, et inspira toujours, en Europe du moins, du dégoût et de l'horreur pour les malheureux qui en sont affectés.

De même que la lèpre tuberculeuse peut rester quelque temps stationnaire à l'état de taches, elle peut rester bien plus longtemps encore stationnaire à l'état de tubercules, lors même que ceux-ci couvrent le visage et une grande partie du corps; alors il n'y a pas de fièvre; toutes les fonctions s'exécutent bien; l'éruption cutanée n'exerce sur l'économie aucune réaction. Les malades peuvent ainsi vivre en bonne santé d'ailleurs, pendant plusieurs années, l'éruption successive d'autres tubercules se faisant d'une manière lente, insensible. Mais d'autres fois la maladie n'offre pas cet état stationnaire; elle ne cesse de faire des progrès et porte bientôt le désordre dans la santé générale. Les tubercules de la face deviennent le siége d'un mouvement inflammatoire qui les rend chauds, douloureux; quelques-uns se résolvent; mais généralement leur sommet suppure, se creuse, et il se forme des croûtes adhérentes brunes ou noirâtres. Quelquefois il se forme des cicatrices sous les croûtes, mais plus souvent les ulcères s'étendent. Les membres s'affectent à leur tour et présentent les mêmes phénomènes. On a vu dans les cas les plus graves, la gangrène s'emparer des phalanges, des extrémités même des membres, et par la chute des parties gangrénées, mutiler les lépreux avant leur mort.

Cependant les organes internes se prennent, les muqueuses s'affectent, celle des paupières se gonfle, s'ulcère, se détruit; celle des fosses nasales se couvre de petits tubercules, s'ulcère également, se ramollit, entraîne à la longue la carie des cartilages et des cornets du nez. La voûte palatine se tapisse de tubercules; la luette, le pharynx, quelquefois le larynx, offrent des désordres analogues; l'affection finit par envahir la muqueuse des voies digestives, et détermine à la longue l'ulcération, le ramollissement des follicules de Péyer; les poils blanchissent et se détachent. De tous ces progrès de la maladie résulte l'altération grave ou la perte des sens, de la vue, de l'odorat, du goût, du tact. La voix devient rauque, nasillarde, présente un timbre particulier, s'éteint ensuite; enfin les désordres augmentent; les glandes lymphatiques s'engorgent; la fonction digestive se perd, la respiration s'embarrasse, et la mort vient mettre un terme à tous ces maux, mais souvent après une très-longue durée de la maladie.

Il est utile de signaler ici le résultat des recherches de J. Robinson, confirmé récemment par des observations nombreuses de M. Bock, médecin norwégien, qui en a fait part à M. Gibert, relativement à la distinction dans l'éléphantiasis des Grecs, de deux espèces, savoir : 1° l'*éléphantiasis tuberculeux*, semblable au tableau que nous venons de tracer ; 2° l'*éléphantiasis anœsthetos*, consistant en plaques fauves, larges, ridées, ayant pour caractère constant distinctif une *complète insensibilité*, s'accompagnant de desquammation furfuracée, et se terminant par ulcération et séparation des extrémités. Ce sujet a besoin néanmoins d'être soumis à de nouvelles investigations. Il règne aussi dans le nord une maladie cutanée que quelques-uns considèrent comme une variété de la lèpre, c'est la *radésyge* ou lèpre norwégienne. Nous croyons bien faire en présentant ici le tableau de cette maladie tracé par M. Martins, qui l'a observée lui-même à Tromsen, capitale de la Norwège septentrionale.

« Cette maladie n'est autre chose que l'élé-

« phantiasis des Grecs, avec séparation gra-
« duelle et spontanée des extrémités ; quelques
« malades avaient perdu des doigts, des pieds
« ou des mains ; d'autres, une main ou un pied ;
« et, enfin, chez une femme, la jambe s'était
« séparée de la cuisse. Des tubercules violacés
« se montrent d'abord autour de l'articulation ;
« ils sont suivis d'ulcérations qui détruisent peu
« à peu tous les tissus, et amènent une solution
« de continuité sans hémorrhagie et sans sup-
« puration. Les muqueuses sont le siége d'ul-
« cérations semblables. Ces malheureux souf-
« frent peu et meurent de marasme. A l'au-
« topsie, on trouve constamment des tubercules
« dans les poumons. Je ne conçois pas comment
« certains auteurs ont pu trouver de l'analo-
« gie entre la radezyge et la syphilis. D'abord,
« celle-ci est presque inconnue en Norwège,
« tandis que la radezyge n'est que trop fré-
« quente dans la classe pauvre ; et le mercure,
« si puissant contre la maladie vénérienne,
« n'amène pas ici la plus légère amélioration.
« C'est en vain qu'il a été administré sous tou-
« tes les formes, et l'art est forcé de s'avouer
« impuissant en face d'un mal qu'il ne peut
« arrêter. Je me suis enquis des causes de cette
« terrible maladie ; ce sont, au dire des méde-
« cins du littoral de la Norwège, la misère et

« l'usage du poisson que les pauvres enfouis-
« sent à dessein dans la terre, où ils le laissent
« pourrir avant de le manger....

« A l'appui de cette opinion qui est aussi la
« sienne, le médecin de Tromsen, M. Finch me
« citait un fait remarquable : la lèpre était in-
« connue dans une partie de son district ; une
« baleine fut jetée sur le rivage par une tempête ;
« les malheureux habitants en firent leur nour-
« riture pendant plusieurs mois ; peu de temps
« après, il y eut parmi eux des cas de radezyge. » (Martins, lettre sur le voyage aux terres
arctiques ; *Revue méd.*, décembre 1838.)

Quelques auteurs ont signalé comme preuve
de l'influence qu'exerce la lèpre tuberculeuse
sur les organes de la génération, un désir ef-
fréné de satisfaire des appétits vénériens,
qu'ils ont appelé *libido inexplebilis;* mais beaucoup d'autres n'ont point observé ce phénomène, qui a donné lieu à plus d'un récit fabu-
leux.

La lèpre tuberculeuse ou l'éléphantiasis des
Grecs offre un type de formes tellement caractéristique, qu'il est impossible de le confondre avec aucune autre éruption cutanée.
Il est évident d'abord qu'on ne saurait la
confondre avec ce qu'on a appelé *éléphantiasis des Arabes* ou *mal des Barbades,*

qui ne consiste qu'en un engorgement en quelque sorte squirrheux de la peau et du tissu cellulaire sous-cutané, qui ne commence pas par la peau, dont l'aspect, en un mot, est tout-à-fait différent, comme on le verra par la description que nous en tracerons plus tard. Des trois états de la lèpre tuberculeuse, celui de taches d'abord, celui de tubercules ensuite, celui de tubercules ulcérés plus tard, les deux derniers ont un aspect tellement caractéristique qu'il n'y a pas d'erreur possible. C'est le premier état, celui de taches qui pourrait tromper, et qui a quelquefois trompé en effet des médecins peu faits à l'étude des maladies de la peau. Cependant l'aspect fauve ou brun, luisant, comme vernissé, des taches de la lèpre tuberculeuse, joint à l'insensibilité ou la sensibilité émoussée de la peau qui les accompagne, suffit pour les faire distinguer des taches ou plaques de l'éruption *érythémato-squammeuse* ou *érythémato-furfuracée* (psoriasis ou pythiriasis); celles-ci n'ont qu'une teinte rouge vif ou rouge pâle, ou rouge cuivré, si elles sont syphilitiques. Elles s'accompagnent de démangeaisons, de desquammation, disparaissent, ou du moins se modifient avantageusement par l'action des topiques employés ordinairement dans ces

cas, sans compter d'ailleurs les commémora-
tifs, les autres phénomènes concomitants, etc.

Quant au pronostic, tous les praticiens
pensent comme Houllier, qui disait : *Confir-
mata elephantiasis non curatur (de morbis
cutaneis*, p. 674, de *Elephantiasi*). M. Gibert
résume ainsi ce pronostic : « *A vrai dire, l'art
ne possède pas jusqu'ici d'exemple bien avéré
de guérison de l'éléphantiasis des Grecs ;* »
assertion malheureusement trop bien fondée, à laquelle cependant je suis assez
heureux pour pouvoir présenter une exception. C'est une observation ci-après relatée
d'une lèpre tuberculeuse, ayant commencé
à se développer dans l'île Bourbon, chez un
enfant-né dans ce pays, et qui, transporté en
France, où la maladie a achevé de se développer jusqu'à l'état tuberculeux le plus avancé,
le mieux constaté par plusieurs médecins et
par un grand nombre de personnes, a été
guéri par moi complètement et radicalement,
à l'âge de 14 ans, il y a actuellement près de
cinq ans.

Traitement.—Ce que nous venons de dire sur
le pronostic fait pressentir ce que nous avons à
dire sur les effets des divers traitements proposés. Un très-grand nombre de moyens thérapeutiques, dont plusieurs extrêmement vio-

lents, ont été employés sans succès. On est bien parvenu avec certains liniments alcalins, avec des frictions ammoniacales, des frictions mercurielles, des douches de vapeur, des douches sulfureuses, avec la cautérisation, avec des vésicatoires, à faire résoudre, à effacer quelques taches, quelques tubercules ; mais ç'a été simplement pour voir venir ailleurs d'autres taches et d'autres tubercules. On a essayé de porter la perturbation dans l'économie animale avec une foule de médicaments très-actifs ou extrêmement violents, les *sudorifiques*, le *daphné mézéréum*, le *quinquina*, divers métaux, l'*antimoine*, le *mercure*, le *muriate d'or et de soude*, l'*iode*, enfin la *teinture de cantharides*, les *préparations arsénicales*, etc., etc. Il en est résulté quelquefois un retard, une stagnation passagère dans la marche plus ou moins lentement progressive de l'éléphantiasis, souvent aux dépens des voies gastriques fortement irritées ; d'autres fois il en est résulté une aggravation dans la marche du mal ; une inflammation intense dans les organes gastriques et pectoraux, déjà très-disposés à se prendre dans la lèpre tuberculeuse avancée, ce qui n'a fait que hâter le moment de la mort. Je ne sais pas précisément quel degré de croyance on peut accorder à tout ce que les médecins indiens ont dit des vertus spécifiques de l'*as-clepias gigantæa*.

Arétéé avait autrefois présenté, relativement à l'éléphantiasis, une longue liste de remèdes, qui probablement n'étaient pas plus efficaces que ceux que l'on a employés depuis. On ne peut guère extraire de toute sa polypharmacie, comme pouvant avoir en temps convenable un effet très-salutaire, que les saignées et les purgatifs. Quant à ses conseils d'hygiène, ils sont la plupart très-sages, et on n'y a guère rien ajouté de plus. Mais quand on aura suivi tous les conseils d'Arétée relativement au régime, qui doit se composer de viandes blanches faciles à digérer, de poissons légers, de végétaux frais, etc., relativement à un exercice modéré dans un air pur, relativement aux soins de propreté, etc., etc., aura-t-on modifié bien avantageusement une lèpre tuberculeuse déjà un peu avancée? Sans doute qu'en enlevant un enfant très-jeune au pays où il a contracté un commencement de lèpre, pour le transporter dans un climat tempéré plus favorable, en faisant allaiter et soigner par une nourrice saine un enfant né de parents lépreux, on pourra et on a pu quelquefois faire avorter la maladie ; mais quand la lèpre est déjà un peu avancée, si on transporte l'enfant affecté dans un autre climat en apparence plus favorable, on pourra bien quelquefois retarder la marche de la lèpre ; mais d'autres fois elle continuera de marcher de la même manière, et jamais il ne résultera de ce changement une guérison. Dans le total, quand on aura à faire seulement aux taches avec ou sans insensibilité, avec sensibilité plus ou moins émoussée de la lèpre commençante, on pourra chercher à modifier l'affection cutanée par des douches de vapeur, des douches sulfureuses, des pommades résolutives ou excitantes indéterminées d'iode, de goudron, d'onguent mercuriel, par les pommades alcalines, la pommade ammoniacale de Gondret, par l'application de vésicatoires, etc., tout en soumettant le malade à l'influence des conditions hygiéniques le plus favorables possible, à l'usage d'une ou de plusieurs saignées, s'il y a fièvre, marche aiguë de la maladie, disposition pléthorique, à l'usage d'un régime doux, du lait, si ce liquide est bien supporté par les voies gastriques, à l'emploi de quelques purgatifs doux, de boissons émollientes, diurétiques, etc.; mais si la maladie marche et passe à l'état tuberculeux, que faut-il faire? Conseiller parmi les moyens empiriques employés un remède plutôt qu'un autre, c'est, même en choisissant les plus vantés de ces remèdes, asseoir son conseil sur des considérations bien incertaines. Quant à moi, je ne puis proposer, dans les cas analogues à celui dont on va lire l'observation, que le traitement fondé sur les considérations physiologiques ou physiologico-pathologiques, qui m'ont servi de guide dans cette observation, traitement qui a été couronné du succès le plus complet.

OBSERVATION.

Auguste Armanet est né à l'île Bourbon, dans quelques parties de laquelle on voit régner assez fréquemment la lèpre tuberculeuse. Son père est Français d'origine, natif de Vienne, en Dauphiné; sa mère est créole. Ni le père, ni la mère n'ont jamais été affectés d'aucune maladie cutanée, et ils ont toujours joui d'une bonne santé. Auguste Armanet, peu de mois après sa naissance, présenta une tache rouge fauve, large comme une pièce de dix sous, sur la joue droite. Cette tache ne faisant d'abord aucun progrès remarquable, on ne lui opposa aucun remède. A l'âge de 8 ans, cet enfant fut amené en France par son oncle pour y recevoir une éducation convenable; il fut placé au collége de Grenoble. Bientôt la tache de la joue s'agrandit; plusieurs médecins ou chirurgiens de Lyon ou d'autres villes qui furent consultés, considérèrent cette tache, les uns comme un *nœvus*, une tache de naissance, les autres comme une dartre furfuracée (*pythiriasis*), et la traitèrent par des astringents. Cette tache s'agrandit, et d'autres taches semblables parurent sur les bras, les avant-bras, les cuisses, les jambes, le ventre. Différents moyens adressés à l'affection comme à une dartre ordinaire échouèrent, ou ne furent suivis que d'une aggravation du mal. A la peau des doigts, des avant-bras où il y avait le plus de taches, d'une partie des jambes, du ventre, la sensibilité déjà depuis longtemps un peu émoussée, s'engourdit de plus en plus, finit même par disparaître complètement dans quelques points; alors de petites tumeurs, des tubercules se développèrent sur toutes les parties. La maladie prit l'aspect horrible et bien caractérisé de la lèpre tuberculeuse. Quelques tubercules commencèrent à s'ulcérer, à se couvrir de croûtes; les sourcils se gonflèrent; les yeux s'enfoncèrent, les ailes du nez se dilatèrent; tous les traits de la face s'élargirent; en un mot, Armanet présenta à un haut degré cette physionomie repoussante que les anciens ont pittoresquement désignée sous le nom de *leontiasis*. Quoique toutes les fonctions s'exécutassent d'ailleurs très-bien, quoique la peau fût seule affectée et n'exerçât aucune influence fâcheuse sur la vie de nutrition, Armanet, l'imagination frappée de cette maladie, perdit sa gaîté, devint sombre, brusque, montra de l'affaiblissement dans la mémoire, de l'embarras dans le jugement.

C'est alors, au commencement de l'année 1837, que M. le docteur Mauber, de Vienne, m'amena cet enfant, avec son oncle, qui était disposé à le laisser à Lyon, dans une maison de santé jusqu'à sa guérison, si toutefois il était possible de l'obtenir. Armanet, âgé de 13 ans alors, fut placé dans la maison de santé de M. Bonnet, place des Minimes, tout près de l'Antiquaille, où il est demeuré un an. Il fut vu et examiné par plusieurs médecins; il fut montré un assez grand nombre de fois à tous ceux qui assistaient à ma clinique; l'on put, par conséquent, suivre pas à pas les progrès du traitement et constater parfaitement les résultats. Les premiers jours qu'il parut à la clinique, il avait encore une insensibilité complète des parties de la peau affectée; on le piquait, par exemple, avec la pointe d'une épingle, des ciseaux, sur la peau des avant-bras; on lui pinçait fortement cette peau; il n'éprouvait aucune sensation.

En entreprenant le traitement de cette maladie, voici le raisonnement que je fis:

Il s'agit ici d'une maladie cutanée qui, d'après tous les antécédents et tout ce qui se présente actuellement dans l'intérieur de l'organisation, doit plutôt être rangée dans la catégorie des éruptions par *fluxion idiopathique* que dans tout autre catégorie; nous devons, par conséquent, appliquer à cette lèpre tuberculeuse, les mêmes considérations thérapeutiques émises quand nous avons parlé des éruptions par *fluxion idiopathique*; or, premièrement, les médecins qui ont traité en Europe des individus lépreux, ayant contracté la lèpre dans un pays où elle est endémique, ne citent pas un seul fait bien avéré de guérison radicale de cette maladie existant à un degré très-avancé. Ils ont employé les remèdes les plus opposés, les plus disparates, et ont, en quelque sorte, dans beaucoup de cas, agi au hasard. Il n'y a pas évidemment contre la lèpre de remède spécifique ou spécial, soit appliqué localement, soit administré à l'intérieur, et employer l'un plutôt que l'autre, c'est en quelque sorte jouer à la loterie; il faut donc renoncer à un traitement fondé sur ce premier ordre de considérations. D'un autre côté, il est évident qu'on ne peut pas détruire, arracher, brûler la lèpre, comme on pourrait le faire pour une éruption parasite, une éruption végétante; car il faudrait ici enlever toute l'épaisseur de la peau, et souvent même le tissu cellulaire sous-cutané; il faut donc aussi renoncer à un traitement fondé sur ce second ordre de considérations. Reste le traitement fondé sur le troisième ordre de considérations, les considérations physiologico-pathologiques dont j'ai parlé précédemment.

La peau, chez Armanet, est ordinairement sèche; la transpiration ne s'y opère que d'une manière imparfaite, quelquefois nulle: cherchons à rétablir complètement une fonction aussi importante; activons, exagérons, l'exercice de cette fonction; épuisons dans cette exagération l'activité vitale qui se consume d'une manière vicieuse à entretenir, à perpétuer la maladie de la peau; donnons ainsi, en quelque sorte, le change à cette activité vitale. Lorsque cette tendance fluxionnaire sera établie, lorsqu'une forte transpiration habituelle s'opèrera, la peau hypertrophiée commencera probablement à se rapprocher un peu plus de l'état naturel; alors, dans les parties les plus rebelles, en faisant usage

de quelque moyen capable d'activer l'absorption, l'affaissement de la substance organique
accumulée, nous pourrons arriver, sinon à
une guérison radicale, à un retour complet de
de la peau vers son état normal, du moins à
la disparition des formes hideuses du *leontiasis* et à l'existence des formes supportables
d'une éruption ordinaire. Mais avant tout, les
voies gastriques d'Armanet étant saines, cet
enfant se trouvant à l'époque d'une croissance
rapide, et l'intégrité des voies gastriques,
base d'une bonne nutrition, devant être, par
conséquent, autant que possible conservée à
cet âge, ce n'est pas à l'intérieur qu'il faut administrer les remèdes actifs capables d'amener
un semblable résultat. Ce raisonnement me
conduisit à faire usage des moyens suivants :

1° Un très-grand nombre de bains de va-
peurs émollients, puis aromatiques; il en a
pris jusqu'à trois cents dans un an ; 2° quand la
peau fut en quelque sorte macérée, quand un
mouvement très-marqué de transpiration fut
établi, j'opposai un mode pathologique à un
autre mode pathologique, en appliquant sur
les tubercules les plus volumineux, les plus
opiniâtres, surtout sur ceux de la face, de
petits vésicatoires, et en pansant les plaies
avec une pommade caustique composée

d'axonge et de nitrate d'argent, ce qui hâta effectivement la fonte, l'affaissement de ces tubercules. 3° Je pratiquai, là où je pus le faire, une forte compression permanente sur les tubercules non ulcérés, également pour solliciter, hâter l'absorption de la matière organique vicieusement accumulée. 4° Je ne donnai à l'intérieur que des substances douces, du lait d'ânesse, des boissons légèrement sudorifiques, un régime tonique sans être excitant. Il résulta de l'emploi de ces moyens, une amélioration d'abord lente, mais positive; bientôt plus rapide. La sensibilité revint par degré dans les membres; les tubercules s'affaissèrent; les taches généralement répandues avec hypertrophie cutanée perdirent leur teinte fauve, cuivrée, rouge sombre, et se rapprochèrent du teint naturel de la peau; la physionomie caractéristique du *leontiasis* s'amenda; la mémoire, l'imagination, le jugement reprirent leur activité première; la gaîté reparut, et enfin un an après, il ne restait un peu sur le visage, et çà et là sur le reste de la peau, que des taches légèrement roussâtres, comme des dartres furfuracées. Les diverses phases de cette maladie purent être suivies par plusieurs médecins, par les élèves et les internes qui suivaient ma clinique. Un an après son entrée dans la maison de santé, Armanet partit pour retourner à Vienne d'abord, où tous ceux qui l'avaient vu auparavant, furent fortement étonnés du changement qui s'était opéré, pendant l'espace d'un an seulement, dans une maladie regardée par tous, non sans apparence de raison, comme incurable. Bientôt les taches légères qu'il présentait encore à son départ ont complètement disparu, et une guérison parfaite s'en est suivie. Armanet partit ensuite pour Bordeaux, afin d'y être placé dans un collége où il est encore, où il a repris avec ardeur ses études forcément négligées et où il fait de rapides progrès. Dans ce moment, quatre ans après la cessation de toute espèce de traitement et de tout symptôme de la maladie, Armanet jouit de la meilleure santé ; j'ai des lettres de lui où il m'exprime sa satisfaction et sa reconnaissance. Il a ici à Lyon, un oncle, M. Armanet, rue Longue, maison Tolozan, qui en reçoit très-fréquemment des nouvelles, et sa mère qui est venue me consulter dernièrement m'a encore renouvelé l'assurance d'une guérison complète.

Chapitre Sixième.

CLASSIFICATION DERMATOGRAPHIQUE
DES MALADIES DE LA PEAU.

CINQUIÈME ORDRE.

ÉRUPTIONS SQUAMMEUSES.

Les éruptions squammeuses renferment les éruptions à écailles (*squammes*) et les éruptions à très-petites et très-fines écailles (*furfur*), c'est-à-dire, les éruptions *squammeuses* proprement dites, et les éruptions *furfuracées* ou *furfureuses*, ce que les auteurs appellent plus particulièrement *pythiriasis*. L'épiderme, en effet, sous l'influence d'une altération des éléments organiques de la peau qui le sécrètent, peut se transformer en lamelles assez étendues, imbriquées ou non, plus ou moins épaisses, ordinairement blanchâtres, plus ou moins adhérentes, accumulées, se séparant comme des écailles, ou bien en lamelles extrêmement fines, grisâtres, jaunâtres, se détachant facilement, semblables aux petites lamelles du son. La peau au dessous des écailles du furfur peut être à peine altérée dans sa couleur, son épaisseur, sa consistance; mais généralement elle offre une rougeur inflammatoire, une surface sèche, quelquefois rugueuse, même avec plus ou moins d'épaississement, d'hypertrophie, et dans quelques cas, une surface rouge, humectée d'une sérosité plus ou moins visqueuse. De petites lames écailleuses ou furfuracées peuvent se présenter aussi, d'après ce que nous avons vu, dans les éruptions papuleuses et tuberculeuses, au sommet des papules, des tubercules, accompagnant la période de résolution et comme un des modes de terminaison de ces éruptions.

Les éruptions squammeuses proprement dites commencent généralement par de petites plaques rouges, circulaires, un peu élevées, qui se recouvrent de petites écailles grisâtres, blanchâtres ou même châtoyantes, et se réunissent pour former des plaques plus étendues, soit arrondies, soit en zônes, en segments de cercle, en cercles concentriques, etc., soit à forme tout-à-fait irrégulière, occupant parfois de grands espaces, comme une grande partie de la surface d'un membre ou du tronc.

Elles ne se présentent que très-rarement à l'état aigu. Il est rare également que les mêmes écailles persévèrent jusqu'à la fin de l'éruption. Elles tombent ordinairement au bout d'un temps assez court pour être remplacées par d'autres et ainsi de suite, jusqu'à ce que, la guérison devant s'opérer, la chute des dernières écailles laisse la surface sous-jacente, légèrement rouge encore, reprendre bientôt l'état normal. Quand cette affection est invétérée, il peut y avoir des gerçures et un épaississement plus ou moins considérable à la peau ; quelquefois les écailles sont si abondantes et se reforment avec tant de facilité que le lit et les vêtements du malade en sont remplis.

Les éruptions furfuracées se présentent moins rarement à l'état aigu. Elles ont une forme ronde ou irrégulière et sont fréquentes au visage, sur la partie antérieure de la poitrine. Elles peuvent consister dans la simple production du *furfur*, qui se détache facilement par le moindre frottement et est remplacé par un *furfur* semblable, sans aucun changement de couleur ni de texture de la peau sous-jacente. C'est ce qu'on voit assez souvent sur le cuir chevelu où il semble parfois que cette production furfuracée s'accompagne d'une légère altération des follicules pileux, suivie de la chute d'une plus ou moins grande quantité de cheveux, dont le retour d'ailleurs a lieu avec facilité. Les éruptions furfuracées ne s'accompagnent guère de l'élévation, de l'hypertrophie de la peau, comme les éruptions squammeuses ; mais elles causent souvent une forte démangeaison, tandis que ces dernières ne sont le plus généralement le siége d'aucune sensation douloureuse, si ce n'est de quelques cuissons. Ni les unes ni les autres de ces éruptions ne laissent d'ailleurs de cicatrice sensible ; elles ne sont presque jamais précédées de ce qu'on appelle symptômes généraux précurseurs, et réagissent rarement sur l'économie. L'altération organique qui produit la substance lamelleuse, d'un blanc grisâtre, sèche, friable, qu'on appelle *squammes ou furfur*, siége certainement dans la couche papillaire sous-épidermique ; mais nous ne connaissons pas la nature de cette altération, pas plus d'ailleurs que l'organisation exacte et les fonctions de cette partie du tissu cutané.

Nous avons dit dans les prolégomènes ce qu'il fallait penser de la division, établie par les auteurs, des éruptions squammeuses proprement dites en *lèpre* et *psoriasis*. Nous avons appelé la première de ces prétendues espèces *éruption squammeuse annulaire* (1), parce qu'en effet ses plaques arrondies présentent généralement un espace au centre où la peau est à l'état normal et paraît parfois un peu enfoncée, un peu déprimée, à cause de la légère élévation du cercle environnant rouge et écailleux. Au reste, cet espace central peut être plus ou moins étendu, l'anneau écailleux large ou étroit; les écailles peuvent exister d'une manière permanente ou laisser après leur chute une surface rouge, élevée, rugueuse, ne se recouvrant plus de nouvelles écailles pendant longtemps; la couleur des écailles peut être blanchâtre, grisâtre, même, dans quelques cas rares, brunâtre; plusieurs de ces plaques annulaires peuvent se toucher, se mêler, s'entrelacer, occuper ainsi une grande étendue, etc., etc. Toutes ces circonstances ne constituent que des accidents insignifiants qu'il faut se contenter de signaler, s'ils existent, en faisant la description de l'éruption que l'on a sous les yeux et que l'on veut peindre. Au reste, cette éruption squammeuse à forme annulaire, comme les éruptions

(1) *Dartre furfuracée arrondie, herpes furfureux circinne* d'Alibert.

squammeuses en général, commence, se dessine, se développe par petites plaques circulaires, rouges, un peu élevées, écailleuses, qui vont se rapprochant, se réunissant, s'agglomérant. Elle peut occuper indifféremment presque toutes les parties du corps, mais plus souvent les coudes, les genoux, le voisinage des articulations, ce qui n'est pas une particularité d'une grande valeur.

La seconde prétendue espèce d'éruptions squammeuses qu'on a désignée sous le nom de *psoriasis* (1), ne diffère de la précédente que par les formes différentes que donnent à l'ensemble de l'éruption le rapprochement, la réunion, l'agglomération des petites plaques élémentaires, circulaires, rouges, écailleuses dont nous venons de parler. Quelquefois toute la surface qui doit être affectée se couvre à la fois de petites élévations comme papuleuses, rouges, qui, en se confondant bientôt, dessinent la forme générale de l'éruption et se recouvrent d'écailles. Les petites plaques circulaires peuvent être séparées, placées à une certaine distance, quelquefois très-écartées les unes des autres ; c'est l'éruption *érythémato-squammeuse arrondie à petites*

____

(1) *Herpes furfureux* d'Alibert.

plaques, ce que les auteurs ont appelé *psoriasis guttata*. D'autres fois elles forment, par leur réunion, de plus grandes plaques également arrondies, ou dessinent une bande contournée, vermiforme. L'éruption très-étendue peut occuper toute la surface d'un membre, d'une grande partie du tronc, etc.; très-invétérée, elle peut s'accompagner d'épaississement, d'hypertrophie de la peau, être fendillée, gercée, de sorte que les écailles tombent en farine; elle peut n'offrir, pendant un temps plus ou moins long, qu'une surface dépouillée d'écailles, très-rouge, enflammée, inégale, rugueuse, sèche ou parfois même humide, etc., etc. De là les variétés des auteurs, *psoriasis gyrata, diffusa, inveterata*. Tous ces accidents de peu d'importance peuvent être simplement et clairement désignés par les dénominations d'éruption *érythémato-squammeuse orbiculaire*, ou *arrondie à grandes plaques*, ou *irrégulière*, ou *contournée, vermiforme, invétérée, etc., etc.* C'est à une description courte et précise de l'éruption qu'on a sous les yeux à faire le reste.

Les éruptions *érythémato - squammeuses* affectent quelquefois pour siége certaines régions où elles sont très-incommodes, opiniâtres, difficiles à guérir, gênent beaucoup les fonctions de certains organes, et occasionnent d'assez vives souffrances. C'est ainsi qu'on les remarque aux angles des yeux et aux paupières, autour du prépuce, sur le scrotum, sur les grandes lèvres chez la femme. Il est facile de concevoir les symptômes auxquels elles donnent lieu dans ces différentes parties. C'est ainsi qu'on les observe autour et vers la matrice des ongles, ce qui donne lieu à une déformation de ce dernier; sur le dos et dans la paume de la main. Dans cette dernière partie, l'affection tend à s'étendre ordinairement du centre à la circonférence, de manière que le centre se dépouille de plus en plus, reste quelque temps violacé, et passe ensuite à l'état normal, pendant que des bandes circulaires, de plus en plus éloignées du centre, rougissent, se couvrent d'écailles, disparaissent à leur tour, etc.

Dans les éruptions furfuracées *(pythiriasis)* (1), on a encore établi des variétés selon qu'il y a ou qu'il n'y a pas rougeur *(pythiriasis rubra, pythiriasis simplex)*, que la couleur tend au brun, au noir *(pythiriasis nigra)*, au jaune safrané *(pythiriasis versicolor)*, ce que M. Alibert appelle taches hépa-

____

(1) *Dartre furfuracée volante, herpès furfureux* (Alibert).

tiques, pannes hépatiques. Si ces circonstances se présentent, il n'y a qu'à les énoncer en peu de mots dans la description courte et précise que l'on fait de l'éruption cutanée que l'on a actuellement sous les yeux ; mais ces circonstances n'offrent aucune importance médicale. Sous le rapport dermatographique, on peut remarquer une forme de l'éruption furfuracée dans laquelle un grand nombre de taches, irrégulières, très-étendues, tirant sur le brun ou le jaune, couvrent parfois en se réunissant une grande partie de la surface du tronc, surtout la partie antérieure, et ne laissent que çà et là quelques espaces où la peau se montre avec sa couleur et son aspect normaux. Cette couleur et cet aspect normaux contrastent tellement avec la couleur généralement brune ou jaunâtre de tout le reste de la peau affectée, que si on ne voyait que cette partie affectée du tronc, on croirait au premier abord que la portion de la peau saine est précisément la portion malade.

Les fonctions d'exhalation, de transpiration cutanée, s'effectuent souvent mal sur les parties de la peau où siége l'éruption, et il serait même difficile de concevoir que ces fonctions pussent s'exécuter convenablement avec une semblable altération de son tissu.

Les éruptions squammeuses, en général, s'observent dans tous les temps et dans toutes les saisons; mais comme la plupart des éruptions cutanées, elles se montrent plus fréquemment, et celles qui existent déjà offrent plus fréquemment des exacerbations, une augmentation d'intensité, au printemps et en automne. Elles ne paraissent guère affecter un sexe de préférence à l'autre; on les observe aussi à tous les âges, surtout à l'âge de la puberté et à l'âge adulte. On les regarde généralement comme non contagieuses (1).

(1) Il est positif cependant, et j'ai pu parfaitement vérifier ce que quelques praticiens avaient déjà signalé avant moi, que, dans certains cas, les éruptions furfuracées, celles surtout qui se montrent au cuir chevelu, jouissent d'une propriété évidemment contagieuse. C'est ainsi qu'entre autres faits, je citerai celui qui m'a été offert, il y a treize ans, dans un pensionnat des environs de Lyon (à Villeurbane), composé alors de 40 à 50 élèves, situé dans un lieu très-sain. Tous les enfants jouissant d'une très-bonne santé, aucun n'offrant la moindre éruption cutanée, un pensionnaire entra, portant au cuir chevelu une légère éruption érythémato-furfuracée à laquelle les parents n'attachaient aucune importance, et qu'ils ne crurent pas par conséquent devoir signaler au maître de pension. On avait coutume de peigner souvent plusieurs enfants avec le même peigne, parce qu'ils avaient tous la tête très-propre. On me fit appeler un mois à peu près après l'entrée du nouveau pensionnaire, pour voir plusieurs enfants qui, au grand étonnement des gens de la maison, se trouvaient à la fois et presque subitement affectés de dartres furfuracées peu étendues sur le cuir chevelu. Je trouvai en effet onze enfants, jouissant d'ailleurs de la meilleure santé, présentant sur différents points du

Les éruptions squammeuses proprement dites et les éruptions furfuracées diffèrent des éruptions érythémateuses en ce que celles-ci n'offrent une légère desquammation qu'une fois seulement et à la fin de l'éruption, ce qui constitue ainsi parfois leur terminaison naturelle, tandis que dans les éruptions furfuracées ce sont des desquammations successives qui ne terminent rien. Au reste, dans les cas où l'éruption furfuracée, suivant une marche aiguë, rendrait cette distinction moins facile à faire, il ne faudrait attacher aucune importance à l'établir d'une manière positive, car aucune considération raisonnable ne justifierait une aussi scrupuleuse attention. Il faut dire la même chose relativement à certaines

cuir chevelu, quelques-uns même sur le front, les tempes, des plaques érythémato-furfuracées arrondies ou irrégulières, larges comme le creux de la main. En remontant à la source, j'appris que, dès les premiers jours de l'entrée du nouveau pensionnaire, on l'avait peigné avec un peigne qui avait servi à peigner ensuite plusieurs autres enfants auxquels l'éruption cutanée avait été ainsi communiquée; de ceux-ci l'affection était ensuite passée à d'autres par la même voie.

Je fis pratiquer des lotions sur les éruptions avec de l'eau de Barèges mitigée; je fis prendre des bains entiers et de la tisane de saponaire; je recommandai qu'on ne se servît plus pour plusieurs enfants du même peigne, à moins d'avoir préalablement chaque fois lavé convenablement ce peigne. Toutes ces éruptions disparurent en peu de jours, et rien de semblable ne s'est plus présenté de nouveau dans le pensionnat.

éruptions érythémato-papuleuses invétérées, qui se recouvrent quelquefois de squammes, de manière à simuler une éruption simplement squammeuse, et qui, par la manière dont les papules sont pressées, agglomérées, imitent effectivement l'aspect rugueux et l'espèce d'hypertrophie de la peau accompagnant quelquefois les anciennes éruptions squammeuses. Il faut encore dire la même chose de certaines éruptions érythémato-vésiculeuses crustacées agglomérées (*eczema rubrum*), où les croûtes minces, étendues, se détachent, en simulant parfois des écailles, où il n'y a plus aucune trace de vésicules, et où l'humidité de la surface rouge sous-jacente aux croûtes disposées en forme d'écailles, ne peut pas toujours se distinguer de la surface rouge, également humide, sous-jacente aux écailles, dans quelques éruptions squammeuses invétérées. En général, les éruptions squammeuses se distinguent des éruptions vésiculeuses, papuleuses, tuberculeuses, par l'absence des vésicules, des papules et des tubercules.

Les éruptions squammeuses peuvent se compliquer avec d'autres éruptions cutanées, mais elles réagissent rarement sur l'économie, de manière à déterminer des phénomènes sympathiques partiels ou généraux.

Les causes sont très-rarement seulement externes, surtout pour les éruptions squammeuses proprement dites ; une cause externe
quelconque donnera plutôt lieu, en agissant
sur la peau, à un érythème se terminant par
desquammation, qu'à une véritable éruption
furfuracée. La cause cependant serait uniquement
ment externe dans les cas où l'éruption se serait communiquée réellement par contagion.
Tout ce qui regarde les causes , ainsi que le
rapport des éruptions squammeuses avec ce
qui se passe dans le reste de l'économie, se
trouve, comme à l'ordinaire, exposé méthodiquement, clairement, dans les diverses catégories de *fluxion* auxquelles ces éruptions
peuvent appartenir. Ainsi , les éruptions
squammeuses ou furfuracées peuvent être
dues :

1° A la *fluxion par cause externe*. Cela peut
se passer ainsi parfois par la seule influence
du contact prolongé de corps irritants, de
l'insolation, etc.; mais cela n'est pas commun.

2° A la *fluxion réfléchie*. C'est ce qui arrive
assez souvent, et c'est encore à l'occasion des
affections inflammatoires des muqueuses. Il
est fréquent, par exemple, de voir des éruptions furfuracées au visage, sur la poitrine, à
l'anus, aux environs des parties génitales, etc.,

sympathiquement développées sous l'influence des gastro-entérites chroniques plutôt qu'aigues, de l'irritation, de l'inflammation de la muqueuse des voies génitales ou urinaires. Quelquefois ces éruptions ne se montrent que pendant les exacerbations de ces états phlegmasiques intérieurs. D'autres fois elles les suivent dans une grande partie de leur cours, ou elles les accompagnent même jusqu'à la fin et ne disparaissent qu'avec eux. Les éruptions squammeuses proprement dites se lient aussi très-souvent sympathiquement à la gastro-entérite chronique.

3° A la *fluxion déplacée.* En effet, la diminution, la suppression de la transpiration partielle ou générale, des menstrues, des hémorrhoïdes, d'épistaxis, de coryzas, de catarrhes, de leucorrhées, ou de flux de ventre habituels, de migraines, du rhumatisme, etc., sont assez fréquemment suivies d'éruptions squammeuses, furfuracées, qui disparaissent lors du rétablissement de la fluxion dans son premier siége, ou peuvent se prolonger indéfiniment, à moins que l'art n'intervienne pour modifier la condition morbide interne qui a rendu la première fluxion nécessaire.

4° A la *fluxion excentrique.* Parmi toutes les causes que nous avons citées comme donnant lieu à cette catégorie de *fluxion*, en agissant ou brusquement, ou plus ou moins lentement sur le système nerveux, sur le sang, sur l'ensemble de l'organisme, celles qui déterminent le plus souvent les éruptions squammeuses et furfuracées, sont les révolutions morales subites, les chagrins domestiques, l'usage abusif de boissons excitantes, alcooliques, de mets échauffants, et surtout de viandes salées, de certains poissons de mer. Quant à ces faits où Bateman prétend que la forme d'éruption squammeuse qu'il appelle lèpre a a été déterminée par des aliments doux, par des choses en apparence certainement très-inoffensives, comme la crême, le gruau, le riz ou d'autres encore, il faut qu'il y ait eu chez les individus affectés de cette manière, à l'occasion de l'ingestion de ces substances, une idiosyncrasie spéciale tout-à-fait extraordinaire, ou plutôt il est très-probable que la disposition à cette maladie existant antérieurement, les aliments en question n'en auront hâté ou fait éclater la manifestation, que parce que, pris en trop grande quantité, ils auront causé une indigestion.

5° A la *fluxion idiopathique*. C'est ce qui a lieu principalement pour l'icthyose, comme nous le verrons. Il est certain que les éruptions squammeuses en général peuvent se montrer aussi parfois comme le résultat d'une disposition morbide héréditaire, existant depuis longtemps dans une famille, de manière que les causes, les circonstances internes auxquelles la dartre se liait, chez les parents, ayant pu s'éteindre à la longue, il n'est resté que l'habitude invétérée de fluxion cutanée, habitude ou disposition morbide qui se développe à un âge variable, selon que des circonstances plus ou moins favorables viennent en retarder ou en hâter la manifestation. Cette disposition innée est identifiée avec la peau, fait en quelque sorte partie de son existence, croît et se développe sans aucun rapport avec le reste de l'économie. Je renvoie, au reste, pour cela, à ce que j'ai dit, en parlant en général, de la catégorie des éruptions par *fluxion idiopathique*.

6° A la *fluxion par diathèse*. Les éruptions squammeuses et furfuracées ne naissent guère directement que sous l'influence de la diathèse syphilitique; cependant on voit quelquefois les éruptions furfuracées se rattacher directement à l'influence exercée sur la peau par la diathèse scrofuleuse.

7° A la *fluxion complexe*. Les éruptions squammeuses, comme les autres genres d'éruptions, sont aussi assez souvent le résultat de diverses causes ayant agi à la fois ou successivement, et ayant engendré dans l'organisme diverses conditions morbides qui se combinent pour produire l'éruption cutanée. C'est à l'analyse médicale à savoir faire la part de chacune de ces causes, de chacune de ces conditions.

Le pronostic des éruptions squammeuses est relatif à leur ancienneté, leur étendue, leur degré d'intensité, à l'altération de texture plus ou moins avancée, profonde, qui a lieu dans la partie de la peau affectée, à l'âge, à l'état général des sujets affectés, et surtout aux causes qui ont produit et qui entretiennent ces éruptions.

Traitement. — Le traitement des éruptions squammeuses ou furfuracées est local ou non local, ou l'un et l'autre à la fois.

Le traitement local consiste d'abord, pour les éruptions furfuracées et quand il y a de l'irritation, en lotions adoucissantes avec les diverses décoctions ou infusions dont nous avons déjà parlé plusieurs fois; plus tard en lotions résolutives, astringentes, avec de l'eau de Goulard, de l'eau vinaigrée, de l'eau avec quelques gouttes d'alcool ou d'eau de Cologne, de l'eau alumineuse, de l'eau salée, de l'eau distillée, acidulée avec de l'acide sulfurique, ou mêlée avec de la poudre de camphre, quand il y a de fortes démangeaisons (form. n° 4); enfin en lotions et bains spéciaux avec des eaux sulfureuses, artificielles, plus ou moins mitigées. On pourrait aussi conjointement faire usage de pommades adoucissantes, telles que la pommade de concombres, la pommade au beurre de cacao, le cérat de Galien, l'huile d'amandes douces, l'onguent rosat, etc.; mais, en général, ces pommades ne font qu'exaspérer le mal, et il faut généralement leur préférer le beurre frais ou la crême fraîche. On emploie ensuite comme résolutives, astringentes ou spéciales, les pommades telles que le cérat de Goulard, le cérat aluminé, le cérat soufré, les diverses pommades soufrées, iodurées, mercurielles, etc. (Voyez le formulaire.) Pour les éruptions squammeuses proprement dites, on peut ajouter aux lotions précédentes des cataplasmes émollients pour faire tomber les squammes; on peut avoir recours aux mêmes pommades, mais c'est dans ce cas surtout que la pommade au goudron jouit d'une grande efficacité (formul. 40). On a employé également la pommade d'antrakokali, qu'on a beaucoup trop vantée (form. n° 40 *ter*); elle m'a paru presque toujours moins efficace que la précédente. La pommade d'oxyde de zinc m'a procuré aussi plusieurs fois des résultats très-avantageux, quoique elle semble généralement mieux s'adapter aux éruptions vésiculeuse et puro-vésiculeuse agglomérées (*eczema et impetigo*), quand l'époque de la forte irritation est passée. On peut faire usage d'ailleurs de bains de vapeur simple, de fumigations, de douches de vapeur émolliente d'abord, puis aromatique, excitante, résolutive. J'emploie fréquemment avec avantage des fumigations ou douches avec la vapeur d'une décoction de feuilles de mauve, de feuilles de ciguë et de fleurs de roses de Provins. Enfin, il faut savoir, dans ces cas, avoir recours aux bains, lotions, douches, etc., des eaux minérales naturelles sulfureuses, administrés aux sources mêmes.

Pour le traitement non local, il est relatif à la catégorie de fluxion à laquelle se rapporte l'éruption squammeuse ou furfuracée. Ainsi :

1° *Fluxion par cause externe.* Le traitement local suffit seul généralement, en soustrayant l'action de la cause externe.

2° *Fluxion réfléchie.* Ici mêmes considérations déjà plusieurs fois émises, relativement aux causes qui ont pu déterminer la maladie dont l'éruption cutanée n'est que la réflexion. Mais c'est cette maladie qui est actuellement la véritable cause de l'éruption cutanée; c'est elle qu'il faut chercher à guérir, et dont la destruction seule empêchera pour toujours le retour de l'éruption cutanée.

4° *Fluxion déplacée.* Nous rappellerons encore ici les préceptes que nous avons posés dans tous les cas analogues : rétablir le flux fonctionnel dont la suppression a déterminé la maladie de la peau ; ou chercher à ramener la fluxion, s'il n'y a pas de danger, dans l'organe qu'elle avait pris pour siége auparavant ; ou adresser en général à l'éruption le même traitement qu'on aurait adressé à la fluxion qui s'est déplacée, pour obtenir l'amélioration ou la guérison de cette dernière.

4° *Fluxion excentrique.* Nous avons dit que les causes qui déterminaient le plus souvent les éruptions squammeuses, dans cette catégorie de fluxion, étaient les révolutions morales subites, les chagrins domestiques, l'usage abusif des boissons spiritueuses, alcoholiques, de mets échauffants et de viandes salées. Il faut donc, sans négliger le traitement externe, qui, dans ce genre d'éruptions, jouit d'une assez grande efficacité, avoir recours, selon les cas, à l'éloignement de toute cause d'irritation morale, à un régime doux, à la diète lactée, à des saignées, à des tisanes adoucissantes, à des calmants, des opiacés pour agir sur l'irritabilité du système nerveux. Si la maladie résiste, on essaie la révulsion sur les voies gastriques par des laxatifs, des purgatifs, sur les voies urinaires par des diurétiques. Il m'a semblé que les remèdes qu'on appelle *dépuratifs*, n'exercent pas généralement ici une action aussi favorable que lorsqu'il s'agit des éruptions vésiculeuses. Les remèdes empiriques dont nous avons parlé, mercuriaux, antimoniaux, arsénicaux, réussissent parfois, mais le plus souvent je les ai vus exaspérer le mal. J'ai obtenu un petit nombre de succès avec les préparations arsénicales, dans des cas où l'éruption paraissait être le résultat de révolutions morales, ou lorsqu'elle était survenue à la suite de refroidissements réitérés ; mais à peu près dans tous ces cas, les malades sont restés en proie à des gastralgies, à des gastro-entéralgies, ou à des gastro-entérites chroniques interminables, et j'en ai vu même qui, à la guérison de ces dernières madies, ont repris avec moins d'intensité cependant la maladie de la peau. J'ai dû aussi deux cures remarquables d'éruptions squammeuses, invétérées, à l'usage de la teinture de cantharides.

5° *Fluxion par diathèse.* Il faut traiter la diathèse sous l'influence de laquelle est née la maladie cutanée.

6° *Fluxion idiopathique*. Il faut s'attacher ici à modifier principalement ou uniquement la peau dont l'affection ne se rattache à aucune autre condition morbide locale ou générale de l'organisation. On peut faire usage de tous les moyens indiqués dans le traitement local. Ainsi, on peut essayer, après avoir calmé la trop forte irritation ou inflammation, les frictions sur l'éruption avec les pommades de goudron, d'antrakokali, d'iodure de soufre, avec la pommade au goudron, avec la pommade d'oxyde de zinc, de sulfate jaune du mercure, et autres préparations mercurielles, etc.; mais, il faut le dire, généralement l'emploi de ces topiques et de tous les autres plus ou moins vantés ne produit guère, dans cette catégorie d'éruptions squammeuses par *fluxion idiopathique*, qu'une amélioration ou une guérison momentanée.

La destruction de l'éruption cutanée par des cautérisations, des caustiques, en détruisant la peau elle-même affectée, n'est guère possible.

Il faut donc encore ici essayer d'imprimer à la fonction transpiratoire cutanée une activité tellement grande, si cela est possible, qu'il y ait en quelque sorte échange du mode pathologique inné, constitutionnel ou invétéré,

du tissu cutané, contre un mode physiologique habituellement exagéré de ce même tissu.
C'est là ce qu'on pourra quelquefois obtenir
de l'usage longtemps prolongé des bains et
douches de vapeur simple , des bains et
douches de vapeur sulfureuse , surtout de
l'usage extérieur des eaux thermales sulfureuses qu'on prendra parmi les plus fortes
ou les plus douces, selon la force de la constitution et l'irritation de la peau de l'individu
affecté. On essaiera du reste en même temps
les divers remèdes topiques que nous venons
de citer.

Le plus souvent les éruptions squammeuses
dues à la catégorie de la *fluxion idiopathique*
sont incurables. On ne peut que les améliorer,
les rendre plus supportables, en faisant usage
des moyens dont nous venons de parler, et
en soustrayant le malade à toutes les causes
d'excitation qui pourraient donner une activité nouvelle au mouvement vicieux de la vie
organique, à la fluxion idiopathique établie sur
la peau. Ici les révulsions plus ou moins violentes et prolongées que l'on chercherait à
effectuer sur les voies gastriques, sur les voies
urinaires , etc., n'auraient pas d'effet sur la
disposition native ou invétérée de la peau.
Il n'en résulterait que l'habitude d'une nouvelle

fluxion imprimée à l'organisation , et cette habitude pourrait bien plus tard aller ajouter à l'intensité de la fluxion inhérente à la peau. D'un autre côté, les remèdes empiriques plus ou moins violents, antimoniaux , teinture de cantharides, arsénicaux , etc., que plusieurs regardent comme l'*ultima ratio* de la thérapeutique contre les éruptions cutanées enracinées, ne m'ont toujours présenté qu'une efficacité très-incertaine contre les éruptions squammeuses idiopathiques, et ils ont encore bien plus d'inconvénients que les précédents.

7° *Fluxion complexe.* Après avoir fait la part des diverses causes ou conditions morbides générales ou locales qui ont produit , qui entretiennent l'éruption cutanée, il faut les éliminer successivement, et quelquefois il est possible par le même traitement d'en éliminer plusieurs à la fois.

EXEMPLES ET OBSERVATIONS.

Éruptions squammeuses par fluxion par
cause externe.

Les éruptions squammeuses ne se développant que rarement sous l'influence de causes uniquement externes et n'offrant d'ailleurs dans ce cas rien que de très-simple dans la marche et la tendance à la guérison, aussitôt que la cause externe a cessé, nous n'en citerons aucun exemple, et nous passerons immédiatement aux éruptions squammeuses par *fluxion réfléchie.*

Éruptions squammeuses par fluxion réfléchie.

C'est surtout encore ici, comme nous l'avons dit, l'inflammation chronique, plus ou moins latente, de la muqueuse gastro-intestinale qui détermine sympathiquement les éruptions squammeuses ou furfuracées à la peau. J'ai remarqué, pour ma part, dans ces cas et même en général, l'espèce que les auteurs ont appelée *lèpre vulgaire,* c'est-à-dire *l'éruption érythémato-squammeuse annulaire,* plutôt chez les gens à tempérament sanguin fortement constitués, bien musclés, que chez les autres.

PREMIÈRE OBSERVATION.

Ch......, âgé de **18** ans ; serrurier, tempérament sanguin ; dans son enfance, humeur de rache à la tête jusqu'à **6** ans ; dans sa famille disposition aux hémorrhoïdes et aux maladies venteuses ; à **12** ans, fièvre muqueuse qui lui a laissé une altération dans les fonctions des voies gastriques. La digestion, depuis cette époque, s'est faite péniblement, avec gonflement, chaleur, pesanteur vers l'épigastre, avec éructations; les selles sont irrégulières, quelquefois diarrhéiques; à 15 ans, il fut mis en apprentissage, et alors, quand il était forcé de boire quelquefois du vin avec ses camarades, hors des repas, il remarquait qu'il lui survenait de petites plaques rouges, arrondies, et s'écaillant sur diverses parties de la peau, notamment sur les genoux, les jambes, les coudes, les bras. Toutes les fois qu'il sortait de son régime ordinaire, qu'il mangeait du salé, des aliments venteux, indigestes, qu'il buvait trop de vin ou de café, de l'eau-de-vie, il éprouvait une forte chaleur intérieure, beaucoup de soif; sa langue lui cuisait, il devenait constipé; alors les plaques à la peau paraissaient en plus grand nombre, et celles qui existaient déjà, s'animaient, rougissaient, s'écaillaient davantage, ne s'accompagnant du reste que d'une légère cuisson. Au contraire lorsqu'il buvait du lait, se privait de vin, se mettait à un régime doux, ses voies gastriques s'amélioraient, et l'éruption cutanée disparaissait ou diminuait beaucoup d'intensité. En 1838, à la suite d'un écart de régime qu'il fit, lors de la fête des *compagnons serruriers*, l'éruption éclata à la peau plus intense que jamais. Le malade, un mois après, entra à l'hospice de l'Antiquaille.

Les membres supérieurs et inférieurs, ainsi que quelques parties du tronc, offrent de petites plaques circulaires, légèrement élevées au dessus du niveau de la peau, d'un rouge assez vif, recouvertes d'écailles légères, blanchâtres, généralement séparées les unes des autres, irrégulièrement éparses, quelquefois cependant très-rapprochées. C'était une éruption *érythémato-squammeuse arrondie à petites plaques* (psoriasis guttata des auteurs); elle n'était que de temps en temps le siége d'un peu de prurit, de chaleur; quelques-unes, étaient simplement rougeâtres, déjà dépouillées d'écailles, tandis qu'on en voyait naître d'autres dans les intervalles; elles ne laissaient pas après elles des cicatrices visibles. La langue du malade était rouge, picotée sur les bords et à la pointe, l'épigastre douloureux à la pression. Le malade y éprouvait souvent des battements; il y avait de la soif, de la constipation, des borborygmes, point de mouvement fébrile d'ailleurs, mais inappétence, sommeil agité par des rêves pénibles. Il était bien évident ici que l'éruption cutanée s'était développée sympathiquement sous l'influence de la gastro-entérite chronique, et qu'elle avait suivi les diverses phases de cette dernière, de manière que pour la guérir ou l'améliorer, il fallait guérir ou améliorer l'état des voies gastriques: or, c'est à quoi je m'attachai, et c'est ce que j'obtins par des applications répétées de sangsues à l'anus, sur différents points des parois du ventre, par beaucoup de bains, par des lavements émollients, des tisanes adoucissantes, par la diète ou un régime sévère. L'éruption cutanée s'amenda rapidement, toutes les plaques se dépouillèrent d'écailles, pâlirent, s'affaissèrent; je favorisai leur disparition par l'emploi de la pommade au goudron. Le malade sortit entièrement guéri, le 9 août 1838, un mois après son entrée; mais je l'avertis que s'il reprenait immédiatement ses travaux, s'il ne s'observait pas pour le régime, son affection gastrique, qui n'était qu'assoupie, se réveillerait et ramènerait l'éruption cutanée.

DEUXIÈME OBSERVATION.

C...., crocheteur, tempérament sanguin, âgé de **44** ans; entré le 9 mars 1837 ; humeurs de rache à la tête dans son enfance; plus tard migraines fréquentes ; aucune disposition dartreuse ni autre remarquable dans sa famille. A **36** ans, fièvre intermittente qui dura plusieurs mois, et pour laquelle on lui donna beaucoup de quina. Depuis cette époque, irritation gastrique, douleur dans la région du foie, teint quelquefois légèrement ictérique; langue sèche, jaunâtre ; de temps en temps flux de ventre billeux. Le malade augmente toutes ces dispositions morbides par ses écarts de régime et ses excès de boisson. Deux ans après, au printemps, à l'époque où C... avait coutume de voir se renouveler ces indispositions, il remarque sur sa poitrine, sur ses bras, sur ses jambes, des plaques larges, irrégulières, rouges, qui deviennent écailleuses. Elles durent une partie de l'été, et pendant ce temps-là, il se plaint plus que jamais de son irritation gastro-hépatique qu'il appelait *faiblesse d'estomac*. L'éruption diminue ensuite d'intensité et devient presque nulle pendant l'hiver, saison pendant laquelle le malade souffrait généralement peu de ses organes gastriques. L'année suivante, à la même époque, les mêmes phénomènes se repètent. C.... se purge avec un fort purgatif qui le fait aller à la selle douze à quinze fois; il répète la même purgation, deux jours après; cela semble améliorer un peu l'état gastrique, mais n'exerce aucune influence sur l'éruption cutanée. A son entrée, il offre sur la poitrine, le dos, le ventre, les cuisses et les avant-bras, de larges plaques très-irrégulières d'une éruption érythémato-squammeuse, à écailles grisâtres, assez adhérentes, avec peu ou point de cuissons, et une légère élévation de la peau affectée, dans quelques points. Les plaques n'étaient ni également rouges, ni également couvertes d'écailles partout; elles semblaient, sur le dos et le ventre surtout, formées d'un grand nombre de petites plaques arrondies qui s'étaient réunies (c'était la forme appelée par les auteurs *psoriasis diffusa*). L'épigastre était douloureux, et le foie dépassait le rebord des fausses côtes de un pouce et demi à deux pouces; la langue était rouge, sèche sur les bords, muqueuse, jaunâtre au milieu; il y avait constipation, soif vive, goût amer à la bouche, inappétence et sommeil agité. La manière dont les phé-nomènes morbides s'étaient présentés, développés, liés les uns aux autres dans leur développement, ne pouvait laisser douter un instant que l'éruption cutanée ne fût née sympathiquement sous l'influence de l'affection gastro-hépatique ; il fallait guérir celle-ci pour détruire celle-là. Applications réitérées de sangsues sur l'épigas-tre; bains entiers; lavements émollients, fomenta-tions émollientes, tisanes adoucissantes, diète. Lorsque les symptômes d'irritation furent calmés, je fis prendre au malade, pour dégorger le foie, pendant six à huit jours, un demi-litre de petit-lait, contenant 60 grammes de crême de tartre soluble. Il y eut en effet plusieurs selles jaunâtres, bilieuses, tous les jours, qui diminuèrent de beaucoup la tumeur formée par le foie au delà de ses limites ordinaires. Pendant ce temps, l'éruption cutanée s'était singulièrement amendée; j'achevai de détruire cette dernière par des bains de sulfure de potasse. Le malade sortit le 14 avril, ne souffrant plus de ses voies gastriques, et ne présentant qu'une très-légère rougeur dans les parties qui avaient été le siége de l'éruption érythémato-squammeuse.

TROISIÈME OBSERVATION.

M. P..., étudiant en droit, ayant eu dans son enfance la teigne muqueuse, appartenant à une famille saine où on n'avait jamais eu aucune autre disposition morbide que le rhumatisme, fut très-sujet jusqu'à l'âge de 13 ans à des affections vermineuses qui déterminaient, toutes les fois qu'elles se présentaient, des épistaxis assez abondants. On lui avait donné pour combattre cette affection beaucoup d'huile de ricin et de semen-contra; il était résulté de là une irrégularité gastrique très-grande, de manière qu'il ne pouvait supporter le plus petit écart de régime, le moindre excès de boisson, sans éprouver les symptômes d'une véritable gastrite, pendant quelques jours. A 16 ans, les inflammations passagères d'estomac, déterminées par ces causes, ainsi que par l'application à l'étude, par l'usage de temps en temps d'une tasse de café, commencèrent à s'accompagner d'épistaxis semblables à ceux qu'il avait eus lors de ses affections vermineuses. A 18 ans, il eut une petite gale qui fut convenablement traitée, prise à temps, et qui après 15 jours de traitement par les frictions soufrées, ne laissa point de trace de démangeaison ni d'éruption vésiculeuse; mais à partir de cette guérison, le malade remarqua que lorsqu'il prenait ses surexcitations gastriques habituelles, au lieu de saignements par le nez, il éprouvait une cuisson, un picotement sur les joues, sur les ailes du nez, vers la racine de cet organe, sur le front, et il paraissait bientôt dans ces points des rougeurs généralement arrondies, tirant un peu sur le jaune safran, suivies bientôt d'une desquammation furfuracée. Ces éruptions duraient de six à huit jours, comme les phénomènes d'irritation gastrique, et disparaissaient avec ces derniers.

C'est à cette époque que P... me consulta, au moment qu'il offrait l'ensemble de ces symptômes. Je reconnus en effet, siégeant sur les parties désignées, une éruption érythémato-furfuracée, tirant un peu sur le jaune, en plaques arrondies, grandes comme des écus de cinq francs, commençant à se couvrir de furfur. C'était ce que les auteurs ont appelé *pythiriasis versicolor*. L'éruption était à son cinquième jour, les symptômes d'irritation qui avaient précédé de deux à trois jours cette apparition, existaient encore. La langue en effet était rouge, pointillée au bout, sèche et jaunâtre au centre; il y avait de la constipation, de l'altération, de l'inappétence. La liaison entre les phénomènes morbides cutanés et les symptômes gastriques, ne pouvait être plus marquée. Il paraissait évident qu'en faisant cesser ces derniers et en empêchant ou éloignant leur retour, on apporterait une modification semblable dans les premiers; c'était simplement l'irritation gastrique qu'il fallait combattre. Cela fut aisé par l'application de quelques sangsues à l'anus, de boissons adoucissantes, de lavements émollients, d'un régime sévère. L'éruption cutanée se dissipa; mais je prévins le malade qu'à moins de continuer longtemps le régime et de revenir de temps en temps à l'usage des autres moyens pour s'opposer au retour de l'irritation gastrique, au renouvellement des saisons surtout, il serait exposé à la même maladie, probablement pendant longtemps encore.

Dans cette observation, il faut remarquer que la liaison sympathique qui était d'abord établie entre la muqueuse gastrique et la muqueuse nasale, s'était ensuite établie entre la muqueuse gastrique et la peau du visage, à cause probablement du changement que la gale avait apporté dans la direction des mouvements fluxionnaires, en appelant la fluxion sur le tissu cutané.

QUATRIÈME OBSERVATION.

R.... Martin, 24 ans, scieur en placage; tempérament sanguin; entré le 28 mars 1837. — Sujet aux rhumes de cerveau et de poitrine; n'ayant jamais eu d'autre maladie remarquable dans sa vie, et ne connaissant chez ses parents aucune disposition morbide. En 1834, il contracta une blennorrhagie et il la négligea; elle dégénéra en blennorrhée, en un suintement purulent jaunâtre, qui paraissait surtout le matin, après le sommeil. Dès ce moment, le malade remarqua que dans les temps froids et humides il ne s'enrhumait plus ni du cerveau, ni de la poitrine comme auparavant. En 1836, il s'aperçut, après s'être échauffé dans le coït avec une femme saine d'ailleurs, qu'il éprouvait de la douleur, en urinant, vers le fond du canal. Dans quelques pollutions qu'il eut plus tard, l'issue de la semence s'accompagna d'une forte sensation de chaleur et de douleur dans la même partie. Le suintement n'augmenta ni ne diminua. Peu à peu la douleur, en urinant, s'accrut. Il y avait comme une sensation de pesanteur à l'anus; la douleur retentissait dans le bas-ventre, dans la région de la vessie. Bientôt le malade ressentit une vive cuisson au périnée, sur le scrotum, et il vit paraître sur ces parties une rougeur intense, s'accompagnant de démangeaison et de la formation d'une matière semblable à de la farine. Il prit alors, par le conseil d'un médecin, quelques bains, des tisanes adoucissantes, et but un peu moins de vin qu'à l'ordinaire. Tous les symptômes d'irritation, du côté du canal, diminuèrent, et l'éruption cutanée ne tarda pas à pâlir, à disparaître presque entièrement; mais le suintement demeura le même. Quelque temps après, de fortes marches et quelques écarts de régime ramenèrent, avec le renouvellement des mêmes symptômes d'irritation du côté du canal, la même éruption cutanée à peu près dans la même partie. Depuis ce temps-là, quoique les premiers symptômes aient cessé de se présenter avec la même intensité, l'éruption est demeurée presque stationnaire. R..... entre alors à l'hospice de l'Antiquaille. L'éruption répandue du côté gauche dans le pli de la cuisse, au périnée et sur le scrotum, est une éruption *érythémato-furfuracée* avec démangeaison assez forte (*pythiriasis rubra* des auteurs). Le suintement urétral que présente le malade est blanc-jaunâtre, purulent et tache le linge en jaune. Il éprouve de temps en temps des élancements dans le canal de l'urètre, vers le méat urinaire surtout, où il croyait, comme tous les malades en général, dans les cas semblables, qu'existaient le mal, la source du suintement; mais ce phénomène n'était que sympathique; une sonde de Mayor introduite dans le canal ne cause d'abord aucune sensation douloureuse, mais donne lieu à une violente douleur qui arrache un cri au malade, au moment où elle atteint la portion prostatique du canal. C'était là qu'existait l'inflammation chronique, source du suintement; et tout tendait à prouver que l'éruption cutanée n'était que la réflexion sympathique de cette lésion. Il faut remarquer que R.... avant d'entrer à l'hospice, voulant se débarrasser de sa dartre, avait consulté quelques personnes qui lui avaient conseillé des topiques répercussifs et notamment de l'eau blanche, du cérat saturnisé; mais s'apercevant que toutes les fois qu'il faisait de semblables applications, il éprouvait plus de difficulté et plus de douleur en urinant, il avait entièrement cessé ces applications. Je fis d'abord saigner le malade au bras, et j'ajoutai tous les moyens antiphlogistiques adaptés au tempérament sanguin et à l'âge du malade; je fis bien cesser de cette manière, en grande partie, tous les symptômes d'irritation du canal; mais l'éruption cutanée ne diminua guère, et il resta toujours le suintement, ainsi que quelques élancements de temps en temps dans le canal, avec de fréquentes envies d'uriner. Je vis bien que je ne guérirais cette phlegmasie chronique très-circonscrite de la portion prostatique du canal de l'urètre, véritable source du suintement, qu'en modifiant la surface muqueuse vicieusement fluxionnée depuis la blennorrhagie, par la cautérisation. Ce que je prévoyais arriva; deux cautérisations de la portion prostatique du canal de l'urètre par le procédé que j'ai exposé avec les idées qui lui servent de base, dans mon traité des maladies vénériennes, cautérisations qui furent faites à douze jours de distance l'une de l'autre, amenèrent une guérison radicale du suintement et de l'état phlegmasique spécial qui le produisait. Déjà huit à dix jours après la première cautérisation, l'éruption avait pâli, sans qu'aucun remède lui eût été appliqué. Après la seconde cautérisation, l'amélioration augmenta, et une simple lotion avec de l'eau blanche acheva le reste. R..... sortit guéri, le 2 mars 1837.

CINQUIÈME OBSERVATION.

Mme N..., de la Guillotière, vint me consulter, se plaignant d'avoir, depuis plus de six mois, une dartre écailleuse (c'est ainsi qu'elle la désignait) autour de l'anus. Elle me dit que cette dartre tantôt s'exaspérait, tantôt s'amendait, mais toujours à peu près en même temps que des démangeaisons parfois insupportables, qu'elle avait aussi depuis longtemps dans le rectum. Elle m'apprit qu'elle faisait souvent de petits vers blancs avec les matières stercorales. En examinant l'anus, je vis en effet une éruption érythémato-squammeuse circulaire, de deux pouces à peu près de rayon, plus large sur les côtés qu'en avant et en arrière. La rougeur était vive, les squammes minces, grisâtres, peu étendues, la cuisson souvent très-forte. C'était une éruption *érythémato-squammeuse orbiculaire* (psoriasis). Après avoir bien examiné tous les antécédents, n'ayant trouvé aucune disposition morbide qui me parût pouvoir être en rapport avec l'existence de l'éruption cutanée, si ce n'est l'irritation du rectum, déterminé par la présence des ascarides; je traitai d'abord l'éruption par un traitement antiphlogistique local et général; puis par des applications de diverses pommades, notamment de la pommade au goudron, qui produit généralement de très-bons effets dans les éruptions de ce genre; je n'obtins que des améliorations qui ne se soutinrent pas. Je résolus alors de débarrasser complètement la malade de la présence des vers ascarides, pensant que l'irritation causée par ceux-ci entretenait sympathiquement la dartre. Je lui fis prendre plusieurs fois de l'huile de ricin à l'intérieur et des lavements avec une forte décoction de mousse de Corse. Elle rendit un très-grand nombre de vers ascarides ; l'éruption cutanée s'améliora alors sensiblement et progressivement, de manière qu'un mois après elle avait à peu près entièrement disparu.

Éruptions squammeuses par fluxion déplacée.

PREMIÈRE OBSERVATION.

G..., âgé de 23 ans, cultivateur, tempérament lymphatique, sanguin, entré le 8 février 1840.—Aucune disposition morbide remarquable ni chez lui, ni dans sa famille ; mais toujours antérieurement sujet à des transpirations faciles et abondantes. Il y a deux ans, après être resté longtemps avec les habits mouillés, il vit ses transpirations habituelles diminuer beaucoup. Il éprouva dès lors de temps en temps des frissons, des coliques, des lassitudes dans les membres. Trois à quatre mois plus tard, après des picotements sentis sur différentes parties du corps, il s'aperçut de petites plaques rouges qui se développèrent assez rapidement et s'accompagnèrent de cuissons, de desquammation. Plusieurs de ces petites plaques se réunirent et formèrent de grandes plaques. Quelques bains que le malade prit, une saignée au bras, des

lotions avec une eau qu'on lui proposa, tout cela améliora son état; mais il ne tarda pas à reprendre son éruption encore plus étendue et plus intense.

A la suite d'un coup de soleil qu'il prit au mois d'avril,
il saigna plusieurs fois extraordinairement par le nez,
ce qui sembla de nouveau faire complètement disparaître son éruption ; mais nouveau retour de cette éruption au mois d'octobre. Alors on le soumit pendant plus
d'un mois à des purgatifs réitérés; ceux-ci lui procurè-
rent une diarrhée assez forte pendant plus de deux mois;
cette nouvelle dérivation améliora encore l'éruption
cutanée, et le malade se croyait cette fois entièrement
guéri, à cause, disait-il, de l'abondance d'humeurs qui
était sortie, lorsque, au mois de février, l'éruption revint aussi forte que jamais. Il entra alors à l'hospice de
l'Antiquaille. Le dos, le ventre, les bras, les avant-
bras et les cuisses étaient parsemés d'une éruption *érythémato-squammeuse arrondie à petites plaques*, et aussi
d'une éruption *érythémato-squammeuse très-irrégulière
à plaques étendues* (*psoriasis guttata* et *diffusa* des auteurs). La santé était bonne d'ailleurs ; mais les transpirations n'étaient pas revenues, ou du moins n'étaient
revenues que faiblement depuis l'existence de l'éruption.
Il me parut évident que, quelles que fussent les médications dirigées contre cette affection cutanée, tant qu'on
n'aurait pas ramené les transpirations à l'état normal,
la guérison ne serait que momentanée. Après avoir
fait saigner le malade, je le soumis à l'usage des bains
de vapeur humide, puis sèche, et de tisanes légèrement sudorifiques.

L'amélioration fut tellement rapide, que 28 jours
après, il ne restait à peu près plus rien. Je gardai cepen-

dant encore le malade plus de 15 jours, en continuant,
mais seulement tous les deux jours, un bain de vapeur.
G..... sentait revenir ses forces, son état de santé antérieur, avec les transpirations. Je lui fis appliquer sur la
peau un gilet de flanelle. Il sortit entièrement guéri, le
19 mars 1840, et il est infiniment probable que l'éruption cutanée ne reviendra pas, si le malade sait se soustraire aux circonstances capables de troubler, de supprimer le flux normal très actif s'opérant habituellement à la peau, et dont l'organisation chez lui paraît
ne pas pouvoir se passer pour l'entretien de sa santé.

DEUXIÈME OBSERVATION.

La...., 18 ans, ouvrier en soie, tempérament lymphatique; entré le 11 janvier 1839. — Jusqu'à neuf ans
teigne muqueuse; sa mère avait eu toute sa vie les yeux
tendres, c'est-à-dire les paupières rouges, gonflées, et
fournissant habituellement une sécrétion purulente;
son père était rhumatisant. A neuf ans, à la suite de la
rougeole, la teigne disparut; il commença à se moucher
beaucoup et à être affecté aux paupières comme l'avait
été sa mère. A quinze ans, de forts saignements par le
nez qui survinrent, firent disparaître en partie les phénomènes précédents; mais un jour que l'épistaxis était
très-abondant, on voulut l'arrêter en mettant de l'eau
très-froide sur le front; il s'arrêta en effet; mais il se
déclara presque aussitôt après de violents maux de
tête qui durèrent quinze à vingt jours. La rougeur,
l'écoulement des paupières, ainsi que l'écoulement
par le nez, ne revinrent pas. Les céphalalgies re-
parurent bientôt, et continuèrent, avec quelques

amendements de temps en temps. A 17 ans, le malade contracta la gale ; il ne la traita qu'après quinze jours de son existence. Elle fut guérie en 20 jours par des frictions soufrées ; mais il resta des démangeaisons et quelquefois des boutons au bras, sur la poitrine. Ces boutons disparurent plus tard, et il vint alors sur le visage, au cou, des rougeurs qui farinaient, avec démangeaison, cuissons. Les maux de tête cessèrent entièrement lors de l'apparition de cette dernière éruption ; celle-ci persévéra, et c'est pour s'en débarrasser que La.... entra à l'hospice de l'Antiquaille.

Il portait alors sur le front, dans les sourcils, vers les commissures des lèvres, sur les parties latérales du cou, des plaques 'en général arrondies, rouges, sans élévation bien sensible de la peau, avec desquammation furfuracée et souvent démangeaisons cuisantes. C'était une éruption *érythémato-furfuracée arrondie* (pythiriasis). La santé était bonne d'ailleurs, et les voies gastriques nullement affectées. L'enchaînement des phénomènes morbides, chez cet individu, prouvait que, né avec une disposition à une affection catarrhale des muqueuses palpébrales, ou plutôt à des phénomènes de sécrétions muqueuses ou cutanées, cette disposition s'était d'abord manifestée chez lui, comme chez tant d'enfants, par une teigne muqueuse qui avait duré deux ans ; que le mouvement fluxionnaire s'était ensuite porté sur les muqueuses palpébrales et nasales ; que le flux sanguin nasal avait ensuite remplacé, vers l'âge de la puberté, les dispositions précédentes ; que ce flux sanguin ayant été imprudemment, brusquement arrêté ; la fluxion s'était dirigée vers le cerveau ou ses enveloppes ; que la gale plus tard contractée, en faisant un appel à la fluxion vers la peau, avait déterminé la jetée dartreuse, l'éruption érythémato-furfuracée, qui avait remplacé à son tour toutes les fluxions précédentes. Guérir cette maladie n'était pas chose facile; car la disposition fluxionnaire bien positive, bien démontrée par tous les phénomènes qu'avait offerts cet individu depuis son enfance, devait tendre à renouveler la fluxion à la peau. Modifier l'organisation de manière à détruire en elle ce besoin, cette habitude de fluxion, c'est-à-dire traiter cette éruption cutanée comme appartenant primitivement, en réalité, à la catégorie de la fluxion excentrique, était ce qu'il aurait fallu faire; malheureusement, dans des cas semblables, chez la plupart des malades, la fortune, la position sociale, les habitudes, etc., s'opposent généralement à ce qu'on puisse avoir recours à des changements complets d'air, de régime, d'état, de pays, à des moyens, en un mot, qui, bouleversant toutes les conditions d'hygiène au milieu desquelles ils vivent, tendent à modifier ainsi profondément leur constitution, à refaire leur sang en quelque sorte; les mêmes considérations de plus s'opposent à ce que ces malades puissent faire de fréquents voyages aux eaux minérales naturelles, moyen thérapeutique également puissant pour modifier l'organisation, pour ouvrir toutes les voies de dépuration; on est alors obligé d'employer des médications plus ou moins perturbatrices, n'ayant rien de spécial, et qui ne font généralement ou que déplacer le mal momentanément, ou que le déplacer pour toujours, en appelant le mouvement fluxionnaire d'une manière permanente sur un autre organe ou appareil.

Je fis d'abord saigner le malade, et, les voies gastriques étant saines, je le soumis tous les jours à l'usage du bochet purgatif et à la tisane de scabieuse et de pensée; je lui fis en même temps lotionner l'éruption avec de l'eau de Barèges mitigée, et plus tard pratiquer des frictions, avec le cérat soufré et camphré. L'usage continué du bochet, amena plusieurs selles diarrhéiques par jour. Deux mois après, l'éruption n'existait plus et aucun autre phénomène morbide ne s'était présenté à la face, si ce n'est vers la fin un embarras du nez, avec besoin fréquent de se moucher, ce qui semblait annoncer le retour de la fluxion sur la muqueuse nasale. Le malade sortit guéri de ses dartres, le 19 mars, 1839. Je lui conseillai, pour en prévenir le retour, de se rendre, au mois de juin aux eaux d'Uriage, qui sont à la fois purgatives et sulfureuses; et, au commencement de l'hiver, de s'appliquer un cautère au bras.

TROISIÈME OBSERVATION.

Me. V..... couturière, âgée de vingt-cinq ans, d'un tempérament lymphatique sanguin, était, depuis l'âge de treize ans, sujette à de légères dartres farineuses, paraissant de temps en temps sur le visage, et à des flueurs blanches assez considérables. Réglée sans accident à quinze ans, elle conserva ses flueurs blanches qui l'inquiétaient et l'incommodaient cependant beaucoup. Elle avait essayé quelquefois de s'en débarrasser ou du moins d'en diminuer la quantité, par différentes drogues qu'on lui avait proposées; mais elle avait remarqué que lorsqu'elle y parvenait, elle éprouvait bientôt après des lassitudes générales, des maux de reins, de l'inappétence, des palpitations, phénomènes qui cessaient à la réapparition des flueurs blanches qu'elle était obligée de pro-

voquer par des bains de vapeur de siége. Deux couches
n'avaient apporté aucune modification ni en plus, ni en
moins à cette perte blanche. Un jour du mois de février,
étant allée laver du linge à la *plate* (bateau à laver) sur
le bord du Rhône, en passant sur la planche, le pied
lui glissa et elle tomba dans l'eau très-froide dans ce
moment, jusqu'au genou ; ce qui lui causa une assez
vive frayeur. Elle ne remarqua d'abord rien d'extraordinaire chez elle ; mais trois à quatre jours après, les
flueurs blanches se supprimèrent, et elle éprouva alors
des tiraillements, des chaleurs, des picotements dans
les jambes, qui se couvrirent de plaques rouges. Ces
plaques rouges se recouvrirent plus tard d'écailles, et
tous les remèdes qu'elle fit ni n'améliorèrent l'éruption
de ses jambes, ni ne ramenèrent les flueurs blanches
comme elles existaient auparavant ; elle garda cette maladie un an à peu près avant de me consulter. A cette époque je remarquai sur les parties antérieures et latérales,
des jambes une plaque légèrement élevée, très-étendue,
irrégulière, d'une rougeur intense, luisante sur les
bords, parsemée d'un grand nombre d'autres petites plaques arrondies, rouges, écailleuses, qui semblaient l'avoir
formée par leur réunion. Au centre de l'éruption il y
avait comme un couvercle d'écailles d'un blanc grisâtre
assez épaisses, adhérentes, laissant à nu, quand on les
détachait, le derme rouge, luisant comme sur les bords,
fendillées, crevassées dans quelques points. C'était une
éruption érythémato-squammeuse intense (*psoriasis diffusa* des auteurs) : cette éruption s'accompagnait par
fois d'une assez vive cuisson. La femme jouissait d'ailleurs d'une bonne santé. Il me parut évident que les
flueurs blanches avaient constitué chez cette femme, dès

sa jeunesse, comme une sorte de décharge fluxionnaire nécessaire à sa santé, et que tant que ce flux ne serait pas rétabli ou qu'une fluxion équivalente ne serait pas dirigée d'une manière permanente sur d'autres organes ou appareils, la guérison par des traitements antiphlogistiques ou plus ou moins perturbateurs ne serait que momentanée. L'éruption cutanée était une éruption par *fluxion déplacée*. Je ne crus pas qu'aucune dérivation effectuée sur les voies gastriques par des purgatifs, sur les voies urinaires par des diurétiques, sur le tissu cutané par des sudorifiques, des bains de vapeur, etc. , pût remplacer un flux permanent, tel que des flueurs blanches. Je préférai, avant de chercher à ramener ces flueurs blanches, tenter l'application d'un cautère à la cuisse, et je traitai l'éruption d'abord par des sangsues appliquées au bas de chaque cuisse, parce qu'il y avait une vive inflammation, ensuite par des cataplasmes émollients, des applications d'une pommade composée d'axonge, de goudron, de laudanum, de camphre, par des bains entiers. En même temps régime doux, et usage de petit-lait nitré. J'obtins ainsi un amendement ; mais l'éruption persistait et tendait à augmenter de nouveau. Alors avant d'avoir recours à d'autres médications pouvant avoir quelqu'action sur la matrice, pour rétablir la leucorrhée, je me rappelai que souvent l'usage du lait d'ânesse assez longtemps prolongé avait déterminé des flueurs blanches, chez des femmes qui n'en avaient pas auparavant, ou avait ranimé, ramené celles qui s'étaient amoindries ou taries ; je mis donc la malade à l'usage du lait d'ânesse, et effectivement, vingt jours environ après elle se sentit un peu mouillée, et elle reconnut un commencement de réapparition de flueurs blanches. Ce flux s'établit de plus en plus ; pendant ce temps l'amélioration des jambes ne tarda pas à se montrer plus rapide. Trois mois après le commencement de ce dernier traitement, les jambes, soumises d'ailleurs en même temps aux médications locales précédentes, étaient guéries. Les flueurs blanches étaient bien rétablies. Je fis alors retrancher le cautère, ce qui a été dans la suite sans inconvénient.

Éruptions squammeuses par fluxion excentrique.

PREMIÈRE OBSERVATION.

R..., âgé de trente-sept ans, tonnelier, tempérament lymphatique sanguin ; entré le 28 avril, 1840. Il a eu des humeurs de rache dans son enfance à la tête ; il ne peut fournir aucun renseignement sur ses parents ; il a eu la gale étant jeune et il la garda assez longtemps. Depuis cette époque, il éprouve de temps en temps quelques démangeaisons à la peau. A vingt-cinq ans, il fut affecté de violents chagrins domestiques ; il éprouva à la suite des lassitudes générales, de l'inappétence. Cependant, la digestion se faisait bien ; les voies gastriques étaient saines, le sommeil un peu agité. Toutes les autres fonctions s'exécutaient passablement. Peu de temps après, le malade voit apparaître sur les coudes, les genoux, la partie externe des membres, de petites plaques circulaires, rouges, se recouvrant de petites écailles, s'accompagnant d'une légère cuisson. Cette éruption s'étendit aux épaules, au cou, au front, à la partie antérieure de la poitrine. La santé générale ne

s'en trouva pas plus mal d'ailleurs. Le malade opposa
à cette éruption peu de remèdes, parce qu'il n'avait pas
les moyens de se faire traiter; il entra à l'hospice de
l'Antiquaille; il portait alors sur tous les points désignés,
et de plus sur le bas-ventre, de petites plaques circulaires, d'un rouge assez vif, luisant, séparées les unes
des autres par des intervalles en général assez grands,
recouvertes la plupart de petites écailles blanchâtres,
qui détachées dans quelques unes des plaques, commençaient à revenir, sans aucun suintement, aucune humidité, déterminant quelquefois seulement de légères
cuissons. C'était une éruption *érythémato-squammeuse
arrondie à petites plaques* (*psoriasis guttata* des auteurs). Il paraissait évident que les chagrins auxquels
avait été soumis cet individu avaient produit dans le
système nerveux un état d'irritation, véritable source
de la fluxion établie sur la peau, sous forme d'éruption
érythémato-squammeuse. Cette fluxion ne s'était pas développée brusquement avec une grande intensité,
parce que la cause n'avait agi que lentement sur l'économie. Dans une révolution morale forte et subite au
contraire, le développement de la fluxion peut avoir
lieu brusquement et subitement sur une grande étendue
et avec une grande intensité. Dans le cas dont il s'agit,
la fluxion a éclaté à la peau, parce que ce tissu paraissait plus favorablement disposé que les autres en raison
des antécédents du malade, humeur de rache, gale,
démangeaisons, etc. Il s'agissait donc ici d'une éruption
cutanée par *fluxion excentrique*, et pour la détruire, il
fallait d'abord s'adresser à l'état général de l'organisation, à l'irritation du système nerveux, par des antiphlogistiques et des calmants, tout en employant d'ailleurs

conjointement ou plus tard les diverses médications locales recommandées. Je fis saigner le malade, je lui fis prendre beaucoup de bains simples, et lui donnai du petit-lait nitré avec de la tisane d'orge; plus tard, frictions avec du cérat camphré et légèrement soufré, ainsi que des bains avec 60 grammes de sulfure de potasse, et 120 grammes de colle de Flandre; en même temps régime adoucissant. Deux mois après, il ne restait plus rien sur la peau. Le malade sortit bien guéri, le 27 juin, 1840.

DEUXIÈME OBSERVATION.

M.. L....., âgé de vingt-deux ans; entré le 7 mars, 1838; tempérament bilieux-sanguin; son père avait eu les hémorrhoïdes; dans son enfance, teigne faveuse survenue spontanément, guérie à huit ans par la calotte; à onze ans, scarlatine; à la fin de cette éruption, on fit prendre trop tôt l'air au malade; il en résulta une enflure générale qui ne céda qu'à des transpirations forcées, et alors le malade commença à offrir sur la peau l'éruption pour laquelle il entre maintenant à l'hospice de l'Antiquaille. Cette éruption a toujours existé depuis lors, avec plus ou moins d'intensité, avec des vicissitudes d'exacerbation et de diminution; elle avait presque entièrement disparu, à quatorze et quinze ans, pendant l'existence d'épistaxis assez fréquents; mais elle reprit son intensité antérieure à la cessation de ces épistaxis. Le malade a cependant généralement mené une vie assez régulière, et ne s'est livré jamais à de grands écarts de régime ou à de grands excès. Toutes les fois que, par l'usage de certaines pommades, de certaines lotions qu'on lui recommandait, l'éruption cutanée semblait se guérir, il avait remarqué que ses jambes enflaient, ou qu'il perdait l'appétit, prenait la diarrhée, éprouvait des lassitudes générales. A son entrée à l'hôpital, l'éruption n'occupe que la jambe et une partie de la cuisse gauche. Elle consiste en une très-large plaque, sans interruption de continuité, couvrant toute la partie antérieure et externe de la jambe, et en une autre plaque moins étendue, couvrant la partie antérieure et externe de la cuisse. Sur les bords, ces plaques sont d'un rouge intense, luisant, avec une légère desquammation squammeuse ; çà et là dans le reste de la plaque, il y a des écailles longitudinales, grisâtres, assez épaisses, fendillées dans le sens de la longueur, raboteuses, comme chagrinées dans toute leur étendue. Si avec l'ongle on détache des morceaux d'écailles, le malade éprouve peu de douleur ; la surface au dessous est rougeâtre, mais il n'en suinte aucune humidité. Le tissu cutané n'est pas gonflé, il n'y a qu'une cuisson peu forte et quelques démangeaisons sur les bords. C'est une éruption *érythémato-squammeuse intense* (*psoriasis inveterata* des auteurs). La santé générale est bonne d'ailleurs.

En examinant attentivement tous les antécédents de ce malade, on voit que cette éruption cutanée date de l'époque où la scarlatine fut troublée, arrêtée dans son cours précisément à sa période de desquammation, dans ce moment où l'expérience a démontré de combien de dangers s'accompagnait l'impression brusque d'un air trop froid. De plus cet individu, dont le père était hémorrhoïdaire, ayant déjà été affecté d'une teigne faveuse spontanée, avait montré par là, une tendance, une disposition à la fluxion cutanée qui s'était de nouveau développée et établie sur la peau, à l'occasion de la scarlatine mal terminée, et l'éruption cutanée était devenue comme une sorte de décharge fluxionnaire satisfaisant à un besoin de l'organisation. C'était là une éruption cutanée par *fluxion excentrique*. Pour la guérir, il fallait modifier plus ou moins profondément l'ensemble de l'organisation : le plus sage parti me parut être d'abord de chercher à favoriser chez ce malade l'établissement des hémorrhoïdes, auxquelles il avait une disposition héréditaire. Je lui fis appliquer des sangsues à l'anus tous les dix jours, ce qui fut fait pendant deux mois; et dans l'intervalle de ces applications, il prit cinq jours de suite trois pilules d'Anderson. Il en résulta des purgations légères, trois à quatre selles liquides par jour. Il prit aussi quelques grands bains, pratiqua des lotions émollientes et appliqua des cataplasmes émollients sur l'éruption, ce qui fit tomber les croûtes et détruisit toute cuisson. Je le fis ensuite frictionner sur les parties malades, avec une pommade renfermant de l'axonge, du sous-sulfate de mercure et du camphre. Deux mois après, il n'y avait qu'une légère rougeur à la place de l'éruption érythémato-squammeuse si intense et si invétérée. Le malade voulut sortir dans cet état, se regardant comme guéri de sa dartre; il est très-probable que sa dartre reviendra, et la seule chance de guérison assurée que je prévoie pour lui, est dans l'établissement des hémorrhoïdes. Je lui ai conseillé, dans l'espoir d'obtenir ce résultat, de réitérer, de temps en temps, l'application des sangsues à l'anus et l'usage des purgatifs à petite dose.

TROISIÈME OBSERVATION.

Ga..., **19** ans, étudiant, tempérament lymphatique sanguin, entré le 16 octobre 1838. — Dans l'enfance, quelques sécrétions morbides au cuir chevelu ; pas de disposition morbide remarquable chez ses parents ; depuis l'âge de 14 ans, apparition fréquente de boutons sur le front et sur le dos. Il y a six mois, à la suite d'une application forcée à l'étude et d'un travail trop continu, il éprouva de l'altération, de la constipation, des étourdissements, et il vit bientôt paraître sur le visage, le bras et la poitrine, une éruption consistant en plaques irrégulières, rouges, et fournissant de légères écailles. Il négligea cette éruption, sans rien changer à son régime, à ses occupations. La maladie ne fit que s'accroître jusqu'à ce qu'il prit le parti de venir se faire traiter à l'hospice de l'Antiquaille. Il m'offrit alors sur le front, les joues, la partie interne des bras et la partie antérieure de la poitrine, des rougeurs intenses, les unes plus ou moins circulaires, les autres en plus grandes plaques tout-à-fait irrégulières, s'accompagnant de démangeaisons et de très-peu de tuméfaction, recouvertes dans une grande partie de leur étendue et surtout dans leur centre, de petites lamelles furfuracées, dont la chute était bientôt suivie de nouvelles productions semblables. C'était une éruption *érythémato-furfuracée* à plaques circulaires et à plaques irrégulières (*pythiriasis rubra* des auteurs). L'état général de l'économie était bon d'ailleurs.

Cette éruption avait été évidemment déterminée par l'excitation du système nerveux qu'avaient causée les travaux intellectuels forcés auxquels s'était livré le malade. C'était une éruption cutanée par *fluxion excentrique*.

L'étiologie de cette maladie et les circonstances généralement peu défavorables offertes par le malade me faisaient espérer une guérison assez prompte et radicale ; c'est ce que j'obtins en effet, par l'application de sangsues à l'anus, par des tisanes adoucissantes, du petit-lait nitré, des bains entiers, un régime sévère, et à la fin par de légers purgatifs. Le malade sortit guéri le 10 décembre 1838.

QUATRIÈME OBSERVATION.

Pe...., 25 ans, ouvrier en soie, tempérament sanguin, entré le 12 janvier 1840 ; pas de circonstance remarquable dans l'enfance, si ce n'est un peu de teigne muqueuse ; légère irritabilité habituelle de la muqueuse pulmonaire et de la muqueuse gastrique. A 15 ans, gale qui dura un mois et qui avait laissé, pendant près d'un an encore et de temps en temps, quelques démangeaisons et quelques boutons à la peau. A 22 ans, cet individu se mit à faire usage presque uniquement, pour nourriture, de viandes salées et à boire tous les jours un à deux petits verres d'eau-de-vie avec beaucoup de vin. Quelques mois après, il commença à éprouver des picotements, une assez forte cuisson à la peau, sur presque toute sa surface. Bientôt parurent des plaques rouges, généralement arrondies, se recouvrant d'écailles. Le malade opposa d'abord à cette maladie divers remèdes empiriques, dont la plupart ne firent qu'aggraver le mal. Il continua d'ailleurs son même régime. Plus tard, il fut traité plus rationnellement par des saignées, des bains, des adoucissants, et il se mit à un régime plus doux. Il résulta de l'emploi de ces derniers moyens une amélioration ; mais elle ne se soutint pas, et plus tard le traitement antiphlogistique ne produisit plus rien, pas plus que les purgatifs, qui furent employés à plusieurs reprises. Il se décida alors à entrer à l'hospice de l'Antiquaille. Il présentait sur toute la surface du corps, excepté sur la tête, des plaques en général circulaires, les unes petites comme des lentilles, jusqu'à des pièces de vingt sous, légèrement élevées au-dessus du niveau de la peau, d'un rouge vif, recouvertes de petites écailles grisâtres, irrégulières ; les autres, beaucoup plus grandes, composées en quelque sorte de l'agglomération des précédentes, qui s'étaient rangées en cercle, de manière à laisser le centre intact, offrant l'aspect normal de la peau. Dans quelques autres grandes plaques circulaires, cependant, toute la plaque présentait le même aspect rouge et écailleux. C'était un mélange d'éruption *érythémato-squammeuse arrondie à petites plaques* et d'éruption *érythémato-squammeuse annulaire* (psoriasis guttata et lèpre vulgaire des auteurs). La santé générale de ce malade était bonne d'ailleurs.

La cause évidente de cette maladie était l'usage longtemps continué des viandes salées et des boissons alcoholiques ; ce qui, en viciant, en échauffant le sang, en le rendant trop *âcre*, stimulant, avait déterminé l'irritation du système nerveux, source des mouvements fluxionnaires établis à la peau. C'était une éruption cutanée par *fluxion excentrique*. Cette éruption avait déjà résisté aux médicaons antiphlogistique et purgative. Le malade, ne pouvant rester que peu de temps à l'hospice de l'Antiquaille, demandait une médication active qui pût changer son état en peu de temps. Je ne pouvais pas dès lors songer à employer seulement des bains simples ou médicamenteux, des bains de vapeur et autres moyens extérieurs. Je pensai à modifier l'organisation par un de ces remèdes qui paraissent exercer parfois une action particulière sur la peau. J'eus recours à la solution arsénicale de Pearson, que j'administrai d'abord à la dose de 12 à 14 gouttes. J'augmentai assez rapidement la dose de quelques gouttes par jour, de manière que le malade, un mois après, prenait 4 à 6 milligrammes (1/8 à 1/6 de grain) d'arséniate de soude par jour; en même temps grands bains simples et frictions avec la pommade de goudron d'abord, et avec la pommade d'oxyde de zinc ensuite. Après une exacerbation apparente de quelques jours dans la maladie cutanée, il y eut une amélioration remarquable, qui marcha même assez rapidement. Le 20 février, le malade éprouva une altération, une chaleur intérieure et une chaleur à la gorge, qui me firent cesser le remède quelques jours. Je recommençai ensuite jusqu'au 10 mars 1840, époque à laquelle Pe..... sortit de l'hospice, sans presque aucune trace de maladie cutanée, ayant seulement quelques gonflements à l'épigastre, une digestion laborieuse, quelques coliques et beaucoup de flatuosités.

Éruptions squammeuses méritant une
description à part.

ICHTHYOSE (*ICHTHYOSIS*) (1).

L'ichthyose consiste dans une altération de l'épiderme qui offre des écailles nom-

______

(1) *Dermatoses hétéromorphes* (Alibert).

breuses, ordinairement peu larges, plus ou moins épaisses, assez souvent imbriquées à peu près comme les écailles des serpents ou des poissons, de couleur blanchâtre, ou grisâtre, ou bleuâtre, quelquefois brillante et nacrée, altération provenant d'une maladie peu connue de la couche papillaire qui sécrète l'épiderme. Nous excluons de là ce qu'on appelle *productions cornées*, et ces autres productions singulières imitant les pointes des porc-épics, dont nous dirons quelques mots plus tard, ainsi que de ces endurcissements partiels de l'épiderme, provenant des fortes pressions exercées sur certaines régions de la peau dans certaines professions.

L'ichthyose s'accompagne de plus ou moins de rudesse de la peau. Généralement la couche papillaire sous-jacente à l'épiderme altéré, plus ou moins inégale ou rugueuse, n'offre pas l'aspect d'une surface enflammée. Quelquefois l'épiderme, légèrement épaissi, se trouve divisé en petites lamelles sèches, dures, grisâtres, se détachant assez facilement, se touchant par leurs bords, sans être précisément imbriquées, dessinant par leurs lignes de réunion des sortes de losanges, ce qui fait ressembler cette variété d'ichthyose, selon la comparaison assez exacte de M. Rayer, à la peau de la patte des poules. Alors la peau a peu perdu de sa consistance, de sa souplesse, de son élasticité naturelles. D'autres fois, avec plus de sécheresse, de raideur de la peau, l'épiderme est remplacé par de véritables écailles dures, épaisses, adhérentes, assez larges et imbriquées, ou plus petites et séparées en partie par les sillons naturels de la peau, ou encore très-larges, très irrégulièrement distribuées et imbriquées. C'est à ces derniers arrangements imbriqués qu'il faut rapporter la division, plus pittoresque que juste, d'Alibert, en *ichthyose nacrée serpentine*, et en *ichthyose nacrée cyprine*, qui fait allusion aux écailles des serpents ou des poissons. Les écailles de l'ichthyose peuvent généralement être arrachées sans causer aucune douleur.

Quoique l'ichthyose puisse affecter presque toutes les parties du corps, elle se présente plus généralement à la surface externe des membres, des membres inférieurs surtout, aux articulations du genou, du coude, sur les parties postérieures ou supérieures du tronc. La peau de la plante des pieds, de la paume des mains, des aisselles, des aînes, des paupières, du prépuce en est rarement affectée ; celle du visage ne l'est toujours qu'à un faible degré. Quand l'ichthyose est congéniale, elle occupe ordinairement presque toute la surface du corps, excepté généralement les régions que nous venons de désigner; tandis que l'ichthyose accidentelle ne se manifeste souvent que sur une seule région, sur les membres principalement.

Cette division de l'ichthyose en congéniale et en accidentelle, établie notamment par M. Casenave, est d'accord avec les faits. Quand elle est congéniale, l'enfant ne naît que très-rarement avec une ichthyose toute formée, à un degré bien avancé; mais la peau offre presque toujours les premiers indices de l'altération qui ne doit pas tarder à l'envahir. Ainsi elle n'a ni sa couleur, ni sa souplesse ordinaires; elle est terne, grisâtre, rugueuse; dans les premiers mois, quelquefois seulement dans les premières années du développement de l'enfant, l'altération revêt sa forme caractéristique et présente l'un des aspects que nous venons de signaler, c'est-à-dire, ou seulement des lamelles grisâtres qui se détachent facilement, ou des lames écailleuses, dures, sèches, adhérentes, plus ou moins imbriquées. L'ichthyose congéniale est souvent héréditaire, et elle se montre de préférence chez les hommes. Ce qu'il y a cependant de remarquable et de singulier, c'est qu'on a vu, dans des familles, plusieurs enfants être affectés d'ichthyose, quand aucun des parents n'avait jamais offert une semblable maladie.

L'ichthyose accidentelle ou acquise se développe quelquefois rapidement, mais le plus souvent lentement, l'épiderme passant par des transformations successives d'épaississement, de consistance, de couleur, avant de présenter le caractère déterminé ichthiosique. Les ichthioses accidentelles sont sujettes à des vicissitudes d'augmentation, de diminution, d'intensité et d'étendue, à des alternatives de chute et de retour des lamelles ou écailles, de manière que la peau paraît, pour quelque temps, perdre son aspect rugueux, comme chagriné, ou son aspect écailleux, pour se rapprocher de l'état naturel, et c'est au renouvellement des saisons surtout que s'effectuent ces changements.

L'ichthyose, quand elle est générale, ne saurait se confondre avec aucune autre maladie de la peau. Ni la desquammation épidermique des nouveau-nés, ni la peau terne, sèche, fendillée des vieillards, n'offrent rien de semblable aux lames ou écailles dans lesquelles l'épiderme ichthiosique se trouve transformé. Les éruptions furfuracées ou squammeuses, qui s'accompagnent toujours d'un degré plus ou moins grand d'inflammation, de rougeur, de démangeaisons, ou de chaleur, ou de cuisson, ne présentent ni la sécheresse, ni la dureté, ni la teinte grisâtre, ni la disposition et la forme des écailles ichthyosiques, et ne peuvent être confondues même avec l'ichthyose la plus partielle, à plus forte raison avec une ichthyose générale.

Quand l'ichthyose est congéniale et qu'elle n'est pas héréditaire, quelle en est la cause? Tout ce qu'on a dit des impressions morales, des maladies de la mère, pendant sa grossesse, comme pouvant donner lieu à l'ichthyose congéniale, n'est encore qu'une bien vague hypothèse. Une ichthyose contractée accidentellement par le père peut devenir héréditaire et se transmettre à ses enfants; mais quelles sont les causes qui peuvent déterminer accidentellement cette maladie? On l'a vue survenir quelquefois à la suite d'une forte émotion, d'une frayeur, d'un accès de jalousie, d'un accès de colère; mais, en général, que l'ichthyose soit congéniale ou accidentelle, la cause qui l'a produite paraît avoir agi uniquement sur la peau. C'est une maladie propre à la peau, sans liaison avec aucune condition morbide interne, étrangère à ce qui se passe dans le reste de l'organisation, n'exerçant aucune réaction fâcheuse sur elle, sujette, au reste, à recevoir, comme toutes les affections possibles, un degré d'exaspération, sous l'influence de toutes les causes d'excitation qui agissent sur l'ensemble de l'économie ou seulement sur les voies gastriques. C'est, en un mot, une maladie de la peau par *fluxion idiopathique*.

Considérée sous le rapport du pronostic, l'ichthyose, en raison de l'absence d'irritation, d'inflammation qui l'accompagne, de la nullité de son influence sur les fonctions de l'économie, constitue vraiment plutôt une infirmité qu'une maladie. Il est vrai qu'avec une semblable altération la peau ne peut guère exercer ses fonctions perspiratoires, et que la transpiration doit être considérée comme nulle dans les parties affectées; mais si l'ichthyose est congéniale, et par conséquent à peu près constamment générale, ou l'organisation s'est accoutumée en partie à la privation de ce flux, et tout s'est mis, dès l'enfance, en harmonie pour rendre ce flux non nécessaire, indispensable; ou, ce qui arrive le plus souvent, une transpiration continuelle s'établissant à la plante des pieds ainsi que dans d'autres parties, s'il y en a, non affectées d'ichthyose, la transpiration générale se trouve ainsi jusqu'à un certain point suppléée. Si l'ichthyose est accidentelle, il existe bien plus de parties du corps non affectées où la transpiration peut s'établir avec un tel degré d'activité, que la transpiration générale se trouve encore plus facilement suppléée. L'ichthyose n'a donc aucune gravité; elle peut durer toute la vie, ou, si elle est accidentelle, elle peut augmenter, diminuer, cesser pour reparaître, sans apporter aucun dérangement dans la santé.

Traitement — De ce que l'ichthyose est due presque toujours uniquement à la *fluxion idiopathique*, il résulte que le traitement doit uniquement s'adresser à la peau. On peut donc ou administrer à l'intérieur quelques substances spéciales, si l'expérience en a fourni, qui aillent uniquement agir sur ce tissu, ou bien appliquer directement sur ce tissu quelques topiques auxquels l'expérience accorde également une spécialité d'action, si toutefois de semblables topiques existent, ou bien traiter directement la peau en vertu de considérations physiologico-pathologiques, en cherchant à changer le mode vicieux vital de la

surface affectée par la vésication, la cautérisation, la destruction de cette surface; ou
bien enfin se borner à l'emploi de palliatifs,
d'adoucissants, de moyens propres à ramener,
à activer, à régulariser la fonction naturelle
de la peau, la transpiration. Or : 1° pour
les remèdes spéciaux administrés à l'intérieur,
on a vanté surtout le goudron pris en pilules,
depuis la dose de 1 gramme jusqu'à la dose
considérable de 25 à 30 grammes; mais ce
remède, employé par MM. Biett, Rayer et
autres, n'a nullement eu le succès qu'on lui
avait attribué, et je n'ai pas été plus heureux
dans ma pratique que ces médecins. 2° Il
n'existe aucune substance qui en topique
ait une action spéciale efficace sur l'ichthyose.
Les frictions huileuses ont paru, dans quelques cas, modifier avantageusement la peau
altérée. 3° La vésication obtenue à l'aide de
vésicatoires a arrêté quelques ichthyoses accidentelles, partielles et récentes. Quant à la
cautérisation, elle ne saurait être employée
dans des cas semblables. 4° Les moyens qui
ont le plus généralement réussi, sont les bains
simples et les bains de vapeur. Tout ce qui
précède, s'adresse principalement aux ichthyoses accidentelles; car pour l'ichthyose congéniale, elle est incurable et ne peut qu'être

tout au plus légèrement palliée par l'emploi de ces derniers moyens.

PELLAGRE.

(DERMATAGRE, ÉRYTHÈME ENDÉMIQUE, ORDRE DES DERMATOSES ECZÉMATEUSES D'ALIBERT, ETC.)

La pellagre, maladie particulière à quelques contrées de l'Italie, aux environs de Milan, de Pavie, de Padoue, etc., mérite de fixer fortement l'attention du médecin, et d'être considérée dans un tableau à part, beaucoup moins sous le rapport des formes de l'affection cutanée elle-même, qui, d'après les descriptions qu'on en a tracées et le récit que j'en ai entendu faire par quelques médecins piémontais, n'a certainement rien d'original, de caractéristique, rien qui la distingue nettement de certaines éruptions ordinaires érythémato-squammeuses, beaucoup moins, dis-je, sous ce rapport que sous celui d'une lésion très-grave et souvent mortelle du système nerveux et des voies gastriques, dont l'affection cutanée ne serait que la conséquence ou la réflexion. Elle peut être considérée ou comme un phénomène sympathique de la lésion des voies gastriques, et être rapportée alors à la *fluxion réfléchie*, ou plutôt comme le résultat direct de l'influence de la cause qui a agi de prime-abord sur l'ensemble de l'économie, apporté le trouble dans l'innervation, déterminé les désordres intérieurs, et elle appartiendrait alors à la *fluxion excentrique.* C'est ainsi que plusieurs médecins, et notamment Biett, qui avait observé la pellagre en Italie, regardent l'éruption cutanée comme symptomatique des lésions des divers organes intérieurs et surtout des voies digestives C'est ainsi que M. Brierre de Boismont (1), qui a aussi sérieusement étudié cette maladie dans l'hôpital de Milan, regarde tantôt l'affection des voies gastriques comme primitive, tantôt cette affection, ainsi que l'éruption cutanée, comme étant en même temps sous la dépendance du trouble général apporté dans l'innervation par la cause de la maladie. N'ayant point observé cette maladie nous-même, dans les pays où elle est endémique, nous empruntons la description de ses symptômes à M. Brierre de Boismont; en voici le tableau résumé :

« La maladie débute par des lassitudes, de l'inappétence, souvent des nausées, quelquefois même des vomissements ; les digestions

____

(1) *De la pellagre et de la folie pellagreuse,* Paris, 1834.

deviennent difficiles ; la langue est blanchâtre, jaunâtre, rouge sur toute sa surface ou sur ses bords et à la pointe ; il y a de la soif ; la région épigastrique et le ventre sont sensibles à la pression. Quelquefois il y a, dès lors, de la tristesse, de l'abattement, de la céphalalgie ; souvent aussi les malades se plaignent d'un sentiment d'ardeur qui occupe la tête et l'épine dorsale, d'où il se propage dans le reste du corps, pour se fixer principalement à la plante des pieds ; il peut aussi y avoir de la fréquence dans le pouls. Après un temps plus ou moins long, et qui peut être très-court, surviennent les *symptômes cutanés* ; ils apparaissent presque toujours en mars et avril, et cessent en juillet, août et septembre ; quelquefois ils se montrent dès le mois de février. La peau des mains, des bras, des jambes, des pieds, du sternum, des joues, du front, des oreilles, mais plus spécialement celle des extrémités et de la partie antérieure de la poitrine, est chaude, brûlante, tendue ; elle devient le siége d'un érythème plus ou moins uniforme, appelé par les médecins italiens *érythème solaire*, parce qu'il se montre sur les parties exposées au soleil. La couleur de cette phlogose varie du rouge vif au rouge foncé ; ici, elle est par plaques arrondies ; là, sous forme de pointillé, etc. Peu après, cette couleur pâlit et s'efface, la peau se fissure et devient le siége d'une desquammation légère, l'épiderme se résout en petites écailles analogues à celles du psoriasis. A l'automne, le malade semble guéri, il n'y a plus qu'un peu de sécheresse dans les parties entièrement affectées.

2e *Degré*. Au printemps suivant, on voit reparaître les mêmes phénomènes, mais avec plus d'intensité; les accidents du côté de l'appareil digestif sont plus prononcés. La langue est rouge, la soif vive; le malade éprouve des appétits bizarres, ou bien il y a dégoût pour les aliments; l'abdomen est douloureux à la pression; il y a de la diarrhée. En même temps, les désordres du côté de l'axe cérébro-spinal prennent plus d'intensité; la céphalalgie devient très-intense; il y a des étourdissements, des vertiges; la région rachidienne est douloureuse dans toute sa longueur; il y a des tiraillements qui portent l'individu en arrière, et peuvent être assez forts pour le faire tomber à la renverse; les jambes sont faibles, chancelantes; les mains perdent de leur force; la tristesse, l'hypocondrie font des progrès, et le délire commence à se manifester. Ce délire est quelquefois aigu; mais, le plus souvent *(folie ou manie pellagreuse)*, il consiste en une monomanie religieuse, hors de laquelle le malade répond exactement aux questions qu'on lui adresse. Dans beaucoup de cas, il y a tendance au suicide, les malades veulent surtout se noyer *(hydromanie de Strambio)*. L'altération de la peau reparaît avec des particularités fort curieuses : elle prend une couleur rouge-brun, jaunâtre ou brunâtre; l'épiderme s'épaissit, se fendille, devient rugueux, inégal. Il y a quelquefois des vésicules, de petites bulles.

Chez certains sujets, l'aspect de la peau du malade a une telle analogie avec celle de l'oie, qu'on lui a donné le nom de *peau ansérine*. C'est surtout à la face dorsale des mains et des pieds que l'épaississement de l'épiderme est apparent. Lorsque la chute des écailles épidermatiques a lieu, on voit le derme sous-jacent lisse, d'un rouge luisant ou d'un blanc sale. En juin, juillet et août, tout semble rentrer dans l'ordre, cependant les malades conservent de la tristesse et de l'affaiblissement dans les membres. Ce second degré peut se reproduire pendant plusieurs années avant de passer au troisième. Des malades peuvent voir revenir ces mêmes accidents pendant dix, quinze, vingt et même quarante-cinq ans, avec une intensité à peu près égale. Parvenu à la seconde période, il est rare que l'on guérisse; cependant les auteurs rapportent quelques exemples de succès.

3ᵉ Degré. Langue rouge, sèche, quelquefois noire; soif vive, ardente; pas d'appétit; abdomen douloureux; diarrhée abondante; face jaune, terreuse, amaigrie, excavée, exprimant la décrépitude; pouls petit et fréquent. Dès lors les symptômes cérébraux s'exaspèrent, la folie est à son comble; il y a souvent délire aigu, furieux, penchant vers le suicide ou vers l'homicide; plusieurs pellagreux, poussés par leur monomanie religieuse, tuent leurs enfants, afin de leur procurer la béatitude céleste; ces désordres intellectuels finissent quelquefois par la démence et l'imbécillité. Les douleurs rachidiennes, les douleurs et la faiblesse des membres font des progrès; il y a même, dans certains cas, de la paralysie dans les membres inférieurs. La peau plus épaisse, plus sillonnée, d'aspect lichénoïde, paraît quelquefois comme couverte de petits tubercules ou d'écailles imbriquées, circonstances qui ont fait comparer la pellagre à l'éléphantiasis et à l'ichthyose. Presque toujours l'épiderme se détache sous forme de squammes épaisses, qui forment, dans certains cas, un tout continu, une sorte d'étui; aux doigts, par exemple, il est desséché, rude, rugueux, ordinairement brun, quelquefois noirâtre. Enfin, les progrès de la diarrhée qui peut se changer en véritable dyssenterie, le marasme, des infiltrations et des épanchements séreux, le scorbut, une sorte de phthisie, etc., viennent terminer les souffrances des malades. (Brierre de Boismont, mém., cit. p. 44-55.) »

Chez une pellagreuse arrivée à un degré très-avancé du marasme dont M. Brierre de Boismont rapporte l'observation, et qui présentait d'une manière saillante l'altération cutanée dont il est question, l'épiderme était converti en squammes d'un brun foncé, épaisses, ou bien il simulait les tubercules cornés qu'on rencontre sur le dos de certains poissons. Il était généralement coupé de lignes qui se croisaient en tous sens, et le divisaient en autant de petits tubercules rudes, âpres au toucher, ressemblant assez bien à ceux de l'éléphantiasis (*lèpre tuberculeuse*). L'altération siégeait sur les bras, les avant-bras, les mains, les doigts.

L'étiologie de la pellagre n'offre rien de bien positif. Ainsi, quand on a tour à tour attribué cette maladie à l'action du soleil, à une certaine constitution de l'air atmosphérique, à

des aliments non salés ou de mauvaise nature,
au maïs ou à certaines farines altérées, à
l'usage d'eaux bourbeuses, etc., on n'a signalé
aucune circonstance essentielle qui coïncide
constamment et en tous lieux avec le développement de cette maladie. On ne s'est
pas plus accordé pour attribuer cette dernière à l'influence d'une seule quelconque
de ces circonstances, que pour l'attribuer à
l'influence de plusieurs à la fois ou même de
leur ensemble. En disant que la maladie sévit
principalement sur les individus misérables,
mal vêtus, mal nourris, logés dans des lieux
malsains, on ne fait que signaler des conditions
également favorables au développement de
bien d'autres maladies cutanées. C'est appa-
remment dans des conditions hygiéniques
autres que les qualités des eaux dont s'abreu-
vent les populations affectées, et la nature du
sol qu'elles habitent, que gît la véritable condition indispensable au développement de la
pellagre : car d'un côté, d'après M. Brierre de
Boismont, les eaux ont été trouvées très-salu-
bres dans les lieux où règne le plus cette maladie, et d'un autre côté, cette dernière se
montre dans des localités bien différentes.
Une chose qui ressort assez clairement du
siége qu'affecte particulièrement l'éruption

cutanée pellagreuse , c'est l'action de l'insolation , relativement à la manifestation sur une partie de la surface du corps plutôt que sur une autre, de l'éruption cutanée à laquelle l'organisation est disposée, sous l'influence de la cause inconnue. En effet, cette éruption affecte particulièrement les parties du corps découvertes , et on a remarqué qu'on pouvait en arrêter ou en retarder la marche et même la faire disparaître , en mettant ces parties à l'abri de l'action du soleil.

La pellagre atteint bien moins fréquemment les enfants que les adultes , et , d'après les avis de plusieurs , plus souvent les femmes que les hommes. Elle n'est pas contagieuse, et on s'accorde généralement à la regarder comme héréditaire.

L'examen du développement, de la marche des symptômes , dont l'ensemble constitue la pellagre , suffit certainement pour motiver l'opinion citée de M. Brierre de Boismont, de Biett et autres , que nous partageons entièrement , relativement au véritable point de départ de l'éruption cutanée pellagreuse. Mais l'autopsie cadavérique montre des désordres intérieurs qui confirment suffisamment cette manière de voir. En effet, constamment il y a une inflammatiou plus ou moins intense de

la muqueuse gastrique ou intestinale, ou de
l'une et l'autre à la fois. Cette inflammation va
très-souvent jusqu'à l'hypertrophie, au ramollissement, à l'ulcération, à la perforation
même, comme dans deux cas communiqués par
le docteur Carswel à M. Cazenave, où cette
perforation assez large présentée par l'estomac
provenait du ramollissement gélatiniforme des
membranes de ce viscère, dont la muqueuse,
dans tous les autres points, présentait évidemment des traces d'inflammation chronique.
Mais M. Brierre de Boismont a constaté aussi,
comme quelques médecins italiens, des altérations non moins remarquables, non moins intenses, dans le système nerveux cérébro-spinal. Ainsi, l'arachnoïde, la pie-mère sont, au
cerveau comme à la moelle épinière, rouges,
infiltrées, adhérentes, épaissies ; la substance
grise est généralement congestionnée, injec-
tée, souvent plus dure au toucher, et la substance blanche est sablée, pointillée, molle, et
même dans la moelle épinière on l'a trouvée
réduite en bouillie, infiltrée de pus.

La pellagre se termine très-rarement par le
retour à la santé. Elle dure toujours plusieurs
années. M. Brierre de Boismont a vu des individus qui étaient pellagreux depuis quinze,
dix-huit et même quarante-cinq ans. La termi-

naison la plus commune est l'idiotisme, la folie ou la mort. Le pronostic de cette maladie
est donc extrêmement grave.

Le traitement véritablement efficace et curatif consiste, lorsqu'il en est encore temps,
au commencement du développement de la
maladie, à soustraire le malade à toutes les
conditions hygiéniques défavorables au milieu
desquelles il vit, conditions qui renferment la
cause non encore bien appréciée de la pellagre;
mais pour cela il faudrait pouvoir arracher
les paysans affectés aux lieux qu'ils habitent,
à leurs travaux, ce qui n'est guère possible.
On doit alors chercher à améliorer les conditions hygiéniques, sous le rapport de l'alimentation surtout, qui doit être analeptique et
adoucissante en même temps. Lorsque la
maladie est bien établie, c'est à combattre
l'irritation des voies gastriques et du système
nerveux qu'il faut d'abord s'attacher. Pour cela,
on a recours à un traitement antiphlogistique,
calmant, dérivatif, révulsif, antispasmodique,
selon la prédominance de tel ou tel symptôme,
de tel phénomène morbide dans chaque cas
qui se présente. Il est clair que nous ne saurions entrer ici dans l'exposé des détails de ce
traitement.

Chapitre Septième.

CLASSIFICATION DERMATOGRAPHIQUE
DES MALADIES DE LA PEAU.

ÉRUPTIONS NE POUVANT ENTRER PRÉCISÉMENT DANS UN SEUL OU SE RAPPORTANT A LA FOIS A PLUSIEURS DES ORDRES PRÉCÉDENTS.

ÉRYSIPÈLE.

L'érysipèle est une éruption cutanée, caractérisée par une rougeur inflammatoire avec tuméfaction d'une partie plus ou moins étendue de la peau et parfois même du tissu cellulaire sous-cutané, s'accompagnant de chaleur, de douleur, de tension, avec ou sans fièvre, présentant toujours une marche aiguë, et se terminant ordinairement par résolution avec desquammation, d'autres fois par suppuration et rarement par gangrène.

L'érysipèle peut se rapporter à presque toutes les catégories de *fluxion* que nous avons établies. Ainsi, il peut être dû à la

fluxion par cause externe, à la *fluxion réfléchie*, à la *fluxion déplacée*, à la *fluxion excentrique*, à la *fluxion par diathèse*. Il est précédé ou non, dans son développement de
prodromes, de symptômes généraux précurseurs, selon qu'il appartient à telle ou telle
autre de ces catégories ; c'est ce qui a lieu
surtout quand c'est à la *fluxion excentrique*
ou à la *fluxion déplacée* ou à la *fluxion par
diathèse* qu'il doit son origine. Ces symptômes
sont les mêmes que ceux qui précèdent plusieurs autres éruptions cutanées et beaucoup
d'autres maladies aiguës : malaise général, céphalalgie, frissons passagers, inappétence, nausées, lassitudes, langue sale, bouche pâteuse,
fade ou amère, accélération du pouls, etc. Ils
se manifestent deux ou trois jours avant l'apparition de l'érysipèle, s'amendent quelquefois
légèrement à cette apparition, et le plus souvent accompagnent l'érysipèle pendant une
grande partie de la durée de son cours, en
augmentant même d'intensité, dans les
premiers jours de son existence.

L'érysipèle se présente avec les symptômes
suivants : rougeur de la peau plus ou moins
vive, quelquefois comme jaunâtre, ordinairement vaguement terminée, disparaissant momentanément sous la pression du doigt, pour

reparaître immédiatement après, accompagnée le plus souvent d'une légère tuméfaction, plus ou moins nettement circonscrite, déterminant une sensation de chaleur âcre, mordante, de cuisson ardente, quelquefois des douleurs vives et par élancements. Il arrive assez fréquemment que, vers le troisième et le quatrième jour, la surface enflammée se recouvre de vésicules de très-petite dimension, imitant la miliaire, ou de vésicules de moyenne dimension, ou même de grosses vésicules semblables aux ampoules des vésicatoires ou des brûlures. Vingt-quatre ou quarante-huit heures après, et du cinquième au septième jour après l'apparition de l'éruption, les vésicules se rompent, et l'humeur séreuse, jaunâtre qu'elles contiennent forme par sa dessiccation des croûtes de même couleur ou brunâtres, assez épaisses. Le plus souvent il n'y a pas de croûte, c'est une simple desquammation. La durée de l'érysipèle est ordinairement de sept jours. S'il n'a pas été précédé de fièvre, il ne tarde pas ordinairement à réagir sur l'économie, pour peu qu'il soit intense, et à déterminer un mouvement fébrile plus ou moins marqué. Après la desquammation ou la chute des croûtes, il reste un léger empâtement qui disparaît bientôt.

La terminaison de l'érysipèle s'accompagne parfois de quelques *flux* qui semblent jouer le rôle de phénomènes *critiques* et aider à l'épuisement de la maladie. Tels sont un épistaxis ou une autre légère hémorrhagie, quelques selles diarrhéiques, des sueurs ou des urines faisant un dépôt sédimenteux.

L'érysipèle peut envahir toutes les parties du corps, notamment le visage; il n'a pas toujours, tant s'en faut, la marche simple et bénigne que nous venons de décrire; quelquefois, à la vérité, il dure même moins longtemps, ne s'accompagne d'aucune réaction fébrile, et n'est suivi que d'une très-légère desquammation. Mais d'autres fois le tissu cellulaire sous-cutané, même intermusculaire et profond, se trouve fortement affecté; l'inflammation est violente et peut aboutir çà et là à la formation de quelques abcès. Dans ces cas, les symptômes généraux, la fièvre acquièrent beaucoup d'intensité et l'affection devient très-grave.

C'est là ce qu'on appelle érysipèle *phlegmoneux*, qui peut offrir divers degrés d'intensité; mais en général, dans cette variété d'érysipèle, les phénomènes inflammatoires sont très-intenses, la tuméfaction très-considérable, les douleurs pungitives, les ganglions lymphatiques très - engorgés et douloureux. Cet érysipèle phlegmoneux a son siége le plus ordinaire aux membres supérieurs ou inférieurs. Il peut cependant se développer sur les autres régions, et notamment sur le cuir chevelu; il peut se terminer par résolution, ce qui est annoncé du sixième au septième jour par la diminution des symptômes de l'inflammation, par l'affaissement de la tuméfaction, par l'établissement de la desquammation ordinaire. Mais le plus souvent les symptômes de l'inflammation ne s'amendent pas, la douleur devient pulsative; il y a frissons vagues, continuation ou redoublement de la fièvre, ramollissement et fluctuation dans quelques points de la partie tuméfiée, abcès sous-cutanés dont l'issue ou spontanée ou artificielle peut être bientôt suivie de la guérison. D'autres fois, avec des symptômes locaux et généraux bien plus intenses, il y a des abcès profonds qui dissèquent les muscles, qui produisent une suppuration de longue durée, l'amincissement et le décollement de la peau, et la guérison se fait longtemps attendre. D'autres fois enfin, les symptômes inflammatoires vont jusqu'à la gangrène, qui s'annonce dans quelques parties plus ou moins étendues par une teinte livide de la peau, par l'insensibilité, la flaccidité, le ramollissement de ce tissu, par des phlyctènes à sérosité sanguinolente, brunâtre, qui le recouvrent. Les eschares se détachent avec une suppuration plus ou moins abondante, et c'est alors que le malade court le plus de chances défavorables, soit par les mauvaises dispositions intérieures qui ont pu imprimer à l'érysipèle une telle intensité, soit par la réaction que doit exercer sur l'organisation entière une inflammation profonde, assez intense pour déterminer la gangrène. C'est là ce qu'on appelle érysipèle *gangréneux*.

L'érysipèle comprenant la peau et le tissu cellulaire sous-cutané est dit *œdémateux*, lorsque c'est une exhalation de sérosité dans le tissu cellulaire, qui engorge, tuméfie ce dernier et lui donne la consistance *œdémateuse*, au lieu de la tension inflammatoire, phlegmoneuse. Dans cet érysipèle *œdémateux*, la peau, tantôt sans changement notable de couleur, tantôt rouge pâle, est chaude, tendue, luisante et garde l'impression du doigt. Ce genre d'érysipèle peut se terminer simplement au bout de peu de jours par résolution ; mais il peut aussi passer à la suppuration et même à la gangrène, ce qui s'annonce par la couleur livide de la peau, la formation de phlyctènes, etc. On observe ordinairement ce genre d'érysipèle sur les membres inférieurs, les grandes lèvres, et le scrotum.

Je signalerai ici d'autres variétés de l'érysipèle qu'on a encore créées dans ces derniers temps, sans y attacher cependant toute l'importance qu'on a voulu leur donner; ce sont l'érysipèle *lymphatique* et l'érysipèle *veineux*. Il y a certainement sur ce sujet matière encore à discussion, et je suis de l'avis de M. Velpeau, qui a cherché à démontrer dans ses leçons sur l'érysipèle, que les circonstances d'inflammation des vaisseaux lymphatiques ou des veines, desquelles ces variétés d'érysipèles ont tiré leurs dénominations, sont plutôt des complications que les éléments nécessaires de l'érysipèle légitime. Voici cependant le tableau qu'a fait de ces variétés M. Boinet, pour l'érysipèle *lymphatique*, d'après MM. Blandin et Sanson, pour l'érysipèle *veineux*, d'après MM. Ribes, Sanson (*Journal des connaissances médico-chirurgicales*, t. VI, p. 17 et 18):

« Dans l'érysipèle *lymphatique*, on voit au
« côté interne des membres, sur les trajets
« des vaisseaux lymphatiques, apparaître de
« petites stries d'une belle couleur rose-vif,
« ondulées, parallèles entre elles, doulou-

« reuses à la pression, et situées dans l'épais-
« seur de la peau ; elles augmentent bientôt
« de volume, acquièrent une demi-ligne de
« diamètre, se multiplient, s'anastomosent et
« forment ainsi un *réseau à larges mailles*,
« qui peu à peu deviennent plus nombreuses,
« plus rétrécies, et finissent par se toucher,
« se confondre, et constituer enfin une pla-
« que rouge qui diffère de l'érysipèle pro-
« prement dit par la vivacité de sa cou-
« leur. »

Du reste, cet érysipèle peut se terminer
simplement, ou bien l'inflammation gagne le
tissu cellulaire ; il survient des accidents
généraux, etc.

« L'érysipèle *veineux* se remarque chez les
« individus dont la peau est colorée et assez
« épaisse, dont les veines sont développées ;
« chez les vieillards, par exemple, l'érysi-
« pèle se montre avec des caractères diamé-
« tralement opposés à ceux du précédent ;
« les stries par lesquelles il débute sont vio-
« lettes et sinueuses, non parallèles, anas-
« tomosées entre elles à la manière des feuilles
« des dicotylédones, forment une colora-
« tion d'un rouge terne, ardoisé, semblable
« à celle de l'érysipèle simple ; mais avec cette
« différence, qu'elle ne présente pas l'éle-

« vure que nous avons signalée en parlant
« de ce dernier. Sur cette coloration géné-
« rale apparaissent, peu de temps après, des
« plaques irrégulières, brunâtres et violettes,
« semblables aux ecchymoses produites par
« une contusion, et ne disparaissant nulle-
« ment à la pression du doigt, comme dans
« l'espèce précédente. La peau tuméfiée se ride,
« et, chose remarquable, elle prend un as-
« pect luisant et resplendissant. Les ganglions
« ne s'engorgent point, etc. »

L'érysipèle présente plus souvent dans ce
cas, la marche, les suites, la terminaison des
érysipèles phlegmoneux.

L'érysipèle peut s'accompagner de symptômes dits *adynamiques*, ce qui annonce un
mauvais état de la constitution sous l'influence
duquel l'érysipèle passe, dès les premiers jours,
à la gangrène, sans symptômes inflammatoires préalables qui en vaillent la peine.

L'érysipèle peut s'accompagner de symptômes d'embarras gastrique ou de symptômes bilieux très-marqués, ce qui arrive
assez fréquemment.

Il peut encore s'accompagner de symptô-
mes de *malignité*, d'*ataxie*, et il réfléchit alors
par l'irrégularité de sa marche, ses variations
brusques d'intensité, la facilité avec laquelle

il se déplace ou avorte, l'état de désordre général où se trouve le système nerveux.

Mais une circonstance très-remarquable offerte par les érysipèles et qu'il faut signaler, c'est la circonstance de mobilité, d'ambulance. Ainsi, l'érysipèle ayant commencé par une région, gagne de proche en proche les régions voisines en quittant le premier point, même avant d'y avoir parcouru ses divers degrés. C'est ainsi qu'ayant commencé sur une joue, il quitte cette joue pour s'étendre sur la tempe, puis sur le cuir chevelu, puis sur le cou, le dos, les bras, le tronc, etc. Rarement il revient sur un des points qu'il a déjà occupés. D'autres fois ce n'est pas pour gagner le voisinage qu'il se déplace, mais pour se transporter tout-à-coup dans les lieux éloignés de son premier siége. C'est ainsi qu'il se transporte de la face aux parties génitales. D'autres fois l'érysipèle disparaissant ainsi presque subitement, se terminant, comme on dit, par *métastase*, il survient par le déplacement de la fluxion une affection interne grave, ou bien celle qui existait auparavant augmente beaucoup de gravité.

Il est clair que selon la texture, la délicatesse de la peau, la disposition du tissu cellulaire, les fonctions de la partie affectée, l'érysipèle offrira dans les traits de sa physionomie quelques particularités différentes. Ainsi à la face, région qu'il affecte le plus fréquemment, les fonctions du nez, de l'œil, de l'oreille, de la bouche, du pharynx, du larynx même et des bronches, se trouvent compromises par l'extension de l'irritation aux membranes muqueuses qui tapissent ces organes. La peau est très-rouge et luisante sur le nez, sur les oreilles ; le tissu lâche des paupières s'infiltre de sérosité ; l'érysipèle est mobile, vague ; il passe, par exemple, en tournant d'un côté de la face au cuir chevelu et puis à l'autre côté de la face. Il s'accompagne fréquemment de phénomènes inflammatoires cérébraux, surtout quand il siége au cuir chevelu où il se développe fréquemment, quand il existe quelques dispositions particulières chez les gens affectés, à l'occasion d'une lésion externe, d'une blessure, d'une piqûre. Il tend assez souvent alors à devenir phlegmoneux. Il y a parfois en même temps œdème, suppuration. Les douleurs sont ordinairement atroces dans ce cas ; le crâne peut être mis à découvert ; les symptômes cérébraux les plus graves accompagnent cet érysipèle qui peut devenir mortel.

Aux membres l'érysipèle est fréquemment

phlegmoneux, au scrotum il s'accompagne d'œdème et de gangrène chez les vieillards.

Aux mamelles, chez les femmes qui nourrissent ou qui sont accouchées depuis peu de temps, déterminé par l'impression du froid surtout, il passe assez souvent à la suppuration, mais ne s'accompagne pas ordinairement de symptômes généraux graves.

On a signalé la facilité avec laquelle les enfants nouveau-nés, dans les hôpitaux, contractaient un érysipèle du ventre, de la région ombilicale, et cet érysipèle qui passe fréquemment à la suppuration, à la gangrène, et se complique de péritonite, moissonne la plupart de ces enfants.

L'étiologie de l'érysipèle se trouve naturellement et clairement exposée, en parcourant les diverses catégories de *fluxion* auxquelles cette éruption peut appartenir. Ainsi :

1° Érysipèle par *fluxion par cause externe.* Ici viennent se ranger tous les agents extérieurs qui, agissant directement sur la peau, peuvent déterminer une inflammation érysipélateuse de ce tissu, bien entendu que pour que ces différents agents déterminent un véritable érysipèle, il faut qu'il existe dans l'économie une disposition à contracter ce genre d'éruption ; car, sans cela, l'action de tous ces agents sera généralement plutôt suivie d'une simple rougeur inflammatoire, d'un érythème, que d'un érysipèle. Ces agents sont du reste tout ce qui est capable d'irriter la peau, d'appeler la fluxion sur ce tissu, l'application d'une forte chaleur ou d'un froid intense, des frottements violents et répétés, la malpropreté, le contact de certaines substances âcres, vénéneuses, irritantes, la piqûre de certains insectes, les morsures, les piqûres, les contusions, etc.

2° Érysipèle par *fluxion réfléchie*. L'inflammation des membranes cérébrales, des diverses séreuses, des synoviales articulaires, des muqueuses bronchique, vésicale, urétrale, de la muqueuse gastro-intestinale surtout, les affections de quelques organes parenchymateux, principalement du foie, etc., peuvent déterminer sympathiquement des érysipèles. La véritable cause de l'érysipèle est ici l'affection intérieure dont il n'est que la réflexion sympathique, et dont la cause directe peut avoir cessé d'agir ou peut continuer d'agir encore. Dans ce cas l'affection intérieure existe déjà depuis plus ou moins longtemps, lorsque l'érysipèle se développe. Si ce dernier paraît en même temps que la première, il est possible que les deux affections soient, non pas sympathiques l'une de l'autre, mais dues toutes les deux directement à l'influence de la même cause, ce qui ne change rien au reste au traitement ; car il faut toujours principalement s'occuper de l'affection interne. Si celle-ci est née après l'érysipèle, il est clair qu'elle en est à son tour une réflexion sympathique ou une complication.

3° Erysipèles par *fluxion déplacée*. La suppression de la transpiration, des menstrues, des hémorrhoïdes, d'épistaxis, de coryzas, de catarrhes, de flux diarrhéiques etc. habituels, peut être suivie, en remplacement en quelque sorte de ces flux ou mouvements fluxionnaires, d'éruptions érysipélateuses, comme d'autres éruptions cutanées. Ici les circonstances qui ont déterminé cette suppression ne sont que des causes indirectes de l'érysipèle ; la véritable cause de ce dernier, est une disposition le plus souvent inconnue, qui fait que le mouvement fluxionnaire, sans être provoqué par aucune cause externe à se porter sur la peau, s'est cependant plutôt porté là qu'ailleurs. C'est ainsi que l'action d'un froid subit, une révolution morale, un écart de régime, une indigestion, etc., en arrêtant divers flux naturels ou morbides habituels, deviennent non une cause directe de l'apparition de l'érysipèle, mais une circonstance qui permet à la peau, sous l'influence de la disposition dont je parlais, d'attirer à soi le mouvement fluxionnaire déplacé, qui revêt alors la forme d'érysipèle. Quelquefois ce phénomène de déplacement est le résultat d'un effort salutaire des forces de l'organisation, et constitue comme une sorte de voie d'épuisement pour une maladie interne plus ou moins grave, dont l'érysipèle devient ce qu'on appelle la terminaison *critique*.

4° Erysipèles par *fluxion excentrique*. Ici c'est une cause qui a agi plus ou moins brusquement ou lentement sur le système nerveux, sur le sang, sur l'ensemble de l'organisation, et qui a fait naître dans cette organisation la tendance aux mouvements fluxionnaires, de manière que, après un état de malaise et divers symptômes généraux, ces mouvements fluxionnaires vont, en épargnant le centre ou l'intérieur, s'épuiser à l'extérieur ou à la circonférence. Ces causes sont, comme nous avons déjà eu plusieurs fois l'occasion de l'établir, les révolutions morales brusques, les fortes passions, les violentes fatigues du corps ou de l'esprit, l'abus des excitants, des liqueurs vineuses, alcoholiques, une nourriture trop abondante, trop succulente, l'usage des viandes salées, la pléthore qui accompagne l'âge critique, la grossesse, les circonstances capables d'altérer, d'appauvrir le sang, etc.

5° Erysipèles par *fluxion diathésique*. Les dispositions organiques internes qui constituent les diathèses et notamment la diathèse syphilitique et la diathèse scrofuleuse, peuvent, par leur seule action dans l'économie, et indépendamment du concours d'aucune autre cause déterminante, donner lieu à des inflammations érysipélateuses, qui offrent presque toujours dans leur aspect, dans les symptômes concomitants, une physionomie particulière. La diathèse syphilitique plus ou moins modifiée, transmise des parents aux enfants, se masque souvent chez ceux-ci sous la forme d'érysipèles fréquents, qui se manifestent surtout au visage, où ils laissent les parties, après ces fluxions réitérées, habituellement plus tuméfiées que dans l'état normal. J'ai remarqué que de semblables phénomènes se rattachent plus souvent qu'on ne pense au vice que transmettent à leurs enfants, les pères affectés de blennorrhagies mal guéries, de blennorrhées, de suintements, de gouttes qui ont conservé la nature blennorrhagique.

6° Erysipèles par *fluxion idiopathique*. Ce sont ceux qui paraissent sans pouvoir être rapportés à aucune cause externe ni à aucune des conditions morbides internes dont nous venons de parler. Ils constituent une maladie uniquement propre à la peau, indépendamment de tout ce qui se passe dans le reste de l'économie, et sont le résultat de dispositions morbides innées, héréditaires, propres à la peau seulement, ou de circonstances tout-à-fait inconnues.

7° Erysipèles par *fluxion complexe*. Les érysipèles, comme toutes les autres éruptions, peuvent être dus à la combinaison de plusieurs des conditions morbides que nous avons énumérées; c'est à l'analyse médicale à savoir faire la part, pour diriger le traitement, de chacune de ces conditions.

L'érysipèle peut se montrer dans toutes les saisons; mais on le remarque surtout au printemps et en automne. Il atteint tous les âges et les deux sexes également; les personnes à tempérament lymphatique sanguin, à peau fine et délicate, sont celles qui l'offrent le plus souvent. Il n'est pas contagieux, il peut régner épidémiquement. Il y a quelquefois des dispositions remarquables aux érysipèles de la face surtout, qui se transmettent dans les familles par la génération. Enfin l'érysipèle peut être périodique ou même intermittent.

L'érysipèle, d'après le tableau que nous en avons tracé, ne peut être confondu avec la rougeole, avec la scarlatine, ni avec aucune autre espèce d'éruption. L'érythème, qui est l'éruption se rapprochant le plus de l'érysipèle, n'a cependant ni la même marche régulière, ni la même durée constante, ni les mêmes phases et le même aspect, ni les mêmes symptômes concomitants, ni le même genre de terminaison. A un très-faible degré, il est vrai, avec ce caractère benin, apyrétique, cette courte durée qu'il n'offre que rarement, l'érysipèle peut se confondre avec l'érythème, mais il est inutile de chercher pour ces cas là à établir aucune ligne de démarcation.

Quant au pronostic, il est aisé de le déduire de ce que nous venons d'établir; tout ce que nous pourrions dire là-dessus ne serait qu'une véritable répétition.

Traitement. — Le traitement doit être divisé en traitement local et traitement non local.

Lorsque l'érysipèle suit une marche simple, sans violente douleur ni chaleur, sans symptômes intenses d'inflammation, sans fâcheuses complications, le traitement externe est nul ou il doit se borner à soustraire la surface enflammée à tous les frottements douloureux, à toutes les causes d'excitation. Dans ces derniers temps, où on s'est tant évertué à vouloir à tout prix modifier, arrêter, faire avorter, tourmenter en quelque sorte par bien des moyens perturbateurs les éruptions cutanées même les plus simples, trop disposé qu'on est à ne voir dans ces éruptions que le symptôme local, sans remonter plus haut et chercher à le rattacher à sa véritable cause, on a employé dans ce but, contre l'érysipèle et sur l'érysipèle, des frictions avec une haute dose d'onguent mercuriel, la cautérisation avec le nitrate d'argent faite vers les bords de l'éruption, un grand nombre de piqûres, de mouchetures, d'incisions faites avec une lancette, un bistouri, un rasoir, etc.

Parmi ces divers moyens, les frictions ou applications d'une haute dose d'onguent mercuriel ont surtout occupé l'attention des médecins. Les uns ont beaucoup vanté ce moyen et lui ont attribué de grands succès ; d'autres l'ont rejeté comme inutile ou dangereux ; il y en a qui ont attribué les effets parfois avantageux qu'il semble produire simplement à l'axonge plutôt qu'au mercure, et j'avoue que je suis porté à être de leur avis. Le petit nombre d'essais que j'ai faits dans ma pratique m'ont montré, non pas un avortement de l'inflammation, mais parfois un simple soulagement de la chaleur extrêmement vive, cuisante, insupportable, quelquefois avec forte tension et sécheresse de la peau, qui accompagnent ordinairement l'érysipèle. Quoi qu'il en soit, ce moyen qui fut d'abord indiqué en 1820 par T. Dean, médecin américain, et qui a été repris en France et préconisé surtout par MM. Serres d'Uzès et Ricord, s'applique, selon M. Serres d'Uzès, de la manière suivante : on pratique des frictions sur la surface rougie, tuméfiée, et même un peu au delà, chaque deux, trois, quatre, cinq, six ou sept heures, avec de l'onguent mercuriel double, à la dose de 1 à 8 grammes, selon l'étendue et la violence du mal. Si, après vingt-quatre ou quarante-huit heures, les frictions n'ont pas sensiblement changé le mal en bien, on peut avec grande probabilité s'attendre à la suppuration ou à toute autre terminaison fâcheuse. M. Ricord ne fait qu'étaler une couche d'onguent mercuriel double récemment fait sur la surface érysipélateuse, sans frictionner. Il renouvelle cette application le lendemain, et ainsi de suite, si l'amendement n'a pas lieu, jusqu'à quatre, cinq, six fois de suite. M. Ricord prétend que de cette manière il n'a jamais vu arriver ni métastase, ni salivation.

M. Velpeau a préféré employer l'onguent mercuriel en frictions, et il lui a attribué aussi des avantages. Quant à moi, avec un grand nombre d'autres praticiens, sans nier la vérité de tous les faits cités pour, et en acceptant aussi tous les faits cités contre ce procédé, j'ai cru plus prudent de ne pas l'adopter.

On ne saurait contester, dans quelques cas, l'utilité des mouchetures, comme moyen de dégorgement sanguin local. Quant à la cautérisation, MM. Chomel et Blache (dans l'article *érysipèle* du *Dictionnaire de médecine en 25 vol., t. XII*) disent, et nous partageons leur avis à cet égard, qu'elle n'avait ou ne paraissait avoir d'effet que dans le cas où l'érysipèle n'offrait plus sur ses limites qu'une simple rougeur sans gonflement, c'est-à-dire dans les cas où il était sur son déclin ; tandis que là où il y a un bourrelet rouge, indice certain du progrès de l'érysipèle, la cautérisation était sans action pour en arrêter la marche. Les mêmes considérations pourraient s'appliquer au procédé de M. Tanchou, qui consiste à crayonner toute la surface malade avec la pierre infernale.

En général on se bornera, dans le traitement externe, à soustraire, comme nous le disions, la partie affectée à l'influence de toutes les causes d'excitation, à la garantir de l'impression d'un froid trop intense, à tenir autant que possible cette partie relevée pour qu'il y ait circulation plus facile, moindre stase ou stagnation sanguine. Contre une trop violente chaleur ou une douleur trop vive, on peut employer des linges mouillés, saupoudrés de camphre, comme on l'avait déjà proposé, des linges fins trempés dans une décoction à la température ordinaire de racines de guimauve et de têtes de pavot, de feuilles de mauve, de son et de fleurs de roses de Provins, d'émulsion d'amandes, etc., et même simplement dans de l'eau pure, d'abord tiède, puis de plus en plus froide. L'application des cataplasmes, des graisses, des huiles, des onguents, m'a toujours paru défavorable. Je me suis bien trouvé quelquefois de l'application de crême de lait fraîche.

Quand l'érysipèle est phlegmoneux, la gravité qu'imprime à l'affection l'inflammation souvent très-considérable du tissu cellulaire sous-cutané, plus ou moins profond, peut permettre d'avoir recours à des moyens locaux actifs, tels que l'application d'un grand nombre de sangsues sur la surface enflammée elle-même, pourvu que l'inflammation ne soit pas extrêmement intense et qu'il n'y ait pas de tendance à la gangrène. Dans ces derniers cas, c'est autour de la surface enflammée que les sangsues devraient être placées. L'application des sangsues sur la surface enflammée dégorge le tissu cellulaire sous-cutané et fixe l'irritation sur le tissu cutané lui-même. On peut d'ailleurs employer les mêmes topiques adoucissants et calmants que précédemment. Lorsque la période de forte inflammation est passée, un moyen qui a été recommandé et que j'ai employé également avec succès, c'est l'application de vésicatoires sur les parties engorgées. Cette application paraît favoriser la résolution de l'engorgement du tissu cellulaire, et quelquefois lors même qu'il commence à y avoir du pus infiltré. Dans l'érysipèle phlegmoneux plutôt que dans l'érysipèle borné simplement à la peau, les cataplasmes émollients, même laudanisés, s'il y a de fortes douleurs, peuvent être utiles. Des incisions plus ou moins profondes, faites avec ménagement, ont été parfois très-avantageuses pour dégorger les tissus, faire cesser les étranglements, prévenir la gangrène et les autres accidents, surtout sur le cuir chevelu. Elles deviennent indispensables lorsqu'il y a déjà des foyers de suppuration annoncés, sans compter les symptômes généraux et les autres symptômes qui accompagnent ordinairement la formation du pus, par un signe positif, la fluctuation, ou, si l'abcès est profond, par un certain empâtement signalé par les chirurgiens, et qu'un praticien un peu exercé sait reconnaître facilement. Au reste, je ne dois pas m'étendre ici davantage sur le traitement chirurgical des érysipèles phlegmoneux avec ou sans gangrène.

Pour le traitement local de l'érysipèle œdémateux, on est fort embarrassé; car, d'un côté, les applications émollientes qui soulagent quelquefois, tendent trop souvent à relâcher les parties, à favoriser l'extension de l'œdème; d'un autre côté, toutes les applications irritantes favorisent ou hâtent le développement de la gangrène. C'est au praticien à savoir, selon les circonstances, faire usage des émollients ou des résolutifs. Mais lorsque la forte irritation est passée, un très-bon moyen pour déterminer ou favoriser la résolution des parties engorgées, œdématiées, moyen très-utile aussi à la fin des érysipèles phlegmoneux, c'est la compression pratiquée bien également avec des bandes.

Quant à l'érysipèle gangréneux non par l'excès de l'inflammation, mais par la gravité des affections internes auxquelles il se rattache ou par des conditions de l'organisation inconnues, son traitement externe est nul. Tout au plus, dans des cas de ce qu'on appelle adynamie, on pourrait employer des topiques toniques, antiseptiques, tels que le quinquina, le camphre, etc. Le traitement non local est relatif aux conditions morbides internes qui l'ont déterminé, qui l'entretiennent, et lorsque ces conditions sont inconnues, ou que l'érysipèle peut être regardé comme idiopathique, le traitement est relatif à son degré d'intensité, d'extension et à ses complications.

Pour l'érysipèle par *fluxion réfléchie*, traiter l'affection interne dont l'érysipèle n'est que la réflexion sympathique: si c'est un état *saburral bilieux*, sans inflammation du tube gastro-intestinal, c'est-à-dire, si les phénomènes morbides généraux et locaux paraissent être dus à l'abondance de la sécrétion biliaire, à la présence de matières muqueuses ou bilieuses ou mucolo-bilieuses dans les voies gastriques, qui irritent ces voies, l'administration du tartre stibié ou de purgatifs salins peut être utile; mais il faut être réservé pour ce genre de médication dont on a parfois abusé. Du reste, je n'ai point ici à stipuler le mode de traitement applicable à chaque maladie interne qui a produit l'érysipèle sympathiquement.

Pour l'érysipèle par *fluxion déplacée*, chercher à ramener la fluxion dans son premier siége, à rétablir le flux fonctionnel dont la suppression est la cause indirecte de l'apparition de l'érysipèle. Ainsi, appliquer des sangsues à l'anus, si ce sont des hémorrhoïdes habituelles, des sangsues aux cuisses, si ce sont les menstrues qui ont été supprimées; pratiquer une saignée du bras, si des épistaxis habituels ont cessé de se présenter, à moins qu'on ne puisse ramener les épistaxis par quelque moyen; chercher à rétablir la chaleur, la transpiration aux pieds, si la suppression de cette chaleur, de cette transpiration habituelles par l'influence d'un refroidissement a été suivie du développement de l'érysipèle; administrer un laxatif, si l'érysipèle est survenu après la cessation d'un flux diarrhéique habituel remplacé plus ou moins brusquement par la constipation, les voies gastriques n'étant pas d'ailleurs enflammées, etc. Mais si l'érysipèle est déjà trop avancé, s'il a déjà réagi sur l'économie, il faut se borner à le suivre dans son cours, à le laisser s'éteindre, en calmant les symptômes trop intenses d'inflammation, et avoir recours ensuite, pour prévenir son retour, aux divers moyens dont nous venons de parler, et à d'autres encore qui doivent rétablir le flux ou la fonction supprimés. Il est évident que si l'érysipèle servait de *jugement*, de voie de *terminaison* à une maladie intérieure, plus ou moins grave, si en un mot, le phénomène de fluxion déplacée qu'il représente était un phénomène *critique*, il faudrait le respecter, en se bornant à des soins calmants locaux, s'il s'accompagnait de trop d'inflammation.

Pour l'érysipèle par *fluxion excentrique*, il faut, en faisant cesser d'ailleurs l'influence de la cause pathogénique qui a agi sur l'ensemble de l'économie, si son action dure encore, chercher à détruire par des moyens appropriés l'état général morbide que cette cause a produit, et dont l'érysipèle n'est que la manifestation extérieure. Ainsi, saignée générale pour détruire la pléthore de la grossesse, de l'âge critique, la pléthore provenant du tempérament, d'une nourriture trop abondante et du défaut d'exercice ; saignée générale encore, proportionnée d'ailleurs à l'état des forces du malade, pour modifier à la fois la quantité et la qualité du sang chez les individus qui, sous l'influence de

fortes émotions morales, de violentes passions, de l'abus des excitants, d'un régime
trop succulent, etc., ont contracté véritablement avec un état habituel d'excitation
du système nerveux, une sorte de qualité
stimulante, inflammatoire du sang, qui dispose singulièrement aux maladies cutanées,
notamment aux inflammations érysipélateuses;
— adoucissants, calmants, antispamodiques
aux personnes nerveuses, délicates, susceptibles, dont les érysipèles paraissent naître
sous l'influence d'un grand état d'irritabilité
du système nerveux, d'une disposition aux
mouvements fluxionnaires causée par des
peines morales, des chagrins réitérés, de
longs travaux de l'esprit, l'exaltation de l'imagination, de fortes fatigues physiques, etc.;
— des toniques, des ferrugineux, une bonne
alimentation, un air pur, à ceux dont l'organisation a été débilitée, le sang appauvri par
les excès de tous les genres, notamment par
les excès vénériens, par des pertes abondantes
de fluides, par une mauvaise alimentation, la
misère, une habitation insalubre, humide, mal
aérée, mal éclairée, toutes circonstances qui
en agissant comme débilitantes sur l'ensemble
de l'économie, comme corruptrices des bonnes
qualités du sang, apportent le trouble dans

l'innervation, font naître des tendances à des mouvements fluxionnaires, se dirigeant par une disposition particulière des malades sur la peau pour y produire l'érysipèle.

Pour l'érysipèle par *fluxion par diathèse*, il faut agir contre la diathèse, comme nous le dirons plus tard.

Pour l'érysipèle par *fluxion idiopathique* : quand on ne peut rattacher l'érysipèle à aucune des conditions morbides internes dont nous venons de parler, quand la cause connue ou inconnue qui l'a fait naître a porté uniquement son action sur la peau, enfin quand on peut considérer l'érysipèle comme une maladie tout-à-fait locale, indépendante de tout ce qui se passe ailleurs dans l'organisation, sur laquelle il peut seulement exercer une réaction relative à son intensité, alors le traitement doit être dirigé d'après les seules indications que fournit la considération de l'état local du malade, et de la réaction de cet état local sur l'ensemble de l'économie. Ainsi, indépendamment du traitement externe dont nous avons parlé, si l'inflammation locale est très-intense, si elle réagit fortement sur l'économie, s'il y a une forte fièvre, la saignée générale répétée, des boissons adoucissantes, abondantes, la diète sévère, des calmants doivent être administrés. Si le cerveau, les voies gastriques se prennent sympathiquement, il faut adresser à l'affection de chacun de ces organes le traitement antiphlogistique plus ou moins actif et tous les autres moyens qui lui conviennent, tels que des laxatifs ou purgatifs salins, si c'est le cerveau qui est pris, pour établir ainsi une dérivation, une révulsion sur le tube intestinal, des fomentations, des cataplasmes, des lavements, si c'est le bas-ventre qui est enflammé, etc., etc.

C'est surtout dans ces cas d'érysipèles par *fluxion idiopathique* que les topiques ou moyens locaux abortifs, plus ou moins perturbateurs, tels que les applications ou frictions avec l'onguent mercuriel, peuvent être mis en usage avec le plus de chances de succès.

Du reste, dans tous les cas, lorsque l'érysipèle, appartenant à une catégorie quelconque, pâlit, tend à disparaître avant son temps ordinaire, et qu'en même temps des symptômes annonçant une affection grave intérieure se manifestent, ou bien que les symptômes existant déjà acquièrent une plus grande gravité, il faut appliquer sur la surface de l'érysipèle des rubéfiants, des emplâtres de moutarde, ou même des vésicatoires, pour ranimer une inflammation qui, par ce qu'on appelle une *métastase*, tend à se porter sur les organes intérieurs. Si l'érysipèle est *ambulant*, on cherche à le fixer par les mêmes moyens sur la partie où il offre le moins de dangers. S'il est intermittent ou périodique, on le combat avec le quina, comme si on avait à faire à une fièvre intermittente.

Quant à l'érysipèle des enfants nouveaunés, que nous avons précédemment signalé, il paraît, d'après les recherches surtout de M. Baron, que tous les moyens antiphlogistiques et tous les moyens plus ou moins empiriques qu'on a proposés et mis en usage, sont sans efficacité contre cette maladie affectant des êtres aussi frêles, aussi délicats.

Enfin, pour prévenir le retour des érysipèles, lorsqu'on ne connaît pas bien la condition interne morbide qui les détermine, il faut chercher à changer en quelque sorte la manière d'être de l'individu affecté, à agir sur l'ensemble de son économie, à modifier son sang par un changement complet de régime et de conditions hygiéniques, par la diète lactée, le lait d'ânesse surtout, par l'exercice à la campagne ou des voyages, ou bien en combattant une fluxion par une autre, par l'administration de laxatifs, de purgatifs, aux environs surtout des époques où l'érysipèle se renouvelle, par l'application de sangsues ou de saignées générales, par des bains tièdes ou des bains de vapeur, par l'application d'un exutoire au bras, etc.

URTICAIRE.

Voici une éruption qui n'est précisément ni érythème, ni papule, ni tubercule, et qui touche cependant à ces trois formes, de manière que dans le langage dermatographique, les auteurs ont été obligés quelquefois de marier au mot urticaire une épithète faisant allusion à l'une de ces formes, ainsi *urticaria tuberosa, lichen urticatus*, etc. L'urticaire, en effet, est caractérisée par de petites élévations au dessus du niveau de la peau, circulaires, ou de figure irrégulière, pleines, solides, non vésiculées comme les papules et les tubercules, mais n'ayant ni la forme ordinairement un peu conique des papules, qu'elles dépassent en grosseur, ni la forme arrondie des tubercules, et pouvant cependant parfois revêtir à peu près l'un ou l'autre de ces aspects, quoique généralement aplaties à leur sommet. Elles sont ou plus pâles ou plus rouges que le reste de la peau. Dans ce dernier cas, elles ressemblent aux érythèmes avec gonflement, dont il est parfois difficile par leur seul aspect de les distinguer. Mais ce qui distingue l'urticaire de ces autres éruptions, c'est sa marche inégale, entrecoupée, quelquefois intermittente, le peu de persistance de ses plaques ou élevures, leur développement souvent successif, tantôt brusque, tantôt lent, la sensation particulière de chaleur mordante, de cuisson, de démangeaison qui les accompagne, et parfois aussi les précède. On peut comparer jusqu'à un certain point les élevures de l'urticaire pour la forme à ces plaques élevées que produit la piqûre de puce sur la peau délicate, irritable, de certaines personnes.

L'urticaire doit être divisée en urticaire aiguë et urticaire chronique. L'une et l'autre de ces variétés offrent la marche et les particularités que nous signalerons, quand nous aurons parlé de l'étiologie de l'urticaire.

L'exposition des causes, de leur nature, de leur manière d'agir, va se trouver comprise, comme pour toutes les autres éruptions, dans le tableau de la classification médicale des diverses catégories de *fluxion* auxquelles cette éruption peut appartenir, savoir :

1° A la *fluxion par cause externe.* Les

feuilles de l'*urtica dioica*, de l'*urtica urens*, peuvent donner lieu à des plaques ortiées, et l'on s'en sert quelquefois pour remplir certaines indications thérapeutiques. Chez certaines personnes dont la peau est très-irritable et disposée à présenter des éruptions à forme d'urticaire plutôt que tout autre genre d'éruption, on voit, sous l'influence d'une excitation externe, comme de forts frottements, l'action d'un froid vif, etc., naître des plaques ortiées ; mais dans ces cas, le développement de ces plaques n'est précédé d'aucun symptôme général ; elles ont peu de durée, n'exercent à peu près aucune réaction sur l'économie, et n'offrent rien par conséquent de l'importance qu'il faut attribuer à la véritable urticaire, qui se rattache aux conditions morbides suivantes.

2° A la *fluxion réfléchie*. Les organes dont l'affection détermine le plus souvent l'urticaire aiguë ou chronique par une réaction sympathique sur la peau sont les voies gastriques. C'est là ce qui arrive fréquemment, par exemple, quand on introduit dans l'estomac des moules, dont l'action irritante spéciale sur cet organe produit plutôt sympathiquement une urticaire aiguë que toute autre éruption. On a accordé la même propriété à quelques autres aliments, tels que les crabes, les

homards, certains poissons salés, la viande
de charcuterie, etc. Il y a des idiosyncrasies
tout-à-fait bizarres, chez lesquelles on a vu les
substances les plus généralement inoffensives,
déterminer habituellement à la peau l'apparition de plaques ortiées ; telles sont les fraises,
les framboises, le miel, le riz, etc. Dans la
plupart des cas, ces substances et plusieurs
autres, après l'ingestion desquelles on a vu
l'urticaire se développer, n'ont agi probablement, à cause des dispositions particulières des
individus dans ce moment, qu'en déterminant
des indigestions dans lesquelles l'estomac irrité, réagissant sympathiquement sur la peau,
a donné lieu à l'urticaire. Toutes les substances d'ailleurs capables d'irriter l'estomac peuvent, dans des dispositions semblables, faire
naître la même éruption. Les auteurs citent
des faits, et j'ai été témoin moi-même de deux
faits semblables, où des affections squirrheuses,
cancéreuses de l'utérus ont donné lieu sympathiquement à l'urticaire ; dans les deux faits
dont j'ai été témoin, l'urticaire s'est montrée
à l'état chronique chez une femme, et chez
l'autre femme cette éruption a offert une
marche aiguë et irrégulièrement intermittente. J'ai vu encore chez une vieille demoiselle une affection chronique du foie détermi-

ner une urticaire chronique très-tenace ; l'urticaire peut être aussi causée sympathiquement par le travail de la dentition, etc.

3° A la *fluxion déplacée*. L'urticaire peut être due au déplacement d'un mouvement fluxionnaire qui, se portant antérieurement et plus ou moins habituellement sur la muqueuse nasale, sur les veines hémorrhoïdales, les bronches, le tube intestinal, etc., déterminait des épistaxis, les hémorrhoïdes, des catarrhes, des flux diarrhéiques, etc.; elle se montre alors plus souvent à l'état aigu qu'à l'état chronique ; elle se manifeste au contraire plutôt à l'état chronique, lorsqu'elle paraît après la suppression plus ou moins brusque de la transpiration générale ou d'une transpiration partielle et habituelle, celle des pieds, par exemple, après la suppression des menstrues, après la suppression brusque du flux laiteux, chez une nourrice ou une femme qui vient d'accoucher. L'urticaire, dans ces cas, devient tenace, opiniâtre, et se prolonge ordinairement avec diverses vicissitudes de diminution, d'amendement ou d'exacerbation, jusqu'au retour du flux fonctionnel supprimé, à moins que le mouvement fluxionnaire ne se dirige ailleurs qu'à la peau. Il est rare que l'urticaire serve de phénomène *criti-*

que, *jugeant* ou terminant une maladie interne plus ou moins grave.

4° A la *fluxion excentrique.* Les causes qui agissent brusquement ou plus ou moins lentement sur le système nerveux, sur le sang, sur l'ensemble de l'économie, peuvent donner lieu aussi à l'urticaire aiguë ou chronique, telles sont les subites révolutions morales, les fortes passions de l'âme, les travaux forcés du cabinet, la pléthore, l'abus des boissons alcoholiques, des aliments échauffants, etc. Et ici se retrouvent la plupart des mêmes causes qui, quoique pouvant exercer leur action excitante directement sur un organe interne, l'estomac, par exemple, dont l'irritation ou l'inflammation est ensuite suivie sympathiquement de l'apparition de l'urticaire, peuvent aussi agir de prime abord sur l'ensemble de l'organisation, sans affecter particulièrement, dès le principe, aucun organe, de manière à exciter les mouvements fluxionnaires qui se portent ensuite directement à la peau; c'est-à-dire, comme nous l'avons déjà fait observer plusieurs fois, que les mêmes causes peuvent donner lieu à l'éruption appartenant cependant à des catégories différentes, en faisant naître des conditions morbides différentes dans l'organisation; or ce sont ces conditions morbides en grande partie, plutôt que ces causes premières dont l'action peut avoir depuis longtemps cessé, qu'il faut avoir principalement en vue dans l'établissement de la thérapeutique à suivre.

5° On n'a jamais dit, que je sache, et je n'ai jamais remarqué moi-même que l'influence seule exercée par une diathèse sur l'organisation pût donner lieu à la forme *urticaire*.

6° A la *fluxion idiopathique*. Il est rare que l'urticaire chronique et surtout aiguë ne puisse se rapporter à l'une ou à plusieurs des conditions morbides internes dont nous venons de parler. Cependant il arrive parfois que, par une vieille habitude d'irritation qu'a laissée à la peau, par exemple, une gale ancienne très-longtemps gardée, ou par une disposition innée, héréditaire de ce tissu, ou enfin sous l'influence de circonstances difficiles à apprécier, une urticaire chronique se manifeste comme une maladie propre uniquement à la peau, indépendamment de toute modification morbide de la part du reste de l'organisation. C'est alors une urticaire par *fluxion idiopathique*, catégorie dans laquelle, comme je l'ai déjà dit, faute d'investigations suffisantes et bien dirigées, il ne faut pas trop se hâter, avec la formule banale, *sans cause connue,* de placer un genre quelconque d'éruption.

7° A la *fluxion complexe.* Il est évident que l'urticaire peut être due à l'influence combinée de plusieurs des conditions morbides précédentes, surtout à la combinaison de la *fluxion déplacée* et de la *fluxion réfléchie,* ou de la *fluxion déplacée* et de la *fluxion excentrique,* que le praticien doit savoir apprécier pour se diriger dans le traitement.

En étudiant maintenant la marche et les variétés d'aspect de l'urticaire, nous distinguons d'abord, avec les auteurs, l'urticaire aiguë, celle surtout qui se manifeste après l'ingestion des moules et autres substances dont nous avons parlé. Bientôt après l'apparition des symptômes directs causés par l'ingestion de ces substances, tels que nausées, gonflement et douleur à l'épigastre, malaise général, céphalalgies ou vertiges, etc., on voit paraître, précédées quelquefois, toujours accompagnées d'une chaleur mordante, d'un violent prurit, sur diverses régions de la peau, notamment le cou, le dos, la poitrine, les membres, des plaques élevées, arrondies ou irrégulières, blanchâtres ou quelquefois érythémateuses, environnées d'une auréole d'un rouge vif, du diamètre d'une à plusieurs lignes- jusqu'à un pouce, parfois avec plus ou moins, de gonflement et de rougeur de la peau dans l'intervalle des plaques. Des picotements, des élancements, une cuisson pénétrante se joignent à la démangeaison et tourmentent le malade surtout la nuit et quand les parties affectées sont exposées à l'air. Une extrême agitation causée par ces phénomènes locaux, se joint au désordre des voies gastriques, du système nerveux, et on a vu les accidents les plus graves, la mort même être le résultat de la violente réaction qui s'opère sur les centres nerveux. Ordinairement après une durée de vingt-quatre à quarante-huit heures, quelquefois même après une durée de quelques heures, ces accidents s'apaisent, l'éruption pâlit, s'affaisse, ne laisse que de faibles traces qui ne tardent pas à disparaître, et tout tend bientôt à rentrer dans l'ordre localement et généralement.

Lorsque l'urticaire aiguë est déterminée par l'ingestion d'autres substances qui n'ont rien d'âcre, d'irritant en elles-mêmes, mais qui n'agissent de cette manière que par une idiosyncrasie extraordinaire, assez rare, des individus, elle ne dure toujours qu'un petit nombre d'heures et ne s'accompagne pas de tout cet appareil inquiétant de phénomènes locaux et généraux.

Quand l'urticaire aiguë naît sous l'influence des autres causes ou conditions morbides que nous avons énumérées, elle offre bien d'autres variétés. Elle peut durer plusieurs jours avec une forme rémittente, s'exaspérer la nuit, se relâcher le jour, mais ce qui paraît constamment ranimer, faire reparaître les plaques, augmenter l'intensité des phénomènes locaux, c'est l'exposition des parties affectées au contact de l'air. Les plaques sont le plus souvent disséminées, quelquefois comme confluentes, avec un gonflement et une rougeur plus considérables de la peau. L'éruption peut être d'ailleurs plus ou moins partielle ou générale.

La peau est tellement susceptible dans quelques cas que le malade, en se grattant même légèrement, fait aussitôt sortir de nouvelles plaques ortiées. L'éruption peut persister deux à trois septénaires presque au même degré d'intensité; mais le plus souvent alors elle est successive et s'affaisse dans une partie pendant qu'elle se manifeste dans une autre. Le mouvement fébrile et les autres symptômes généraux peuvent durer tout ce temps, ou suivre les vicissitudes d'apparition, de disparition, d'affaissement, d'exacerbation des plaques ortiées. D'autres fois il n'y a point de mouvement fébrile ni de symptômes généraux, et l'éruption suit ses diverses phases, sans exercer aucune réaction sur l'économie. Enfin, parfois la terminaison s'opère avec une légère desquammation ; c'est surtout lorsque les plaques ont duré longtemps. Généralement on n'observe rien de semblable ; il ne reste rien après l'affaissement de la plaque, ou bien il ne reste qu'une légère et bientôt fugitive rougeur.

L'urticaire chronique peut durer plusieurs mois, ou même plusieurs années, sans s'accompagner d'aucun accident fébrile, d'aucune réaction. Tantôt les plaques ortiées répandues çà et là, pâles, sans auréole érythémateuse, ne font éprouver qu'un picotement ou qu'une légère démangeaison ; tantôt, au contraire, elles sont rouges ou rosées, s'accompagnent d'une démangeaison plus vive. Dans les deux cas, l'éruption est ordinairement partielle et paraît successivement sur différentes régions, ou se montre plus uniformément sur la même. Elle peut être plus générale et persister très-longtemps avec ses plaques toujours visibles dans les mêmes points, mais plus ou moins saillantes. Quelquefois ces plaques s'accompagnent d'une tuméfaction du tissu cellulaire sous-cutané, d'une démangeaison plus vive, d'une tension plus douloureuse. Il y a alors un mouvement de fièvre et différents symptômes accusant une affection concomitante des organes du ventre, de la poitrine. Il s'est présenté même des cas d'urticaire intermittente, de ce qu'on a appelé *fièvre intermittente ortiée*. Rien de si tenace ordinairement que ces urticaires chroniques qui, après s'être montrées persistantes pendant plusieurs mois, disparaissent ensuite pour reparaître quelques mois après, et offrent bien des variétés dans leur mode d'apparition, d'affaissement, de disparition et de réapparition, dans leur disposition disséminée ou confluente, leur forme plus ou moins *tuberculeuse* ou aplatie, les symptômes locaux ou les autres symptômes dont elles s'accompagnent, etc. Quoiqu'il puisse se faire, à la rigueur, qu'une urticaire chronique, soit en se montrant longtemps et uniformément persistante, soit en présentant des phases plus ou moins irrégulières, bizarres dans sa marche, son développement, constitue une maladie propre et bornée à la peau, sans liaison avec aucun autre état morbide de l'économie, il arrivera rarement, en bien examinant l'état des organes, qu'on ne parvienne pas à rattacher cette éruption à une affection chronique plus ou moins latente et grave des organes internes, notamment des voies gastriques, du foie, de l'utérus.

L'urticaire se manifeste pendant les chaleurs de l'été et quelquefois aussi pendant les temps froids et humides. Elle affecte de préférence les individus à tempérament nerveux sanguin et à peau délicate, irritable. Elle se montre plus souvent chez les femmes et les enfants; les adultes en sont plus fréquemment atteints que les vieillards. Elle n'a paru, au reste, ni épidémique, ni contagieuse.

Nous avons déjà signalé, en commençant, quelques traits du diagnostic différentiel de l'urticaire, relativement aux érythèmes, aux papules, aux tubercules. Les érythèmes avec tuméfaction, ce qu'on a appelé, par exemple, *érythème tuberculeux, noueux*, et, en général, tous les érythèmes se distinguent de l'urticaire par leur marche plus régulière, leur persistance, l'absence, ou du moins le degré et le mode bien différent de sensation de prurit, de cuisson, de picotement, leur siége généralement borné à une seule région du corps, tandis que l'urticaire atteint très-fréquemment, par une éruption simultanée ou successive, une grande partie de la surface du corps, etc. Les papules sont généralement plus petites, plus résistantes, de forme plus arrondie ou plus conique, plus permanentes; en un mot les diverses éruptions papuleuses ne peuvent pas être confondues, même au premier coup d'œil, avec les plaques de l'urticaire. Celles-ci se distingueront encore mieux des véri-tables tubercules. Il est clair qu'on ne saurait confondre, dans aucun cas, l'urticaire avec les éruptions vésiculeuses et puro-vésiculeuses.

Le pronostic de l'urticaire est générale-ment peu grave. Certaines formes chroniques ont plus de gravité ; mais c'est alors des conditions morbides internes , plus ou moins avancées, invétérées, que dépend cette gravité.

Le traitement est local ou non local. Le traitement local est extrêmement simple. Il doit se borner à calmer la cuisson brû-lante, la vive démangeaison qui accompa-gnent les plaques ortiées, par des lotions avec un mélange d'eau et d'acide sulfurique, d'acide nitrique, etc., ou avec une solution de sous-carbonate de potasse (voyez le for-mul.), ou avec des linges mouillés, saupoudrés de camphre, ou seulement avec de l'eau froide ou légèrement tiède. Les liquides résolutifs, tels que l'eau de Goulard, peuvent avoir des inconvénients dans certains cas d'urticaire tenant à des conditions morbides internes, où il ne faut pas s'exposer à répercuter l'éruption, à empêcher du moins son développement complet. On emploiera aussi de grands bains composés proportionnellement comme les lotions acidulées indiquées. Dans des cas où les démangeaisons étaient extrêmement vives, insupportables, et où les moyens précédents n'avaient pu les calmer, je suis parvenu à les faire cesser au moyen d'une forte compression faite avec une bande roulée sur la partie affectée, partout où cette compression pouvait être effectuée. Cela a paru même généralement favoriser la résolution des plaques ortiées. Il faut d'ailleurs soustraire les parties affectées et généralement le tissu cutané à toutes les causes d'excitation. C'est avec l'usage de ces simples moyens, et même souvent sans y avoir recours, qu'on voit passer quelquefois très-rapidement les urticaires dues à la *fluxion par cause externe*. Il est entendu que l'on joint à cela un régime convenable et quelques boissons adoucissantes.

Le traitement non local est relatif aux conditions morbides internes, qui ont déterminé, qui entretiennent l'éruption cutanée; et, si ces conditions sont inconnues, il est relatif seulement à l'état local et à la réaction de cet état local sur l'ensemble de l'économie. Ainsi, il doit varier selon que l'éruption est due :

1° A la *fluxion réfléchie*. Si c'est la présence dans les voies gastriques des aliments précédemment signalés, qui a déterminé l'urticaire, il faut faire évacuer ces aliments ou ce qui en reste, quand il en est encore temps, au moyen de l'ipécacuanha ou du tartre stibié. Les accidents cessent quelquefois bientôt après. S'ils continuent, et qu'il n'y ait pas de trop forte irritation des voies gastriques, les purgatifs, l'huile de ricin, ou l'eau de Sedlitz peuvent être utiles. Dans le cas contraire, il faut se borner à administrer des boissons adoucissantes acidulées, avec quelques gouttes d'acide nitrique ou d'acide sulfurique, de l'eau sucrée avec de l'eau de fleur d'orange, des potions calmantes légèrement éthérées. On combat d'ailleurs d'une manière convenable les désordres sympathiques plus ou moins généraux qui ont été suscités par le trouble des voies gastriques, si cela arrive, comme dans quelques cas graves où le malade était antérieurement mal disposé.

Quand l'urticaire est déterminée par l'inflammation aiguë ou chronique, ou par une autre affection quelconque des voies gastriques ou d'autres organes, il faut combattre cette inflammation, cette affection par des moyens thérapeutiques relatifs à chaque cas, dans l'exposé desquels je ne dois pas entrer ici.

2° A la *fluxion déplacée*. Il faut chercher à ramener le flux ou la fonction dont la suppression a été l'occasion de l'apparition de l'urticaire. On n'a guère le temps d'obtenir ce résultat quand l'urticaire est aiguë; mais on prévient ainsi son retour. Lorsque l'urticaire est chronique, elle se prolongerait indéfiniment, si le flux antérieur habituel ou la fonction dont elle a suivi la suppression n'étaient pas rétablis, à moins que spontanément ou par les effets de l'art la fluxion ne changeât de siége, ne se fixât sur un autre organe. C'est ainsi, par exemple, que lorsqu'une urticaire chronique s'est manifestée à la suite de la suppression plus ou moins brusque des menstrues, de la transpiration générale ou partielle, des hémorrhoïdes, ou de flueurs blanches, de diarrhées, de catarrhes, de rhumatismes habituels, etc., elle se montre rebelle aux moyens de l'art, ou disparaît pour reparaître bientôt après, tant que ce qui est flux fonctionnel, comme les menstrues et la transpiration, n'est pas entièrement rétabli, ou tant que la fluxion n'est pas ramenée dans les organes où elle sié-

geait habituellement auparavant, c'est-à-dire
tant que les flueurs blanches, la diarrhée, le ca-
tarrhe, le rhumatisme habituels, etc., n'ont pas
reparu. Alors, s'il est difficile ou dangereux
de chercher à ramener ces diverses maladies,
on s'adressera aux dispositions morbides auxquelles ces maladies paraîtront se rattacher,
par l'emploi de moyens adaptés à chaque cas,
tels que exutoires, purgatifs, dépuratifs, bains
liquides ou de vapeur, simples ou médicamenteux, par l'usage des eaux minérales naturelles
administrées aux sources mêmes, ou bien on
changera entièrement le régime du malade et
les conditions hygiéniques au milieu desquelles
il vit, de manière à détruire pour toujours
l'habitude, ou à supprimer le besoin dans
l'organisation d'un flux ou d'un mouvement
fluxionnaire quelconque. Si l'urticaire était un
phénomène *critique ;* si elle avait servi de *jugement*, de terminaison à une maladie interne
grave, on ne chercherait à la guérir que lentement, avec précaution, et ce serait encore
le cas d'avoir recours aux moyens précédents.

3° A la *fluxion excentrique.* On aurait recours à la saignée générale, à des boissons
adoucissantes, à des calmants, des antispasmodiques, à des bains entiers, à la diète lactée,
ou, au contraire, à des toniques, des ferrugi-

neux, un régime restaurant, selon que les conditions morbides générales, auxquelles se rattacherait l'urticaire, seraient ou bien la pléthore causée par l'âge critique, par la grossesse, par une nourriture trop abondante, parfois même seulement par le tempérament, etc., ou bien un état général d'irritation du système nerveux, déterminé par les révolutions morales, les chagrins domestiques, l'abus des aliments échauffants, des boissons alcoholiques, etc., toutes circonstances qui paraissent agir aussi, en imprimant au sang, soit en même temps, soit préalablement, des propriétés particulières *âcres*, stimulantes, une viciation, en un mot, d'une nature inappréciable; ou bien, au contraire, une altération profonde des forces de l'organisation, un appauvrissement du sang par la misère, une mauvaise alimentation, une habitation insalubre, etc.

4° A la *fluxion idiopathique*. Ici, dans l'impossibilité de trouver aucune condition morbide interne à laquelle se rattache l'urticaire, on tire les indications à remplir de l'intensité plus ou moins grande des symptômes locaux, de l'état général du malade. Après une saignée, s'il y a agitation, réaction fébrile, on essayera des laxatifs ou des purgatifs, si les voies gastriques sont saines. Des boissons acidulées, du petit-lait nitré, des sucs d'herbes fraîches, des bains simples, des bains alkalins, des bains de vapeur, l'usage des eaux minérales naturelles, un changement bien compris de régime et d'habitudes ; voilà, avec les simples moyens locaux que nous avons précédemment indiqués, ce que l'art pourra encore diriger avec fruit contre cette affection cutanée. Si elle résiste à l'emploi successif ou combiné de ces divers moyens, on pourra avoir recours à quelques remèdes empiriques. Quelques auteurs vantent comme à l'ordinaire, en désespoir de cause, les préparations arsénicales. J'ai fait usage une fois avec succès, dans un cas semblable, de la tisane de Feltz continuée pendant quatre mois. J'ai vu un malade en ville se guérir en prenant pendant un mois le purgatif drastique de Leroy. Quand l'urticaire se présentera d'une manière intermittente, périodique ou non périodique, on réussira généralement à guérir la maladie avec le quinquina.

5° A la *fluxion complexe*. On combinera le traitement en raison des diverses conditions morbides qui auront contribué à produire l'éruption cutanée.

ACNÉ (1).

Quand la *fluxion* s'établit sur les follicules sébacés qui se trouvent principalement sur les épaules, le dos, la partie antérieure de la poitrine, la face, il peut en résulter ou bien simplement une augmentation de sécrétion de l'humeur sébacée, avec ou sans accroissement de volume du follicule lui-même; ou bien une augmentation de sécrétion avec altération de cette humeur, ou une véritable inflammation du follicule qui s'engorge, s'hypertrophie, s'indure, se recouvre au sommet d'une petite pustule. C'est ce dernier état morbide qui constitue particulièrement la maladie appelée *acné*, qui n'est par conséquent ni une affection pustuleuse proprement dite, ni une affection papuleuse ou tuberculeuse. C'est une éruption *type*, tout-à-fait à part, composée d'un mélange de divers modes que revêt en même temps la fluxion dans les follicules sébacés; c'est une éruption complexe papulo-pustuleuse ou tuberculo-pustuleuse, offrant l'union des deux éléments *papule* ou *tubercule* et *pustule*, ce qui a été cause qu'embarrassés pour choisir, les uns ont placé cette

(1) *Varus*, Dermatoses dartreuses (Alibert).

maladie dans les *tubercules*, les autres dans les *pustules*. Il est rare du reste que l'acné ne présente dans son ensemble que ce degré plus ou moins avancé d'inflammation des follicules, que cette forme papulo-pustuleuse ou tuberculo-pustuleuse. Il y a en même temps, çà et là, dans plusieurs follicules, cette accumulation de matière sébacée, souvent altérée, noircie, avec leur ouverture béante, et ordinairement hypertrophie plus ou moins grande des follicules. On voit même quelquefois, répandue sur une partie de la peau du visage surtout, une couche de cette matière sébacée, abondamment sécrétée, qui simule les croûtes ou les squammes, et que Biett s'est attaché avec raison à faire distinguer de ces derniers produits avec lesquels on l'avait confondue. Il y a du reste dans le développement successif, la marche, la terminaison, dans l'ensemble de la physionomie de cette éruption cutanée, des traits caractéristiques, faciles à reconnaître que nous tracerons, quand nous nous serons occupés de son étiologie.

Les causes se trouvent ici, comme toujours, naturellement et méthodiquement classées dans les diverses catégories de *fluxion* auxquelles peut appartenir l'*acné*. En parcourant ces diverses catégories :

1° *Fluxion par cause externe.* L'exposition répétée du visage à un feu plus ou moins ardent, l'action brusque d'un froid intense et vif, l'application réitérée sur les joues ou d'autres parties de la face de certains cosmétiques, de certains fards composés avec des préparations métalliques, etc., voilà autant de causes qui peuvent, sur un visage déjà disposé à cela par l'irritabilité des follicules sébacés, faire naître ou favoriser le développement de l'acné.

2° *Fluxion réfléchie.* Il n'y a guère que les affections chroniques de l'estomac qui produisent sympathiquement l'acné. Toutes les causes qui peuvent irriter, enflammer ces organes, porter le trouble dans leurs fonctions, comme les écarts de régime, l'abus des boissons fortes, un état trop sédentaire, les fortes affections morales, etc., deviennent ainsi causes indirectes de l'*acné*, dont la véritable cause est alors l'affection interne que ces causes, dont l'action a pu complètement cesser, avait d'abord déterminée.

3° *Fluxion déplacée.* C'est surtout à l'occasion de la suppression plus ou moins brusque des menstrues ou même de la simple diminution du flux menstruel, de la suppression d'épistaxis habituels, à l'âge de la puberté, où ces épistaxis sont fréquents, de la suppression aussi d'une transpiration habituelle des pieds, que l'on voit se manifester l'*acné*, et les causes qui ont agi pour déterminer cette suppression n'avaient certainement pas plus pour effet nécessaire de produire l'*acné* que toute autre maladie. La principale circonstance dont l'influence a été ici la cause déterminante de l'*acné*, c'est la disposition tenant à l'âge, au tempérament, à l'idiosyncrasie, à des conditions inconnues, qui fait que les follicules sébacés deviennent actuellement, plutôt que tout autre organe, le siége de la fluxion déplacée. Ici nous retrouvons la plupart des mêmes causes qui agissent dans les autres catégories de fluxion, mais seulement leur manière d'agir est différente.

4° *Fluxion excentrique.* L'acné est souvent déterminé par des causes qui agissent, non en supprimant un flux normal, ou un flux morbide habituel, comme précédemment, non en irritant, en enflammant un organe interne qui entraîne ensuite sympathiquement l'éruption cutanée, comme dans la fluxion *réfléchie*, mais par des causes qui agissent généralement sur le système nerveux, sur le sang, sur l'ensemble de l'économie, portent le trouble dans l'innervation, suscitent ainsi des mouvements fluxionnaires, qui, par une disposition particulière de l'individu affecté, s'épuisent sur les follicules sébacés pour produire l'acné, plutôt que sur d'autres éléments de la peau pour produire une autre éruption cutanée. C'est ainsi qu'agissent la pléthore sanguine, résultat de la grossesse, de l'âge critique, d'une nourriture trop abondante, ou simplement du tempérament, l'ébranlement général qui accompagne la première apparition des règles, ou, chez les deux sexes, le développement de l'âge de la puberté, l'usage d'aliments trop échauffants, des boissons spiritueuses, les violentes passions, les ennuis, les travaux forcés du cabinet, etc., causes dans l'énumération desquelles il ne faut pas oublier, pour l'*acné*, plus que pour toute autre éruption, l'onanisme, à l'âge de la puberté surtout, et aussi une circonstance en apparence opposée, une trop grande continence, chez certains individus. Ici le même effet est également produit par l'abus et la privation trop absolue de l'acte du coït.

5° *Fluxion par diathèse.* Il n'y a que la diathèse syphilitique qui puisse donner lieu à une forme éruptive semblable à l'acné; c'est ce qu'on a appelé *acné syphilitique*, comme nous le verrons au chapitre des éruptions par *fluxion diathésique*.

6° *Fluxion idiopathique.* L'*acné* est une du petit nombre des éruptions cutanées qui se présentent encore assez fréquemment, sans pouvoir être rattachées, ni à aucune influence externe, ni à aucune condition interne actuellement appréciable dans l'économie. Elle se lie à certaines révolutions de l'âge, à la puberté, et peut se manifester alors au milieu de la santé la plus florissante. Elle peut être héréditaire et paraître à une certaine époque, par cela seul que les parents en avaient été affectés de la même manière et à la même époque. Enfin, sous l'influence de ces circonstances, ou d'autres circonstances inconnues, elle constitue assez souvent une maladie propre à la peau, indépendamment de tout ce qui se passe ailleurs dans le reste de l'économie, une éruption en un mot par *fluxion idiopathique*.

7° Il est clair que l'*acné*, comme bien d'autres éruptions cutanées, peut se trouver sous l'influence de plusieurs conditions morbides qui rendent la *fluxion complexe*.

Voici maintenant la marche, les symptômes et les divers aspects de l'*acné :* de petites élevures rouges, coniques, comme papuleuses paraissent sur le front, sur les épaules, le dos , la partie antérieure de la poitrine. Leur apparition ne se fait ordinairement que successivement ; elles sont entourées à leur base d'une auréole rouge ; elles ne s'accompagnent d'aucune douleur, d'aucune sensation désagréable, si ce n'est quelquefois d'un léger prurit , et leur réaction sur l'organisation est nulle ; ce n'est qu'au bout de quelques jours, six à huit jours, que leur sommet se recouvre d'une petite vésicule purulente à pus blanchâtre. Cette éruption est presque toujours disséminée ; les papulo-pustules sont répandues irrégulièrement çà et là sur les parties affectées ; cependant quelquefois elles se développent simultanément, et sont comme confluentes sur le visage surtout. La peau, dans plusieurs cas et chez certaines personnes particulièrement, paraît huileuse et luisante ; il se forme ensuite, par la dessiccation du pus de la vésicule, une petite croûte qui ne tarde pas à tomber, et il ne reste plus qu'une petite élevure rouge qui disparaît bientôt elle-même sans laisser aucune trace. La maladie dure ainsi en tout de douze à quinze jours ; mais souvent il s'opère successivement un développement de nouvelles papulo-pustules qui prolongent la maladie ; c'est là ce que l'on a appelé *acne simplex*.

Lorsque l'élevure rouge est plus considérable, que le follicule est plus enflammé, plus engorgé, plus induré, plus profondément atteint dans sa base, le tissu cellulaire voisin prend part à l'irritation, à l'engorgement; la vésicule purulente paraît plus tard, la suppuration se forme plus lentement; la couleur de chaque petite tumeur papulo ou tuberculo-pustuleuse est d'un rouge violet, d'un rouge brun, et ressemble à celle de certains petits tubercules syphilitiques. La gouttelette de pus blanchâtre ou jaunâtre forme par sa dessiccation une croûte brunâtre, ou une sorte de squamme jaunâtre, dont la chute, suivie de l'affaissement lent de la petite tumeur, laisse souvent une petite cicatrice blanchâtre, unie, oblongue, non déprimée, qui annonce que la suppuration était plus profonde, atteignait une plus grande partie du follicule. Quelquefois ces petites tumeurs resssemblent à de petits furoncles, et on en fait sortir par la pression comme une sorte de bourbillon. Plusieurs peuvent se réunir pour former une tumeur plus grande; mais il est remarquable que, dans cette variété, l'*acné* peut ne consister qu'en un très-petit nombre de ces petites tumeurs disséminées çà et là sur les épaules, le front, et d'autres fois, au contraire, en un très-grand nombre de ces petites tumeurs plus ou moins rapprochées, et pouvant aller jusqu'à rendre le visage difforme. Cette variété, au reste, ne s'accompagne guère de plus de douleur, de plus de chaleur, de plus de réaction sur l'économie que la variété précédente; elle offre toujours un développement successif et de longue durée; c'est là ce qu'on appelle *acne indurata*; mais il est rare qu'il n'y ait pas mélange de ces deux variétés ensemble, et avec d'autres formes que prend la fluxion dans les follicules sébacés, par exemple avec l'accumulation de la matière sébacée dans ces follicules, ce qui, à cause de la couleur noirâtre que prend cette matière salie par le contact de l'air, fait que la peau paraît çà et là tachetée de noir et offre alors de plus, de cette manière, la variété que l'on a appelée *acne punctata*. Ainsi on voit souvent la peau dans les régions désignées parsemée à la fois des petits boutons papulo-pustuleux de l'*acne simplex*, des boutons plus considérables tuberculo-pustuleux de l'*acne indurata*, avec les petites cicatrices que quelques-uns de ces boutons ont laissées, des petites accumulations de matière sébacée dans les follicules, formant les points noirâtres de l'*acne punctata*, et quelquefois même de ces couches comme croûteuses ou squammeuses de matière sébacée que Biett appelait *acne sebacea*.

L'âge qu'affecte plus spécialement l'*acné*, c'est l'âge de la puberté, de l'adolescence. On observe aussi quelquefois cette éruption chez l'adulte, rarement chez les enfants et les vieillards. Je n'ai pas remarqué qu'un sexe y fût plus disposé que l'autre. Le tempérament avec lequel son existence coïncide le plus souvent, est le tempérament sanguin ou bilieux-sanguin. Elle peut se développer dans tous les temps, toutes les saisons, mais surtout au printemps. Elle n'est pas contagieuse.

L'*acné* ne peut être confondue avec les éruptions papuleuses ou tuberculeuses proprement dites, qui peuvent bien présenter une ulcération à leur sommet, mais non la puro-vésicule ou la pustule qui avait fait classer l'*acné* parmi les pustules. Les tubercules syphilitiques ont généralement une teinte cuivrée, rouge éteint, qui diffère de la couleur rouge violacée des tuberculo-pustules de l'acné. Les puro-vésicules ou pustules proprement dites n'ont pas la base indurée, rouge violacée des boutons pustuleux de l'acné. Il y a d'ailleurs dans la marche, le développement successif de l'acné, l'existence extrêmement fréquente des trois ou quatre variétés à la fois, dont nous venons de parler, la manière dont elle est répandue sur quelques régions particulièrement de la peau, il y a dans son aspect général, en un mot, des traits qui ne permettent de la confondre ni avec d'autres éruptions sans diathèse, ni avec les éruptions par diathèse scrofuleuse ou syphilitique, avec lesquelles, dans leurs formes puro-vésiculeuses ou pustuleuses, papuleuses, tuberculeuses, faute d'un examen suffisant, fondé sur les caractères que nous avons assignés, on l'avait quelquefois confondue. Il y a toujours d'ailleurs, dans ces éruptions diathésiques, des symptômes concomitants et des signes tirés de l'état général, de l'état antérieur du malade, qui permettent de ne pas commettre une erreur toujours grave dans ces cas-là.

Le pronostic n'offre aucune espèce de gravité dans l'*acne simplex*. Il est plus fâcheux dans l'*acne indurata*, à cause de sa plus longue durée, de l'affection plus profonde de la peau, des cicatrices qu'elle laisse, de la difficulté de sa guérison. Du reste, la gravité de cette maladie cutanée est relative à l'âge, à la constitution du sujet, principalement aux conditions morbides internes auxquelles elle se rattache.

Traitement. — Le traitement doit être

divisé en local et non local. Comme l'acné est une des éruptions qui se rapportent le plus souvent à la *fluxion idiopathique*, le traitement externe est aussi souvent seul indiqué, et c'est alors qu'il faut savoir déployer successivement ou simultanément tous les moyens actifs dont il se compose. Si l'acné est héréditaire, ce traitement ne fera tout au plus que pallier passagèrement l'éruption, et le traitement interne n'aurait que moins encore de succès.

A l'*acne simplex* il n'y a aucun traitement externe à adresser, si ce n'est des soins de propreté et quelques bains simples. Ce n'est que dans le cas où l'acné serait en quelque sorte confluente et très-irritée que l'on pourrait avoir recours à des lotions avec une décoction de racine de guimauve, de son, de graine de lin, et autres substances émollientes, à des frictions avec des pommades adoucissantes, la pommade de concombre, le cérat de Galien, etc.

Dans l'*acne indurata*, il faut d'abord, s'il y a aussi beaucoup d'irritation, avoir encore recours aux mêmes topiques adoucissants, à de grands bains, puis il faut faire usage de moyens actifs pour hâter la résolution des boutons puro-vésiculeux ou pustuleux. J'ai employé dans des cas semblables une forte décoction de fleurs de roses de Provins, de feuilles de noyer, un mélange d'eau distillée de plantain avec une proportion plus ou moins forte d'eau de Cologne, d'alcohol. On a recommandé avec raison les lotions avec diverses solutions mercurielles légères, celle de deuto-chlorure de mercure, par exemple ; celle de cyanure de mercure remplit encore mieux le but (1). On peut mettre 5 à 10 centigrammes du premier et 3 à 5 centigrammes du second par 30 grammes d'eau distillée. Un mélange de 8 à 15 grammes de chlorure de chaux ou de chlorure de soude avec 90 à 180 grammes d'eau distillée m'a paru avantageux dans plusieurs cas. Au reste, il est sans doute bien d'autres lotions usitées par les praticiens et qu'on pourrait employer avec succès. Ce qui a généralement paru doué de beaucoup d'efficacité et que l'on a aussi

(1) Une chose que j'ai remarquée et qui vient à l'appui de l'opinion accordant de l'efficacité à ces mélanges, c'est que généralement les malades affectés d'acnés avancées à qui j'ai fait prendre des bains de sublimé ou de cyanure de mercure, pour diverses affections vénériennes, se sont bien trouvés, pour l'acné, de l'usage de ces bains. J'ai remarqué aussi, chez quelques malades semblables, que les frictions mercurielles faites, comme à l'ordinaire, en dedans des membres, avaient été aussi favorables relativement à l'acné.

recommandé avec raison, ce sont les frictions avec les pommades de proto-chlorure ammoniacal, de proto-sulfate, de proto-iodure de mercure, mais surtout avec la pommade d'iodure de soufre.

Un moyen dont l'efficacité n'est pas douteuse, c'est l'application de vésicatoires sur l'éruption ; mais c'est surtout en pansant la surface dénudée par le vésicatoire avec une pommade plus ou moins chargée de nitrate d'argent, que j'ai vu cette méthode produire d'heureux résultats.

On avait proposé pour les boutons puro-vésiculeux ou pustuleux de l'acné, la cautérisation avec l'acide hydrochlorique, le nitrate d'argent ou pierre infernale, le nitrate acide de mercure ; mais bien des praticiens ont observé comme moi qu'il ne résulte très-souvent rien de ces cautérisations qu'une irritation plus grande ou des cicatrices plus difformes.

Enfin, un moyen externe qu'il ne faut pas négliger, c'est l'usage de bains ou douches de vapeur émolliente d'abord, quand il y a une grande irritation, puis aromatique, sulfureuse. On tirera également de grands avantages de simples lotions, avec les eaux minérales sulfureuses, surtout celles de Barèges, de Cauteretz, du Vernet, d'Enghien, d'Allevard, etc.

C'est aux sources mêmes que ces eaux ont le plus d'effet. Du reste, ces eaux minérales sulfureuses naturelles ou artificielles, employées froides en lotions, favorisent également vers la fin la résolution de l'acné.

Le traitement interne est relatif aux conditions morbides internes auxquelles l'acné se rattache, et quand ces conditions sont inconnues, quand l'acné existe par fluxion idiopathique, il est généralement inutile et inefficace.

Quand l'acné existe par *fluxion réfléchie*, il faut traiter l'affection interne, dont elle n'est que la réflexion sympathique. C'est ordinairement l'irritation, l'inflammation des voies gastriques qui la produit sympathiquement. C'est par des sangsues à l'anus ou sur les parois du ventre, par des lavements émollients, des boissons adoucissantes, un régime convenable, etc., qu'il faut agir,

Quand l'acné existe par *fluxion déplacée*, il faut chercher à ramener la fluxion dans son premier siége par des moyens relatifs à chaque cas, que j'ai déjà indiqués plusieurs fois, et sur lesquels je ne reviendrai pas ici. L'acné peut être parfois un phénomène *critique ;* il faut, dans ce cas, savoir la respecter en la palliant.

Quand l'acné existe par *fluxion excentrique*, il faut, selon que les causes ont agi sur l'ensemble de l'économie, pour déterminer : 1° la pléthore, comme une nourriture trop abondante, trop succulente, sans exercice suffisant, une continence trop longtemps prolongée, etc.; 2° une qualité trop stimulante du sang, ou une excitation directe du système nerveux, comme l'abus des boissons alcoholiques, l'usage d'aliments échauffants, l'influence de certaines passions concentrées, les fortes émotions morales, les travaux du cabinet, la révolution de l'âge de la puberté, etc.; 3° l'affaiblissement de l'économie et en même temps une irritabilité extrême du système nerveux, comme l'onanisme, etc.; il faut, dis-je, agir : 1° par la saignée, des boissons adoucissantes, un régime sévère ; 2° par la saignée encore, comme modificatrice du sang, des boissons adoucissantes, un changement complet de régime, la diète lactée, des calmants, des antispasmodiques, des bains, etc.; 3° par des toniques, des antispasmodiques, des ferrugineux, une bonne alimentation, etc.

Quand l'acné existe par *fluxion idiopathique*, il faut avoir recours successivement et selon les cas à tous les moyens externes que nous avons recommandés. Quant aux moyens internes, ils se bornent à une saignée, si le malade est très-sanguin, et à un régime convenable. Les vomitifs, les purgatifs, les laxatifs, les diurétiques et tous les remèdes révulsifs ou perturbateurs, ne produisent d'autre effet qne d'ébranler mal à propos l'économie, et souvent d'ajouter une autre maladie à la maladie qui existe déjà. Toute éruption cutanée existant par ce que nous appelons *fluxion idiopathique*, ne peut guère être ni directement ni indirectement influencée par les moyens internes dont nous venons de parler.

Quand l'acné existe par *fluxion complexe*, il faut combiner le traitement en raison des diverses conditions morbides qui ont contribué à produire l'éruption cutanée.

COUPEROSE.

(ACNE ROSACEA DE WILLAN, GUTTA ROSEA, DARTRE PUSTULEUSE, ETC.) (1)

La couperose a été regardée par les auteurs comme une variété de l'acné et décrite sous le nom d'*acne rosacea*. Il est certain que les *éléments* anatomiques morbides, les tissus élémentaires altérés, paraissent en partie les

_____

(1) *Varus, dermatoses eczémateuses* (Alibert).

mêmes dans la couperose que dans l'acné. Mais en général le tissu vasculaire cutané et le tissu cellulaire sous-cutané sont plus compromis dans la première maladie que dans la dernière. La coloration particulière, la tuméfaction inégale, rugueuse, bosselée, que ces circonstances impriment à la couperose dans les degrés un peu avancés, son siége spécial à la face, dont elle occupe principalement le nez et les joues, sa coïncidence très-fréquente avec certaines conditions de l'organisation, par exemple, avec l'âge critique chez la femme, le peu d'efficacité contre elle des mêmes moyens externes qui ont généralement un effet assez marqué contre l'acné, tout cela rend certainement la couperose très-distincte de l'acné, sous le rapport pittoresque, et en partie même sous le rapport médical, du moins sous le point de vue thérapeutique. L'étiologie de la couperose est en partie la même que celle de l'acné. Les causes se trouvent de la même manière naturellement et méthodiquement classées dans l'énumération des diverses catégories de *fluxion* auxquelles peut appartenir cette maladie. Ainsi :

1° *Fluxion par cause externe.* L'exposition réitérée à une forte chaleur, l'influence d'un froid intense et subit, l'application de certains cosmétiques ont encore plus d'effet pour produire la couperose que l'acné, bien plus facilement sans doute, quand il y aura disposition à contracter cette maladie; mais hors de là même l'action réitérée de ces causes aboutira bien plutôt à produire la couperose que l'acné.

2° *Fluxion réfléchie.* Ce sont les mêmes affections des mêmes organes, des voies gastriques, qui paraissent selon les dispositions particulières , produire sympathiquement tantôt la couperose, tantôt l'acné.

2° *Fluxion déplacée.* Les fonctions ou les maladies dont l'interruption, ou la suppression plus ou moins brusque, a eu le plus d'influence, pour produire la couperose, par un déplacement de fluxion, sont les menstrues, les hémorrhoïdes et une transpiration plus ou moins forte, fétide ou non des pieds. Mais c'est ce dernier flux surtout dont le rôle immense, comme phénomène de *dépuration*, chez beaucoup d'adolescents et d'adultes, n'a jamais convenablement fixé l'attention, qui, par sa suppression, détermine les couperoses les plus tenaces, tant qu'on ne l'a pas ramené. Cela est également vrai pour la mentagre, comme au reste pour bien d'autres maladies de la peau. J'ai remarqué aussi qu'une affection nerveuse ou phlegmasique chronique des enveloppes du cerveau, annoncée depuis plus ou moins de temps par de violentes céphalalgies, était remplacée quelquefois plus ou moins lentement par une couperose, et cessait entièrement après le développement de cette éruption.

4° *Fluxion excentrique.* La plupart des causes qui, en agissant, non sur tel ou tel organe en particulier, mais de prime abord sur le système nerveux, sur le sang, sur l'ensemble de l'organisation, produisent l'acné, peuvent aussi donner lieu à la couperose. Je renvoie à ce que je viens de dire précédemment, au chapitre de l'acné. Mais, comme l'acné est plutôt une maladie de l'âge de la puberté, de l'adolescence, et la couperose une maladie de l'âge adulte, il arrive que l'ébranlement causé dans l'organisme par l'arrivée des menstrues, détermine plutôt l'acné, et que l'ébranlement causé par leur départ détermine plutôt la couperose. Il est certain aussi que l'onanisme donne lieu plutôt à la première qu'à la seconde de ces maladies, ce qui semblerait au premier abord tenir à ce que dans la jeunesse qui est l'âge où l'on se masturbe le plus, il y a naturellement plus de dispositions à contracter l'acné que la couperose; mais je n'ai jamais vu l'onanisme produire la couperose dans l'âge adulte. Les écarts de régime, la bonne chère, l'abus des boissons vineuses, etc., amènent souvent l'acné chez les jeunes gens, tandis que chez les adultes c'est la couperose qui en est plus souvent la suite.

5° *Fluxion par diathèse.* La couperose ne paraît pas pouvoir comme l'acné se manifester sous l'influence seule et directe de la diathèse syphilitique; encore moins du reste sous l'influence des autres diathèses.

6° *Fluxion idiopathique.* La couperose tient aussi souvent que l'acné à une disposition héréditaire. Elle existe aussi quelquefois comme l'acné, sans qu'on puisse la rattacher à aucune des conditions morbides internes précédentes, ni à aucune influence externe. Elle doit être alors considérée, ce qui arrive moins souvent cependant pour cette éruption que pour l'acné, comme une maladie uniquement propre à la peau, indépendamment de tout ce qui se passe ailleurs, dans le reste de l'économie, comme appartenant, en un mot, à la catégorie des éruptions par *fluxion idiopathique.*

7° *Fluxion complexe.* La couperose, comme la plupart des éruptions cutanées, peut être sous l'influence de plusieurs des conditions morbides signalées dans les diverses catégories de *fluxion*.

La couperose, maladie chronique, offre comme l'acné divers degrés d'intensité. Elle apparaît d'abord sous forme de petites élevures coniques, rouges, qui ne présentent que lentement à leur sommet une vésicule purulente ou pustule. Cette apparition ne s'accompagne guère d'aucune espèce de sensation anormale à la peau, si ce n'est quelquefois d'un léger picotement ou fourmillement. Le développement de ces boutons pustuleux a lieu successivement, de manière que les uns commencent à se montrer quand d'autres sont à l'état de suppuration, et d'autres encore à l'état de dessiccation. Ce n'est que du douzième au quinzième jour que le fluide purulent, échappé de la vésicule, forme par sa dessiccation une petite croûte mince dont la chute ne laisse aucune cicatrice. Ces boutons pustuleux disséminés d'abord en petit nombre sur le nez, les joues, le front, naissent ensuite plus rapprochés, quelquefois comme agglomérés sur le nez, les joues. D'autres altérations des follicules sébacés, par exemple l'accumulation de matière sébacée dans quelques follicules, d'aspect noirâtre, ce qui forme l'*acne punctata*, se trouvent quelquefois mêlées avec les boutons pustuleux, et la peau peut être alors, comme dans l'acné, huileuse et luisante ; mais ce n'est pas toujours ainsi, à beaucoup près, que commence la couperose. S'il y a une disposition héréditaire à cette maladie, on voit, même dès la puberté, des plaques érythémateuses éparses, avec ou sans gonflement, se montrer quand une circonstance quelconque fait porter le sang à la tête, sur les parties de la face qu'affecte la couperose, et préluder ainsi au développement de cette maladie. Peu à peu ces rougeurs deviennent permanentes ; elles s'accompagnent d'abord d'une légère tuméfaction de la peau qui est inégale et rugueuse. Il s'y développe çà et là quelques vésicules purulentes, mais qui marchent lentement ou se terminent incomplètement. Le nez, les joues sont particulièrement le siége de ce genre d'affection ; mais bientôt d'autres parties de la face, le front, le menton, les oreilles, peuvent se prendre. Parfois cependant une seule partie est affectée, les joues par exemple. D'autres fois c'est le nez et principalement ou uniquement l'extrémité de cet organe ; c'est ce qui arrive souvent dans l'âge mûr. La rougeur de cette région augmente après le repas, après toute excitation physique ou morale. La partie s'engorge inégalement, se déforme, devient rouge violacé, parsemée quelquefois de points noirs, prend un aspect gras, luisant. De petits tubercules s'y développent, se couvrent à leur sommet de puro-vésicules à suppuration lente, tardive. Les veinules sont comme variqueuses autour de l'affection. Parfois cette forme que nous considérons au nez, affecte aussi toutes les autres parties de la face où se montre habituellement la couperose ; c'est dans certains cas comme une tuméfaction et une déformation générales. Le visage est comme tuberculeux, le tissu cellulaire prend part à l'engorgement ; la couleur est dans quelques points rouge vif, ailleurs rouge violet, rouge de vin ; les veinules variqueuses se dessinent comme des lignes bleues. Plusieurs boutons ou tubercules pustuleux se réunissent en groupes et forment des plaques par leur réunion. L'éruption s'accompagne quelquefois alors de picotements, de cuissons, de démangeaisons désagréables. La couperose arrivée à ce degré constitue une difformité incurable ; car il y a une atteinte grave portée à l'organisation de la peau. Au reste, il y a bien des variétés dans la marche, l'étendue, l'intensité, l'aspect général de cette affection.

Dans aucun cas il n'est guère possible de

confondre la couperose avec les autres éruptions cutanées. En effet, à l'état de simples élevures papulo-puro-vésiculeuses ou papulo-pustuleuses, la couperose se distingue d'abord facilement des éruptions papuleuses proprement dites, ainsi que des éruptions tuberculeuses qui ne présentent pas de puro-vésicule ou de pustule. On la distinguera aussi des éruptions vésiculeuses ou puro-vésiculeuses, dans lesquelles les puro-vésicules ou pustules n'ont ni la même forme conique, ni la même base élevée, indurée, rouge, violacée. A l'état crustacé, les croûtes légères, fugitives, souvent à peine apercevables de la couperose, diffèrent beaucoup des croûtes adhérentes, épaisses ou lamelleuses, des autres éruptions puro-vésiculeuses. Les papules et tubercules syphilitiques ne sont point disposés de la même manière que les boutons puro-vésiculeux de la couperose, se montrent rarement en grand nombre au visage seulement sans affecter d'autres parties du corps, et présentent d'ailleurs des caractères tranchés dont il sera question au chapitre des éruptions par fluxion diathésique, qui permettent encore moins de les confondre avec la couperose qu'avec d'autres éruptions. Les tubercules scrofuleux qui sont isolés ou groupés en très-petit nombre, qui ont une couleur rouge livide, qui vont ensuite ulcérant, rongeant les parties voisines, ne sauraient en aucune manière être pris pour la couperose la plus partielle, sans compter les symptômes et l'aspect scrofuleux concomitants. En un mot, le *facies* de la couperose est une chose facile à reconnaître au premier aspect.

La couperose affecte presque exclusivement l'âge adulte, l'âge mûr, les hommes de trente à cinquante ans et les femmes à l'âge critique. Cependant on peut, avant cet âge, en être affecté également ; mais c'est surtout alors, quand il y a des dispositions héréditaires. Une circonstance qui favorise le développement de la couperose, qui la rend plus difficile à guérir, c'est toute gêne à la libre circulation, provenant d'un obstacle de nature quelconque siégeant dans le poumon et surtout dans le cœur, ainsi que l'hypertrophie active du ventricule gauche qui pousse le sang plus vigoureusement vers les extrémités supérieures. Les femmes en paraissent plus souvent atteintes que les hommes. Cette maladie n'est pas contagieuse. On s'accorde à la regarder comme plus fréquente dans les pays froids et humides. Elle est assez commune à Lyon.

Le pronostic de la couperose est toujours

fâcheux lorsqu'elle existe chez un adulte, quelle qu'en soit la cause. Dans l'adolescence ou la jeunesse, on peut davantage espérer de la guérir. Elle est beaucoup plus longue à guérir chez l'adulte, et à l'âge critique chez la femme. La facilité de sa guérison dépend d'ailleurs des causes qui l'ont déterminée. Quand elle dépend de la suppression d'un flux habituel, elle est guérissable si l'on parvient à rétablir ce flux. Elle est extrêmement difficile à guérir ou incurable si, méconnaissant cette circonstance, on n'applique pas le traitement dans ce sens. Quand elle est sous la dépendance d'une irritation, d'une inflammation des voies gastriques, pourvu qu'elle ne soit pas trop invétérée, elle est encore curable sans grande difficulté; mais lorsqu'elle est héréditaire, elle fait ordinairement échouer toutes les ressources de l'art qui ne peut que la pallier.

Traitement. — Le traitement local est généralement moins efficace, avons-nous déjà dit, appliqué à la couperose qu'à l'acné. Au reste, ce sont d'abord les mêmes lotions et les mêmes pommades adoucissantes qu'il faut adresser à ces deux formes d'éruptions.

Dans les cas où il y a une injection considérable avec plus ou moins de tuméfaction de la face, on peut avoir avantageusement recours à une ou plusieurs applications de sangsues au cou, derrière les apophyses mastoïdes ; mais il faut chercher à obtenir d'abord la probabilité la plus grande que cette application, tout en dégorgeant le tissu vasculaire sanguin de la face, n'aura pas pour effet consécutif d'augmenter la tendance aux mouvements fluxionnaires qui ont déjà lieu vers la face. Si le malade avait antérieurement des maux de tête, s'il a les pieds froids ; si, quand il se baisse un peu ou après le repas, le sang se porte violemment à la tête, il faut débuter plutôt par des saignées ou des sangsues appliquées aux jambes.

Quant à toutes les autres lotions ou pommades plus ou moins excitantes, résolutives, déjà énumérées dans le traitement externe de l'acné, bien des praticiens, comme moi, n'en ont obtenu que de minces résultats, lors même que, toute irritation locale paraissant passée ou amoindrie, il s'agissait seulement de favoriser la résolution des petits engorgements tuberculeux de la face ; la pommade de sous-sulfate de mercure, à laquelle quelques-uns ont accordé une grande valeur, ne m'a pas paru avoir une efficacité plus marquée que les autres. Pour ma part généralement, je n'ai guère vu résulter des effets bien avantageux de ce genre d'applications, et je me suis toujours mieux trouvé de simples applications émollientes, adoucissantes, par exemple en faisant lotionner le visage plusieurs fois par jour, ou simplement le matin et le soir, avec une simple décoction de son ou de racine de guimauve et de son, ou de racine de guimauue, de son et de fleurs de roses de Provins. J'emploie cette décoction seulement un peu tiède. Après la lotion, le malade doit essuyer légèrement la face pour qu'elle ne reste pas humide, et il ne doit pas s'exposer trop tôt au contact d'un air froid, ou froid et humide. Je n'ai même que rarement fait usage de frictions avec des pommades adoucissantes. Dans des cas où il y avait quelques cuissons, quelques démangeaisons désagréables, j'ai employé de préférence des applications de crême de lait fraîche. J'ai presque toujours vu les douches de vapeur augmenter la congestion de la face. Vers la fin des couperoses, lorsqu'elles tendaient naturellement à s'améliorer, à se guérir, les moyens dont j'ai positivement obtenu le plus d'avantages, ce sont les lotions froides ou légèrement tièdes avec les eaux naturelles ou artificielles sulfureuses de Barèges et d'Allevard. Je n'ai jamais employé la cautérisation avec le nitrate d'argent, l'acide hydrochlorique, le nitrate acide de mercure, etc., parce que j'avais la conviction, d'après l'effet que je leur ai vu produire dans l'acné, et d'après l'opinion de praticiens et d'auteurs méritant toute confiance, qu'elles seraient plutôt nuisibles qu'utiles. Quant aux vésicatoires appliqués sur l'éruption même, ils m'ont paru congestionner la face et agir plutôt désavantageusement qu'avantageusement. Il ne faut pas oublier que dans la couperose il y a engorgement, développement morbide du tissu vasculaire artériel et veineux de la peau, et que cette circonstance empêche dans cette maladie l'efficacité d'un moyen utile dans tant d'éruptions cutanées, ainsi que dans l'acné et surtout dans la mentagre. Enfin, quant à ces mélanges plus ou moins excitants, empiriques, employés par les anciens, composés de térébenthine, de vinaigre, de savon, de myrrhe, etc., il est probable que, n'ayant rien de spécifique, ils n'avaient, comme excitants locaux, pas plus d'efficacité que les moyens excitants locaux qu'on emploie aujourd'hui. Je n'en ai, du reste, jamais fait usage.

En résumé, lorsque j'ai vu les applications excitantes locales être suivies d'un effet satisfaisant, c'est parce que la couperose tendait à se modifier, à s'effacer, à se guérir, la condition morbide interne qui les entretenait ayant été détruite.

Le traitement non local est relatif à chaque catégorie de *fluxion* dans laquelle la couperose doit être placée.

Quand la couperose est due à la *fluxion par cause externe,* c'est-à-dire qu'elle s'est manifestée sous l'influence d'une cause externe, ce qui est extrêmement rare, ou n'a lieu que lorsqu'il y a déjà une disposition, soit héréditaire, soit non héréditaire, à contracter cette maladie, on vient de voir, en faisant cesser d'ailleurs l'action de la cause externe, le traitement externe qu'il faut lui appliquer. Mais il est toujours probable dans ces cas que la disposition à la couperose restant, cette maladie reviendra encore sous l'influence de la même ou de toute autre cause.

Quand la couperose est due à la *fluxion réfléchie,* il faut appliquer un traitement convenable à l'affection qui a donné sympathiquement lieu à l'éruption cutanée. C'est là un des cas où l'on parvient à guérir la couperose, même lorsqu'elle est ancienne. Comme phénomène de fluxion réfléchie, c'est de l'irritation, de l'inflammation chronique des voies gastriques, que dépend le plus souvent la couperose ainsi que l'acné. Par conséquent, c'est avec le traitement dirigé contre la gastro-entérite qu'on améliorera ou que l'on guérira cette éruption.

Quand la couperose est due à la *fluxion déplacée*, il faut chercher à rétablir la fonction ou le flux habituel dont la suppression a donné lieu à cette éruption; sangsues à l'anus, purgatifs aloétiques, etc., pour ramener les hémorrhoïdes; sangsues aux cuisses, aux grandes lèvres, bains liquides ou bains de vapeur de siége, emménagogues plus ou moins actifs, selon l'état des voies gastriques, etc., pour rétablir le flux menstruel; bains de pieds sinapisés, exposer les pieds à une vapeur émolliente ou excitante chaude, les envelopper avec du coton cardé et du taffetas ciré, porter des chaussons de flanelle, etc., pour redonner aux pieds une chaleur et une transpiration perdues. Si, à l'apparition de la couperose, une maladie interne grave, plus ou moins ancienne, avait cessé, si le déplacement et le transport de la fluxion à la peau pouvaient être considérés comme un phénomène critique ayant *jugé* cette maladie, il faudrait respecter l'éruption cutanée et se contenter de la pallier.

Quand la couperose est due à la *fluxion*

excentrique, il faut, selon la manière dont les causes ont agi sur le système nerveux, sur le sang, sur l'ensemble de l'organisation, appliquer absolument les mêmes considérations et le même traitement que pour l'acné appartenant à la même catégorie de *fluxion*, et auquel je renvoie pour cela. Mais une circonstance qui doit plus particulièrement fixer l'attention ici comme cause, ce qui ne se remarque guère pour l'acné, c'est l'âge critique chez la femme. Chez un très-grand nombre de femmes, comme l'on sait, dans l'état de civilisation, l'âge critique s'accompagne d'une foule de maux, au nombre desquels il faut compter la couperose, surtout dans certains pays et certains climats. La cessation des menstrues à cette époque, quoique étant dans les voies de la nature, n'en détermine pas moins, pendant quelque temps, comme cela se remarque aussi quelquefois pendant la grossesse, un trouble général, un état de pléthore, d'excitation du système nerveux, d'où résultent des mouvements fluxionnaires qui peuvent envahir bien des organes, et qui, dans le cas actuel, sont supposés se porter par une sorte d'effort salutaire de l'organisation, du centre à la circonférence, et préférablement sur la peau du visage plus convenablement disposée pour cela. Or, dans ces circonstances on ne peut songer à rétablir les menstrues qui, selon le vœu de l'organisation, doivent être pour toujours supprimées. Il faut alors chercher à agir sur l'ensemble de l'organisme par des saignées, un régime doux, rafraîchissant, des bains entiers, l'exercice, l'air de la campagne; de temps en temps, par des purgatifs ou des laxatifs, si les voies gastriques sont bonnes, par des diurétiques, du petit-lait nitré, par l'application d'un exutoire au bras ou à la jambe, par l'usage de diverses eaux minérales prises aux sources mêmes, d'après les indications que nous fournirons plus tard.

Quand la couperose est due à la *fluxion idiopathique*, c'est-à-dire qu'elle ne peut se rattacher à aucune des conditions morbides précédentes, quand elle est héréditaire, quand elle peut être considérée comme une maladie uniquement propre à la peau, indépendamment de tout ce qui se passe ailleurs dans l'économie, les indications doivent se tirer de l'état général et de l'état local du malade. Or, il ne se présente que très-peu d'indications à remplir dans ces cas là. Si le malade est sanguin, on pratiquera une saignée du bras ou mieux une saignée du pied; on essaiera des purgatifs, des laxatifs, le calomel surtout, de manière qu'il ne porte pas son action sur la bouche, si d'ailleurs les voies gastriques paraissent saines ; mais l'essentiel ici, la maladie ne pouvant être considérée que comme locale, est d'adresser tous les remèdes directement à la peau. On emploiera donc les divers moyens externes que nous venons d'indiquer, en parlant du traitement local, y compris les applications de sangsues vers les apophyses mastoïdes, les bains et douches de vapeur, et c'est alors surtout que l'on enverra les malades, quand cela sera possible, aux sources d'eaux minérales sulfureuses de Barèges, d'Allevard, d'Enghien, d'Aix en Savoie, etc. Mais quoi qu'on fasse, la couperose dans ces cas est le plus souvent incurable.

Quand la couperose existera par *fluxion complexe*, il faudra combiner le traitement en raison des diverses conditions morbides qui auront contribué à produire l'éruption cutanée.

MENTAGRE.

(SYCOSIS MENTI , VARUS MENTAGRE , DERMATOSES DARTREUSES D'ALIBERT.)

La mentagre est encore une éruption papulo-puro-vésiculeuse ou tuberculo-puro-vésiculeuse se rapportant, sous ce rapport, à l'acné dont elle diffère encore plus d'ailleurs que la couperose, comme on le verra par le tableau que nous allons en tracer. Les Anglais avaient placé la mentagre dans les tubercules et ils avaient pour cela, je crois, autant de bonnes raisons qu'en ont données ceux qui ont voulu ensuite placer exclusivement cette éruption dans les pustules Ce qui constitue la mentagre proprement dite, la mentagre opiniâtre, rebelle, vraiment difficile à guérir, ce *sycosis menti* dont quelques anciens ont tracé un si triste tableau, et qu'on dit avoir été importée d'Asie en Europe, à peu près, sous le règne de Tibère, c'est une maladie des follicules pileux et sébacés du menton principalement, maladie dans laquelle la puro-vésicule ou la pustule ne vient généralement qu'au sommet d'une élevure qui est formée, quelque petite qu'elle puisse être d'abord, par le follicule engorgé, plus ou moins induré. L'éruption puro-vésiculeuse n'affectant que la superficie du tissu réticulaire, qui vient quelquefois sur la lèvre supérieure, au menton, comme ailleurs, ne constitue selon nous qu'une simple éruption puro-vésiculeuse agglomérée ou éparse, ce que les auteurs appellent *impetigo* ou *echtyma*; mais ce n'est point la véritable mentagre. Ici c'est une puro-vésicule ou une pustule

simple, sans engorgement papuleux ou tuberculeux à la base; dans la véritable mentagre,
l'élément fondamental est un engorgement
petit ou grand , une élevure papuleuse ou
tuberculeuse, portant une puro-vésicule au
sommet. Quand l'éruption simplement puro-
vésiculeuse ou pustuleuse est ancienne, invétérée, très-enflammée, elle s'accompagne d'engorgements comme tuberculeux à la base, et
quelques auteurs sont alors embarrassés pour
donner un signe positif de diagnostic différentiel. Malgré eux, ils sont en quelque sorte
obligés d'en venir à prendre pour ce signe
distinctif l'engorgement tuberculeux. C'est ce
qui résulte des paroles mêmes de MM. Cazenave et Schedel qui ont soutenu l'opinion de
Biett et qui, dans leur diagnostic différentiel,
après avoir cherché à tirer quelques différences, certainement peu concluantes, de l'aspect et de la couleur des croûtes, de la disposition des puro-vésicules ou pustules, ajoutent,
(*Abrégé des maladies de la peau*, troisième
édition , 1838) : « D'ailleurs l'*echtyma* n'est
« jamais accompagné de *ces indurations cir-*
« *conscrites de la peau et du tissu cellulaire*
« *sous-cutané.....* Enfin dans cette dernière
« affection (*l'impetigo),* on ne rencontre jamais
« de *tubercules* comme dans la mentagre.

« Tous ces symptômes peuvent être diffi-
« ciles à apprécier lorsque l'éruption est très-
« nombreuse, l'inflammation très-vive, et que
« les pustules sont plus ou moins confondues ;
« il est souvent nécessaire, dans ces cas, de
« suspendre son jugement et de suivre la
« marche de la maladie ».

Quoi qu'il en soit, voici le tableau du développement, de la marche, de l'aspect de la
mentagre : de même qu'on voit des *feux*, des
érythèmes, des élevures rouges puro-vésiculeuses, çà et là éparses sur le visage, préluder
pendant plus ou moins de temps à l'établissement d'une couperose bien caractérisée, de
même on voit sur la lèvre supérieure, sur le
menton, aux environs du menton, pendant plusieurs mois, quelquefois pendant plusieurs années, se présenter des puro-vésicules coniques,
quelquefois disséminées, d'autres fois même
groupées, dont la plupart naissent dès le troisième ou le quatrième jour après l'apparition de
petits points rouges, élevés, correspondant à
l'irritation des follicules qui leur servent de
base. La plupart de ces puro-vésicules sont tra-
versées par un poil. L'humeur purulente, blanchâtre ou jaunâtre qu'elles contiennent, forme
dès le cinquième ou le sixième jour, quelquefois plus tard, par sa dessiccation, après la

rupture de la vésicule, une petite croûte brunâtre ou jaunâtre, peu adhérente, qui se détache bientôt et qui ne s'accompagne pas, là même où les puro-vésicules sont groupées, de ce suintement jaunâtre ou brunâtre, visqueux, que présente l'éruption puro-vésiculeuse agglomérée, appelée *impetigo* par les auteurs. Cela vient, je crois, de ce que celle-ci a pour base la superficie du tissu réticulaire, tandis que l'éruption puro-vésiculeuse qui constitue la mentagre a pour base les follicules. Cependant, quand l'une et l'autre forme sont mélées, ce qui arrive quelquefois, ce suintement peut avoir lieu à côté de ces puro-vésicules disséminées ou groupées, la peau s'enflamme légèrement, s'engorge, s'épaissit, se desquamme et annonce déjà, quoique à un degré faible encore, cette tuméfaction inégale, bouclée et comme fongueuse, cet engorgement tuberculeux qui caractérisera plus tard le sycosis bien établi. On ne voit pas plus une mentagre ou un sycosis se manifester dès le premier abord avec ses caractères avancés, qu'on ne voit une couperose présenter tout-à-coup la déformation des traits de la couperose bien dessinée. Il y a toujours des gradations, quoique plus ou moins rapides.

On voit des mentagres partielles qui n'envahissent, par exemple, que la lèvre supérieure, ou même assez souvent la partie seulement de cette lèvre qui correspond à l'ouverture des narines et à leur cloison de séparation. D'autres fois la mentagre n'envahit qu'une partie du menton ou tout le menton. Dans des cas plus rares, elle s'étend jusque sur les parties latérales de la face et même vers la nuque. Dans les apparitions successives, quelquefois intermittentes, quelquefois même périodiques, de puro-vésicules qui préludent à l'établissement de la mentagre, la peau, si souvent envahie par la fluxion, s'engorge de plus en plus; le tissu cellulaire sous-cutané lui-même se prend, et il se forme comme de petites tumeurs furonculeuses ou phlegmoneuses. Ces petites tumeurs prennent la forme de véritables tubercules au sommet desquels et entre lesquels il naît de nouvelles puro-vésicules, en même temps que d'autres parties de la peau sont en desquammation, et d'autres couvertes de croûtes. Les follicules pileux qui jouent le plus grand rôle dans cette altération générale perdent quelquefois leur organisation normale et leurs fonctions; les poils se détachent, tantôt pour recroître plus tard plus ou moins modifiés, tantôt pour ne plus recroître du tout. Tous ces phénomènes s'accompagnent, même dès le commencement de l'éruption, de plus ou moins de chaleur, de cuisson, de douleur. Ces symptômes sont parfois très-intenses dans le degré le plus avancé de la mentagre; c'est dans ce degré le plus avancé que l'on voit cette éruption hideuse offrir tantôt une large croûte qui emboîte en quelque sorte le menton et recouvre passagèrement toutes les parties de la peau altérées, tantôt des inégalités, des bosselures, des sillons, des espèces de lobules fongueux, fendillés, avec une coloration rouge violacée ou livide, qui justifie la dénomination de *sycosis* des anciens (de συχον), tantôt un mélange de croûtes, de squammes, de tubérosités fendillées plus ou moins humides, etc. Dans cet état, la mentagre est très-difficile à guérir, sinon incurable.

La mentagre, avant d'être arrivée à ce degré, rarement par les efforts de la nature, assez souvent par les ressources de l'art, peut être arrêtée dans sa marche et guérir sans récidive, ou avec récidive, si les mêmes causes, les mêmes conditions morbides qui lui avaient donné lieu, viennent à se présenter de nouveau. Quand elle doit guérir, on ne voit plus se reformer de nouvelles puro-vésicules; les croûtes se détachent; les tubercules se résolvent, et il ne reste pas de cicatrice visible. Après quelques mois d'existence, on peut la voir ainsi disparaître pour toujours ; mais le plus souvent elle revient par la persistance ou le retour des mêmes causes ; elle poursuit sa marche ; et après diverses vicissitudes d'augmentation, de diminution, de stagnation, relatives à l'effet du traitement plus ou moins incomplet qu'on lui oppose, elle arrive plus tôt ou plus tard, quelquefois après bien des années, au degré avancé que nous venons de signaler.

Les causes de la mentagre se trouvent naturellement et méthodiquement classées dans les diverses catégories de *fluxion* auxquelles peut appartenir cette éruption cutanée.

1° *Fluxion par cause externe.* Une cause externe seule agissant d'une manière réitérée sur la peau de la lèvre supérieure, du menton, peut singulièrement favoriser la manifestation de la mentagre. Mais il est certain qu'il faut qu'il y ait d'abord une disposition à l'inflammation des follicules pileux. Cette disposition paraît bien généralement coïncider avec certaines conditions connues, comme la jeunesse ou l'âge adulte, une forte barbe, un système pileux très-développé, mais elle se rattache dans le fond à des conditions d'organisation inconnues. L'action de certains savons très-irritants, l'action du rasoir, l'exposition fréquente de la face à une forte chaleur, comme dans certaines professions, celles de cuisinier, de forgeron, etc., la malpropreté habituelle, voilà autant de circonstances qui peuvent bien mettre en activité une disposition qui serait restée latente sans cela. On a généralement trop exagéré l'influence de l'action du rasoir, chez un individu qui a un commencement de mentagre, et on n'a pas assez fait la part de ce qu'il y a peut-être de plus irritant dans la pratique de se faire la barbe, c'est l'action du savon et surtout de certains savons. En effet dites à un individu ainsi affecté de continuer de se raser, mais d'appliquer tout simplement de l'eau chaude ou quelque corps gras sur la partie, avant d'y passer le rasoir, et vous verrez qu'il se rasera alors presque impunément, tandis qu'il ne pouvait le faire quand il se savonnait le menton.

2° *Fluxion réfléchie.* Il n'y a guère que la phlegmasie chronique des voies gastriques qui donne lieu à la mentagre, et alors c'est toujours aux écarts de régime, à l'usage des aliments échauffants, des boissons alcoholiques qu'est due cette phlegmasie.

3° *Fluxion déplacée.* Une habitude d'hémorrhagies nasales, de coryzas, de fluxions catarrhales sur la muqueuse du nez, plus ou moins brusquement supprimée, est quelquefois suivie d'une mentagre de la lèvre supérieure. Des individus qui, depuis leur enfance, avaient offert des sécrétions morbides plus ou moins abondantes, des phénomènes de dépuration sur le cuir chevelu, puis sur les muqueuses palpébrales, sur la muqueuse nasale, présentent quelquefois plus tard aussi une mentagre de la lèvre supérieure, et alors tous les phénomènes morbides précédents cessent de se montrer. On ne voit guère les hémorrhoïdes supprimées donner lieu à la mentagre comme à la couperose ; mais la suppression de la transpiration, surtout d'une transpiration habituelle, fétide ou non, des pieds, est suivie assez souvent de mentagres tenaces qui ne cèdent entièrement qu'au retour de cette transpiration. Enfin, par un déplacement du siége de la fluxion, tenant à des circonstances difficiles à apprécier, la mentagre peut bien succéder à quelques autres flux morbides plus ou moins habituels; mais on la voit rarement servir de *jugement*, de terminaison à une maladie grave, jouer le rôle d'un phénomène *critique*.

4° *Fluxion excentrique*. Les causes qui, en agissant sur l'ensemble de l'économie, sans affecter précisément aucun organe en particulier, donnent lieu le plus communément à la mentagre, sont l'excès de boissons fortes, une nourriture trop succulente, l'usage des viandes salées, de certains aliments âcres et échauffants, etc., circonstances qui, sans produire la gastrite, peuvent donner au sang des propriétés stimulantes, exciter fortement le système nerveux.

5° *Fluxion par diathèse*. Aucune des quatre diathèses, scrofuleuse, syphilitique, cancéreuse, scorbutique, ne paraît avoir d'influence directe pour produire la mentagre.

6° *Fluxion idiopathique*. La mentagre se manifeste quelquefois, sans pouvoir être rattachée à aucune des conditions morbides précédentes. Que ces conditions existant réellement soient trop difficiles à apprécier, ou qu'elles n'existent pas du tout, il est certain que, comme bien d'autres maladies cutanées, la mentagre peut être quelquefois une maladie propre à la peau, indépendamment de ce qui se passe ailleurs dans le reste de l'économie; mais j'ai rarement vu que la mentagre fût héréditaire, et les auteurs en citent peu d'exemples.

7° *Fluxion complexe.* Il est évident que la mentagre peut être due à l'influence combinée de plusieurs conditions morbides dont il vient d'être question. C'est à l'analyse médicale à savoir faire la part de chacune d'elles.

La mentagre se montre principalement, comme nous l'avons déjà dit, dans la jeunesse et l'âge adulte. Je l'ai observée chez des individus de tous les tempéraments, mais surtout d'un tempérament sanguin nerveux, d'une constitution sèche, quelquefois avec idiosyncrasie bilieuse. Elle peut se manifester dans toutes les saisons; mais elle s'exaspère au printemps, comme au reste la plupart des maladies de la peau. Elle est rare chez la femme, qui est bien plus fréquemment, à l'âge critique surtout, affectée de couperose. Elle aurait été contagieuse à une certaine époque, s'il fallait s'en rapporter au langage de Pline; mais chez tous les individus que j'ai observés, quoique j'aie pu obtenir les renseignements les plus exacts sur leur compte, je n'ai jamais rien découvert en elle de contagieux; et, malgré le fait cité de M. Foville, qui dit avoir vu plusieurs aliénés affectés de mentagre pour avoir été rasés avec le même rasoir, il est prudent, pour croire à la contagion, d'attendre de nouveaux faits. Il faut savoir cependant rester dans un doute sage à cet égard ; car des maladies de la peau, non contagieuses ordinairement, pourraient bien le devenir en vertu de certaines conditions que nous ne pouvons apprécier. N'avons-nous pas vu qu'une éruption simplement furfuracée (dartre farineuse) s'était évidemment montrée contagieuse dans un pensionnat (1).

Quant au diagnostic différentiel, la citation que nous avons faite, en commençant, tirée de l'ouvrage de MM. Cazenave et Schedel, peut servir à l'établir relativement aux diverses éruptions puro-vésiculeuses (pustuleuses). La mentagre a d'ailleurs une physionomie à part qui ne permet point de la confondre avec aucune autre éruption cutanée ; car les puro-vésicules et les tubercules syphilitiques, par exemple, outre leurs caractères extérieurs spéciaux tracés aux tableaux des syphilides, n'existent que très-rarement sur la lèvre supérieure et sur le menton seulement, sans affecter en même temps d'autres parties de la face ou du corps, et s'accompagnent à peu près constamment d'autres symptômes syphilitiques dans la bouche ou ailleurs.

Relativement au pronostic, la mentagre

______

(1) Voyez au chapitre des *éruptions squammeuses.*

n'est pas difficile à guérir, lorsqu'elle est récente, lorsqu'elle se rattache en grande partie à l'influence d'une cause externe. Elle est très-difficile à guérir lorsqu'elle est ancienne, invétérée, lorsque le tissu de la peau est fortement, profondément altéré. La gravité du pronostic, du reste, dépend des conditions morbides internes auxquelles l'éruption se rattache, de l'âge, de la constitution, de l'état général du sujet, etc.

Traitement. — Le traitement se divise comme à l'ordinaire en traitement local et traitement non local. Je commencerai ici par le traitement non local, parce que j'ai à parler avec détail du traitement local qui, convenablement appliqué, peut procurer de très-remarquables succès.

Le traitement non local est relatif aux conditions morbides connues, s'il en existe, qui ont déterminé ou qui entretiennent encore la maladie de la peau.

Ainsi dans la *fluxion par cause externe*, il faut faire cesser l'action de cette cause externe, et si la cessation de cette action ne suffit pas pour amener plus ou moins rapidement la guérison de la maladie, il faut faire prendre des bains de pieds sinapisés, pratiquer une saignée du bras et encore mieux du pied, si l'individu est très-sanguin ; quand l'irritation de la mentagre est grande, on doit soustraire l'économie à l'action des excitants, pendant qu'on applique d'ailleurs les moyens locaux dont il va être question.

Dans la *fluxion réfléchie,* il faut s'occuper de combattre l'affection, ordinairement l'inflammation des voies gastriques, qui a déterminé sympathiquement la mentagre. Il est clair que le traitement de chaque affection interne qui cause sympathiquement une éruption cutanée, ne saurait être développé dans un traité spécial des maladies de la peau, à moins de vouloir à propos de chaque éruption faire un traité de pathologie.

Dans la *fluxion déplacée,* si c'est la suppression des hémorrhoïdes, de la transpiration des pieds, etc., qui a été suivie de l'apparition de la mentagre, on cherche à ramener ces flux par l'usage d'une médication adaptée à ces divers cas. Si une habitude de coryzas, d'épistaxis, de fluxion catarrhale dans la muqueuse nasale, etc., avait été remplacée par la mentagre de la lèvre supérieure, il serait difficile de rétablir ces flux, et on ne doit pas d'ailleurs chercher à le faire. Il faut plutôt adresser à cette mentagre les moyens soit déplétifs sanguins, soit déplétifs et révulsifs

purgatifs, diurétiques, sudorifiques, suppura-
tifs ou autres, qu'on aurait adressés à ces flux
eux-mêmes.

Dans la *fluxion excentrique*, on détruit
l'état général d'excitation produit par les
causes dont nous avons parlé, au moyen d'un
régime sévère, de la diète lactée même, des
saignées; en un mot, par un traitement antiphlogistique convenablement appliqué au cas
qui se présente. On peut ensuite avantageusement faire usage des purgatifs, surtout des
purgatifs salins et du calomel. Les remèdes
dits dépuratifs ne jouissent pas ici d'une
grande efficacité.

Dans la *fluxion idiopathique*, le traitement
non local se déduit de quelques circonstances
offertes par le malade : par exemple, s'il est
très-sanguin, on le saigne du bras ou même
du pied; si les voies gastriques sont saines,
on essaie les laxatifs, les purgatifs réitérés,
la crême de tartre, le sulfate de magnésie, le
sulfate de soude, le calomel, etc.; si le malade
est irritable, nerveux, on administre des bains,
des calmants; si les pieds sont habituellement
froids, on cherche à attirer la chaleur et le
sang sur ces parties, etc., mais dans ce cas ci,
la fluxion n'est pas déplaçable, comme dans
les éruptions par *fluxion déplacée* et par

fluxion excentrique. Elle constitue une maladie essentiellement locale, trop identifiée avec la partie affectée pour que ces moyens non locaux aient quelque prise sur elle, et c'est sur le traitement local surtout qu'il faut compter pour obtenir une guérison ou une amélioration de l'éruption cutanée. C'est au reste dans cette catégorie de fluxion, quand on sait à quoi se rallier et qu'on a épuisé toutes les médications rationnelles, qu'on peut essayer et qu'on a quelquefois réussi avec des médications quelconques plus ou moins actives, le quinquina, le fer, l'iode, le muriate d'or en frictions sur la langue ou les gencives, les diverses préparations mercurielles, etc.

Dans la *fluxion complexe*, il faut combiner le traitement en raison des diverses conditions morbides qui ont contribué à faire naître la maladie.

Le traitement local consiste d'abord à supprimer l'action du rasoir, et surtout des solutions savonneuses sur la partie affectée. On fait simplement couper les poils avec des ciseaux courbés sur le plat. Les premiers topiques à employer sont les topiques émollients, adoucissants ; ce sont des lotions avec une décoction de racine de guimauve, de graine de lin, de son, de fleurs de roses de

Provins, etc.; des bains locaux avec les mêmes décoctions mêlées ou non avec du lait; des cataplasmes émolliens; et s'il y a des croûtes, de légères excoriations, quelques pommades adoucissantes, comme celle de concombre, le cérat de Galien, la crême fraîche de lait, etc. En même temps, pour peu qu'il y ait d'irritation, de cuisson, de douleur, des applications plus ou moins réitérées de sangsues, près du mal, sous la mâchoire, derrière les oreilles, au nombre de huit à dix, par exemple, en laissant couler le sang demi-heure à une heure chaque fois, seront extrêmement utiles. Des fumigations, des douches liquides ou de vapeur émollientes, administrées doucement sur la partie affectée, produiront aussi généralement de bons effets, pourvu que l'on ait soin de tenir le sang et la chaleur aux pieds, et que le malade n'ait pas de ces idiosyncrasies particulières où la moindre application chaude sur le visage fait porter le sang à la tête. Pour éviter ce dernier inconvénient, comme au reste dans tous les cas généralement où une éruption cutanée avec plus ou moins d'irritation siége au visage, il faut aussi que le malade ait soin de reposer la tête, pendant le sommeil, plutôt sur du crin que sur du duvet. Lorsque par l'emploi de tous ces moyens émollients, locaux, on a adouci, ramolli la peau malade, on peut en venir à des moyens plus actifs, plus ou moins excitants pour hâter la résolution, la fonte des engorgements plus ou moins avancés, tuberculeux. Ici se présentent les lotions, les bains locaux, avec les divers liquides résolutifs déjà plusieurs fois cités (voyez le formulaire), avec les eaux de Barèges, d'Enghien, d'Allevard, etc.; les frictions avec les pommades de sous-sulfate, de proto-chlorure, de proto ou deuto-iodure de mercure, d'oxyde de zinc, d'iodure de soufre, etc., les douches aromatiques, humides ou sèches, etc.

Mais un puissant modificateur local capable de produire de bien meilleurs résultats, c'est le vésicatoire après lequel on panse la plaie avec de la pommade au nitrate d'argent, plus ou moins forte selon les cas (formul. n. 54). Quand la plaie est guérie, on tâche de soumettre la partie affectée à une compression égale, exacte; et on reprend ensuite les moyens précédents pour revenir encore au vésicatoire, à la compression, comme je vais le résumer. Quant aux cautérisations locales avec le nitrate d'argent, le nitrate acide de mercure, les acides concentrés, etc., je n'en ai vu résulter généralement que de fâcheux effets. L'amélioration, quand il y en a eu, n'a été que momentanée et le mal est bientôt revenu aussi intense ou souvent plus intense qu'auparavant, surtout lorsqu'on avait arraché les poils pour cautériser ensuite les bulbes pileux.

En résumé, voici le traitement direct que je conseille dans tous les cas, comme le plus capable, quand il est convenablement secondé par le traitement indirect, de procurer le plus grand nombre de cures remarquables, solides, même dans les cas les plus avancés.

1° Faire usage de tous les topiques émollients dont nous avons parlé, d'un traitement antiphlogistique local, persévérant, jusqu'à ce que toute irritation soit tombée.

2° Appliquer nn emplâtre vésicatoire composé ou non de plusieurs pièces, de manière à recouvrir toute la partie affectée. Cependant si cette partie affectée avait trop d'étendue, il vaudrait mieux n'opérer d'abord que sur la moitié ou le tiers de sa surface.

Douze à vingt-quatre heures après, enlever la vessie et panser la plaie avec un linge fin enduit de la pommade au nitrate d'argent (5 décigrammes à 1 gramme de nitrate d'argent pour 4 grammes de cérat). Douze heures après, renouveler le même pansement et ne panser ensuite qu'avec du cérat de Galien, jusqu'à la dessiccation de la surface dénudée.

3º Pratiquer ensuite une compression exacte assez forte, avec une petite plaque de plomb comprise dans un linge fin. Cette plaque de plomb épaisse d'une demi-ligne est flexible et se moule sur la lèvre supérieure, sur le menton, de manière à presser également la surface malade au moyen de petites compresses en pyramide appliquées par dessus, retenues par une mentonnière, par des bandes arrangées· convenablement autour de la tête. Cette compression pourra être continuellement appliquée sur la lèvre supérieure; on ne pourra guère l'appliquer que la nuit sur le menton.

4º Après quelques jours, six à huit jours, de cette compression, recommencer l'application du vésicatoire, puis le même pansement et la même compression, et ainsi de suite jusqu'à ce que la peau, dans la partie affectée, soit devenue molle, souple, unie, égale comme la peau dans l'état normal. Lorsque la compression n'est pas continuellement appliquée, on peut, au moment qu'on la cesse, pratiquer des frictions avec les diverses pommades résolutives dont il vient d'être question, et faire usage de tous les autres topiques résolutifs indiqués.

Avec cette méthode j'ai obtenu des succès

vraiment inespérés, à l'hospice de l'Antiquaille comme en ville. Tous les internes de l'hospice de l'Antiquaille comme les élèves nombreux et les jeunes médecins qui ont suivi ma clinique ont été témoins d'un grand nombre de faits semblables, où des mentagres existant depuis plusieurs années, et ayant été déjà soumises la plupart à un grand nombre de traitements infructueux, ont été ainsi radicalement guéries, même·dans un espace de temps assez court. Mais il ne faut pas oublier qu'un pareil traitement local n'a véritablement réussi que quand un traitement non local convenable avait préalablement complètement détruit toutes les conditions morbides internes auxquelles se rattachait la maladie de la peau.

LUPUS *(DARTRE RONGEANTE)* (1).

Il se présente sur l'enveloppe cutanée ou muqueuse du corps, parmi tant d'affections à forme différente dont cette enveloppe est le siége, un phénomène extraordinaire, tout-à-fait caractéristique, toujours fâcheux, souvent terrible dans ses résultats, qui déforme,

(1) *Estiomène*, Dermatoses dartreuses (Alibert).

mutile ou détruit la partie affectée, et laisse des traces ineffaçables, quelquefois hideuses. C'est un phénomène d'érosion, d'*usure*, qui se manifeste ordinairement par une perte de substance, une destruction des tissus en surface ou en profondeur, ou dans les deux sens à la fois, et d'autres fois par une destruction sourde, lente, du tissu cutané qui se trouve, dans une plus ou moins grande étendue, remplacé par une cicatrice, sans qu'il y ait eu préalablement ulcération, perte visible de substance. C'est là ce que l'on a appelé *dartre rongeante* ou *lupus*. Il y a donc deux formes principales dans ce phénomène : destruction avec ulcération ; destruction sans ulcération, avec ou sans hypertrophie de la partie affectée. La première forme a reçu le nom de lupus *exedens* ; la seconde, le nom de lupus *non exedens*.

Biett a établi une division qui n'est pas sans avantages pratiques, de la manière suivante : 1° *lupus* qui détruit en surface ; 2° *lupus* qui détruit en profondeur ; 3° *lupus* qui détruit sans ulcération et qui est accompagné de l'hypertrophie des parties affectées. Cependant cette dernière variété ne s'accompagne pas toujours d'hypertrophie.

Ce lupus attaque particulièrement diverses

parties de la face, comme les joues, les lèvres, le menton ; mais c'est le nez qui est son théâtre de prédilection ; il peut d'ailleurs affecter aussi diverses parties du tronc et des membres.

Première forme ou variété : *destruction avec ulcération* ou *lupus exedens*. Cette variété peut commencer de trois manières. Tantôt on voit sur une partie de la peau, d'un rouge violet, d'un rouge obscur, s'élever une ou plusieurs petites tumeurs irrégulièrement arrondies, des tubercules qui, se développant lentement, sans douleur, restent assez longtemps séparés avec une légère hypertrophie de la peau dans les intervalles, ou se réunissant bientôt par leur base, donnent lieu ainsi à une tuméfaction inégale, généralement un peu molle. A une époque quelquefois assez rapprochée, quelquefois très-éloignée de l'apparition de ces petites tumeurs, il se forme au sommet du tubercule ou des tubercules réunis ou non, une ulcération qui a, dès l'origine, un mauvais aspect et se recouvre d'une croûte noirâtre assez adhérente. Sous la croûte, cet ulcère qui fournit une sérosité sanieuse, ichoreuse, peut s'étendre rapidement en profondeur, et envahir tous les tissus sous-jacents ; ou bien, si cet ulcère s'étend plutôt en superficie, il se recouvre d'autres croûtes semblables, à mesure qu'il gagne les parties voisines, et il peut même se cicatriser dans un point pendant qu'il s'étend sur l'autre. Chaque progrès de l'ulcération est ordinairement marqué par la formation d'un ou de plusieurs nouveaux tubercules, au sommet desquels cette ulcération s'établit, de sorte qu'il naît ainsi successivement, de proche en proche, un plus ou moins grand nombre de tubercules avec des ulcérations à leur sommet, suivies ensuite de cicatrices blanches, irrégulières, inégales, formant comme des brides, qui ressemblent à celles des fortes brûlures. Une grande étendue de la peau peut être ainsi comme labourée; et, par exemple, l'affection tuberculeuse ulcérative peut être partie du nez, comme cela arrive le plus souvent, et avoir gagné la joue, les lèvres, le menton, etc.; c'est alors en surface que s'est principalement étendu le lupus. Mais sur cette même partie, sur le nez, souvent après le même début de l'éruption sous forme de tubercules, qui s'ulcèrent au sommet et se recouvrent d'une croûte, on voit l'érosion atteindre toute l'épaisseur de la peau, le tissu cellulaire, les muscles sous-cutanés, les cartilages des ailes du nez, de la cloison du nez, toute l'extrémité de cet organe, les os mêmes de manière à produire une mutilation hideuse. Parfois l'affection semble arrêter momentanément le cours de ses ravages ; elle reste stationnaire quelque temps, en présentant alors une surface inégale, rugueuse, boursoufflée, rouge violet, et puis elle reprend son allure rongeante première ; d'autres fois elle semble borner entièrement ses progrès, et alors les tubercules cessant de s'ulcérer, prenant un meilleur aspect, offrent comme une légère desquammation épidermique, qui est suivie d'une cicatrice blanche et solide. Mais il peut arriver encore qu'au moment où l'on croit la guérison bien assurée, quelques points de la cicatrice soient soulevés par de nouveaux tubercules, et que l'érosion recommence, tout comme dans le *lupus* qui s'est principalement étendu en surface. On voit quelquefois aussi les cicatrices sinueuses labourant la face qui paraissaient solides, être de nouveau occupées par des tubercules, des ulcères, et présenter une nouvelle scène de destruction.

Lorsque le nez a été rongé à la superficie, il paraît mince, effilé, pointu, et il semble que les narines se sont resserrées. Quand il a été rongé en profondeur, les parties que le lupus a emportées sont variables en étendue ; c'est une aile du nez, ou une partie de l'aile du nez renfermant une partie ou la totalité de la cloison, l'extrémité ou une grande portion ou toute l'étendue de cet organe, et ces différentes destructions mettent quelquefois un temps très-long, plusieurs années même, d'autres fois un temps très-court à s'effectuer; ce dernier cas a lieu dans ce qu'on a appelé *lupus vorax*.

La même affection peut commencer par envahir les commissures des lèvres, et ronger ces commissures ainsi que les parties voisines, de manière à nuire singulièrement aux diverses fonctions de la bouche. Mais ce qu'il y a de plus fâcheux encore, c'est lorsque la paupière inférieure est elle-même le siége de l'affection, car cette paupière rongée ne protégeant plus le globe de l'œil, celui-ci s'enflamme; un épiphora continuel s'établit; la cornée s'épaissit et la vue se perd. Quand cette affection a compromis aussi gravement les ouvertures des muqueuses, on voit quelquefois l'inflammation de celles-ci s'étendre de proche en proche, et donner lieu à une inflammation mortelle de leur portion qui tapisse les organes profonds, les fosses nasales, le pharynx, le larynx, les bronches, l'estomac, les intestins, phénomènes au reste qui sont généralement moins dus, quand ils surviennent, ce qui est très-rare, à la transmission de l'inflammation par voie de continuité, qu'au retentissement sympathique des désordres locaux dans tous les organes.

Le *lupus exedens* peut commencer autrement que par des tubercules. Ainsi, il débute quelquefois par une rougeur sombre, comme érysipélateuse, de la muqueuse et de la peau d'une narine ou des deux narines, avec un léger gonflement de l'aile du nez. Une croûte mince, brunâtre ou jaunâtre, se forme sur un point de la muqueuse enflammée, vers l'ouverture des narines ; la démangeaison accompagnant ordinairement le début de cette affection, ou la simple gêne que cause la présence de la croûte, fait qu'on l'arrache ; il en revient une autre plus épaisse ; l'ulcération fait des progrès au dessous, et alors commence la série des phénomènes que nous venons de décrire.

Le *lupus exedens* peut encore débuter par une hypertrophie avec teinte rouge-violet de la peau. Sur un point de cette étendue de peau ainsi tuméfiée, altérée dans sa couleur, on voit lentement se former une ulcération qui se recouvre d'une croûte adhérente, au dessous de laquelle l'ulcération va s'étendant en profondeur ou en superficie, en présentant encore la série des phénomènes précédents.

Ce qu'il y a de remarquable et ce qui sert à établir, chose fort importante, le diagnostic différentiel de la dartre rongeante, c'est que ces phénomènes ne s'accompagnent dans leur développement que de démangeaison, de picotements, d'une légère douleur ou d'une légère cuisson, et quelquefois même ne s'accompagnent d'aucune sensation désagréable ou douloureuse. Au reste, ce n'est pas toujours, à beaucoup près, dans un seul sens que l'action rongeante s'exerce ; elle a lieu souvent dans les deux sens à la fois, en superficie et en profondeur, et s'accompagne en même temps de plus ou moins d'hypertrophie.

Le *lupus non exedens* se présente sous deux formes principales différentes : la plus rare est celle où il n'y a ni tubercules, ni hypertrophie ; les couches les plus superficielles de la peau semblent seules affectées. La peau offre une teinte rouge ; après une desquammation épidermique plus ou moins réitérée, elle semble s'amincir, prend un aspect luisant, une couleur rouge plus foncé. On dirait d'abord un simple érythème ; la rougeur, en effet, disparaît sous la pression du doigt ; mais il n'y a ni prurit, ni chaleur extraordinaire, ni cuisson ; ce n'est que par la pression sur la partie offensée que l'on fait éprouver une légère douleur. Tout ce qui fait porter le sang à la tête, comme les violentes passions, la colère, un exercice forcé physique ou moral, l'abus des boissons vineuses, etc., développe aussi dans la partie affectée une sensation de douleur. Cependant il ne tarde pas à se présenter, sans qu'il y ait eu ni ulcération, ni croûte, une cicatrice superficielle semblable à celle qu'aurait déterminée une brûlure légère. La peau reste évidemment amincie dans la partie malade, et il y a eu ainsi une sorte d'*usure* accompagnée d'une simple desquammation, sans solution de continuité. Ce n'est guère que sur la face, et surtout sur les joues, que se présente cette forme de *lupus non exedens ;* mais le plus souvent c'est par des tubercules avec plus ou moins d'hypertrophie de la peau qu'elle débute. Ces tubercules, très-rarement au nombre d'un seul, presque toujours groupés, petits, peu élevés au dessus du niveau de la peau, de couleur rouge fauve, ne font guère éprouver de sensation anormale, comme la variété précédente, que sous l'influence des mêmes causes qui agitent le sang, qui le font porter à la tête. A côté de ces tubercules en naissent d'autres ; ils s'étendent dans divers sens et comme en rampant ; ils s'accompagnent d'une hypertrophie avec une sorte de bouffissure inégale, luisante, du tissu cutané. Quelquefois une grande partie du visage, car c'est au visage qu'on observe ordinairement cette forme, en éprouve une déformation grave, un grossissement hideux des traits. Cependant ces tubercules se recouvrent d'une desquammation épidermique, et s'affaissent en partie dans un point, pendant que d'autres tubercules naissent dans d'autres points. Après leur affaissement, on remarque à leurs sommets plus ou moins réunis, des cicatrices superficielles, lisses, luisantes, comme dans la forme précédente. Ces cicatrices se dessinant ainsi au sommet des tubercules et se réunissant de proche en proche, forment parfois des lignes plus ou moins irrégulières, comme des brides qui labourent une partie de la face. D'autres fois les cicatrices sont séparées, répandues, parsemées sur la face, sur les points correspondant aux sommets des tubercules affaissés, tandis que dans les intervalles on voit des taches irrégulièrement circulaires, rouge sombre, sur les sommets des tubercules non encore affaissés, mais cicatrisés, au niveau desquels la peau hypertrophiée s'est élevée. A un degré très-avancé de cette forme il y a une hypertrophie générale sur toute la face et quelquefois jusqu'aux oreilles, qui s'y trouvent comprises, hypertrophie hérissée çà et là de tubercules aplatis, rouge sombre, rouge luisant, rouge fauve ; hypertrophie assez molle, gardant quelquefois l'impression du doigt, formée à la fois par l'altération de la peau et du tissu cellulaire sous-cutané, rendant les lèvres considérablement saillantes, les joues flasques, comme pendantes, les yeux comme enfoncés dans les orbites. Quelquefois sur les cicatrices, résultat du procédé tout-à-fait singulier d'*usure* qui a lieu dans cette forme du *lupus non exedens*, on a vu naître de petites tumeurs rouges, molles, assez saillantes, comme fongueuses ; mais cela est extrêmement rare. Il n'est guère possible, dans la forme précédente de *lupus non exedens*, que la guérison, si elle arrive par les moyens de l'art, laisse le visage revenir à son état normal.

Il y a au reste bien des variétés dans les formes que prend le *lupus*, et quelquefois les formes du *lupus exedens* coexistent avec celles du *lupus non exedens*.

Le *lupus*, avons-nous dit, peut aussi se présenter sur le tronc, à la partie antérieure de la poitrine, par exemple, et sur les épaules, sur la partie supérieure du dos, ainsi que sur les membres, à leur partie externe surtout ; mais c'est beaucoup plus souvent le *lupus non exedens*, à forme d'hypertrophie tuberculeuse, qu'on observe alors, que le *lupus exedens*. On a vu le *lupus non exedens* envahir quelquefois la totalité d'un membre.

L'étiologie du *lupus* est bien obscure. De toutes les catégories de *fluxion*, il n'y a guère que celles de *fluxion par diathèse* et de *fluxion idiopathique* auxquelles le *lupus* puisse appartenir. Dans la catégorie de fluxion par *diathèse*, c'est la *diathèse scrofuleuse* qui lui donne le plus souvent naissance, et c'est la forme du *lupus non exedens* avec hypertrophie tuberculeuse que cette diathèse affecte particulièrement. Le *lupus* paraît aussi se manifester sous l'influence de la diathèse syphilitique; mais j'ai remarqué que cela n'a lieu, assez rarement du reste, que chez des individus qui, ayant eu plusieurs maladies vénériennes, avaient subi plus ou moins infructueusement plusieurs traitements mercuriels. Il n'est pas douteux qu'il résulte du mélange des influences exercées sur l'organisation par un vice syphilitique mal éteint d'un côté, et un traitement mercuriel longtemps continué ou souvent réitéré, une disposition à la production de phénomènes spéciaux d'irritation syphilitico-mercurielle parmi lesquels je suis porté à placer le *lupus*, qui se présente alors avec la forme ulcérative du *lupus exedens*, surtout au visage et particulièrement au nez.

Quant aux causes externes d'irritation dont l'action s'est fait autrefois sentir sur la partie où s'est développé plus tard le *lupus*, comme les coups, les contusions, les piqûres, etc., il est certain qu'elles n'ont pu tout au plus agir qu'en réveillant, en sollicitant une disposition existant auparavant dans l'organisation.

Le *lupus* se présente à peu près exclusivement chez les enfants, les jeunes gens, les adultes; il paraît affecter également l'un et l'autre sexe. Je l'ai observé aussi souvent chez les citadins que chez les campagnards, quoique les auteurs s'accordent à dire qu'il existe plus souvent chez les derniers que chez les premiers, sans pouvoir en indiquer la cause probable.

Quant au diagnostic différentiel, il est évident d'abord qu'on ne saurait confondre ni la forme hypertrophique tuberculeuse sans ulcération, ni la forme tuberculeuse ulcérée du lupus, avec la lèpre tuberculeuse, *elephantiasis* des Grecs. Il n'y a qu'à se reporter, pour établir dès le premier abord la distinction, au tableau que nous avons tracé de cette dernière maladie. La confusion du *lupus* avec la couperose n'est pas davantage possible ; de même la marche expansive, érosive, rongeante du *lupus*, se distingue très-facilement des simples tubercules scrofuleux, volumineux, isolés et à bord décollés, quand il y a ulcère, etc. Mais il est d'autres maladies cutanées avec lesquelles on pourrait au premier abord confondre le *lupus*, et dont il est essentiel de le distinguer. Ce sont certaines petites tumeurs cancéreuses appelées *noli me tangere* et certaines formes puro-vésiculeuses ou tuberculeuses des syphilides. Le *noli me tangere* se présente sous la forme d'une seule petite tumeur isolée sur les lèvres, les joues, plutôt que sur le nez, et à peu près toujours chez les personnes qui ont passé l'âge de quarante ans, tandis que le *lupus*, presque constamment, commence par plusieurs tubercules groupés sur le nez, sur les joues, et ne s'observe guère que chez les enfants et les adultes. Il y a des douleurs lancinantes ou intermittentes ou continues dans la première maladie; il n'y a aucune douleur dans la seconde. Les tubercules du lupus sont sans hypertrophie, ou avec une hypertrophie de la peau, telle que nous l'avons décrite, tandis que les tubercules cancéreux, durs, et assez nettement dessinés à leur base, s'accompagnent ordinairement d'un gonflement inflammatoire de la peau, bien différent de cette hypertrophie.

Quand ces derniers tubercules sont ulcérés,
les bords de l'ulcération sont renversés, icho-
reux, grisâtres, fongueux, douloureux et sans
croûtes, ou avec des croûtes légères et passagères, toutes circonstances bien différentes de
celles que présentent les ulcérations des tubercules du *lupus*.

Les tubercules syphilitiques sont généralement d'un rouge cuivré assez caractéristique,
plus volumineux, moins aplatis que les
tubercules du *lupus*. Ils ne présentent pas
comme ceux-ci à leur sommet une desquammation épidermique, et ne sont pas environnés
de cette hypertrophie molle qui accompagne
le plus souvent les tubercules du *lupus*. Les
ulcérations des tubercules syphilitiques ont
le caractère des ulcérations syphilitiques en
général; elles diffèrent certainement d'une
manière assez marquée, par leur aspect, des
ulcérations du lupus, lorsque celles-ci vont
rampant et s'étendant en surface; mais quand
le lupus va rongeant en profondeur, qu'il
enlève par exemple une partie du nez, c'est
parfois moins par l'aspect des ulcères que par
les parties qui ont commencé à s'ulcérer, que
l'on peut distinguer les deux affections l'une
de l'autre. Ainsi, la syphilis commence ordinairement par la carie, la nécrose des os du nez,

l'ulcération de la muqueuse; le *lupus* commence toujours par la peau. Malgré cela il est certain qu'il y a des cas où, s'il n'y a pas d'autres symptômes syphilitiques concomitants, ce qui est rare, on peut rester dans l'incertitude. Au reste, puisque, comme nous l'avons dit, la diathèse syphilitique ou une sorte d'irritation syphilitico-mercurielle paraît pouvoir donner lieu à la forme ulcérative du *lupus exedens*, il pourrait se faire aussi que ce symptôme fût le seul symptôme constitutionnel existant actuellement; et par conséquent, pour savoir si un lupus est ou non syphilitique, ou scrofuleux, ou idiopathique, il faut avoir recours à l'examen des antécédents, des traits tirés de l'ensemble de la constitution, etc.

Le pronostic du *lupus* est toujours extrêmement fâcheux. Ou il poursuit lentement sa marche érosive, rongeante, pendant de longues années, malgré tous les efforts de l'art, ou, s'il guérit, c'est toujours en laissant les parties comme usées ou hypertrophiées ou déformées, mutilées. Il est très-sujet à la récidive, et on doit la craindre comme on craint la récidive dans le cancer, toutes les fois que la cicatrice n'est pas nette, blanche, unie, qu'elle est comme boursoufflée dans quelques points, et qu'elle est soulevée ou circonscrite, ou bornée dans un sens quelconque par des tubercules. Au reste, il est clair que le pronostic du *lupus* sera plus ou moins fâcheux, selon qu'il aura une marche rongeante plus ou moins rapide, et selon que l'on sera appelé plus tard ou plus tôt à arrêter ses progrès.

Traitement. — Le traitement se divise en traitement local et traitement non local.

Le traitement non local se réduit à combattre les diathèses, quand elles existent. Relativement à la diathèse syphilitique, si on en soupçonne l'existence, quand divers traitements mercuriels ont antérieurement échoué ou ont fait naître dans l'organisation un état d'irritation favorable au développement du lupus, il faut avoir recours aux antisyphilitiques non mercuriels, comme les sudorifiques en tisanes, en sirops, en robs, etc., les remèdes plus ou moins empiriques, tels que les tisanes de Feltz, de Pollini, de Zittman, les opiacés, les sels d'or, de platine, d'argent, etc., en un mot, en essayant successivement les divers remèdes auxquels l'expérience accorde quelque efficacité. On combat la diathèse scrofuleuse, dans la circonstance particulière où on la regarde comme cause de l'apparition du *lupus,* par l'hydrochlorate de chaux, de potasse, de baryte, par les ferrugineux et surtout par les composés d'iode et de fer comme le proto-iodure de fer (formule de M. Dupasquier), par les autres préparations iodurées, à l'intérieur ou en bains; par l'usage en bains, douches, etc., des eaux minérales sulfureuses, prises aux sources mêmes, si cela est possible; et enfin en environnant le malade de toutes les conditions hygiéniques pour l'habitation et le régime qui sont recommandés dans des cas semblables. Lorsqu'on ne peut accuser aucune diathèse, lorsqu'on ne peut rattacher le *lupus* à aucune condition morbide interne appréciable, quoiqu'il existe certainement dans la plupart des cas un état particulier de la constitution dont le *lupus* n'est que la manifestation, on a proposé d'essayer diverses médications plus ou moins violemment perturbatrices, telles que les purgatifs drastiques, les antimoniaux, l'huile animale de Dippel, les arsénicaux, etc. Mais comme on ne peut guère agir qu'en aveugle, dans ces cas où l'expérience n'accorde aucune efficacité positive, avérée à ces moyens perturbateurs, et qu'on fait courir par leur emploi de trop fâcheuses chances aux malades, il vaut mieux généralement s'en abstenir et ne compter que sur le traitement local.

Une saignée générale peut être utile, quand le malade est très-sanguin, que le pouls est plein, dur. Quant aux saignées locales, aux applications de sangsues dans les environs du lieu malade , elles ont généralement plutôt pour effet d'accélérer que de retarder la marche rongeante de l'affection. Au reste il peut être utile de changer complètement le régime du malade, de le soumettre même dans quelques cas d'irritabilité générale remarquable à la diète lactée.

Le traitement local indispensable dans tous les cas, et généralement le seul sur lequel on puisse compter, doit agir en vertu de cette considération, qu'il faut à tout prix changer le mode pathologique, l'allure vicieuse vitale de la partie affectée, détruire la funeste propriété de ronger qui y est attachée, et, à défaut d'un moyen topique capable de produire cette heureuse modification, brûler cette partie elle-même, de manière à déterminer dans les tissus restants et limitant le mal une inflammation suppurative simple qui se termine par une bonne et solide cicatrisation. Or si, lorsqu'on a à faire au *lupus non exedens*, au *lupus* sans ulcère rongeant, on peut espérer d'obtenir un effet favorablement modificateur par l'usage de certaines médications locales, tandis que, dans ce cas, on ne doit guère compter sur la cautérisation qu'il est bien difficile d'appliquer convenablement, cette cautérisation, au contraire, constitue un moyen presque infaillible de salut dans le *lupus exedens*, le *lupus* avec ulcère.

Les remèdes locaux qu'on peut appliquer au *lupus non exedens*, avec hypertrophie surtout, sont des frictions avec les pommades de proto-chlorure, de proto et de deuto-iodure de mercure, avec la pommade d'iodure de soufre (form. 28, 33, 34). Une pommade que j'ai employée dans ces cas, au moins avec autant de succès que les précédentes, c'est la pommade au nitrate d'argent (form. 54). Elle n'a d'autre inconvénient que de noircir passagèrement l'épiderme, et de faire naître quelquefois une éruption puro-vésiculeuse, ou même papuleuse, qui disparaît bientôt. Mais je n'ai pas retiré de l'application du vésicatoire, et de la pommade au nitrate d'argent ensuite, sur les tubercules non ulcérés du *lupus*, le même avantage que j'en avais retiré pour les tubercules de la lèpre tuberculeuse, *elephantiasis* des Grecs, dans l'observation que j'ai citée.

On peut aussi faire usage de douches de vapeur émolliente ou aromatique sur le lieu même affecté. Enfin, quand la résolution semble commencer à s'effectuer, la compression, également et convenablement faite avec une plaque de plomb entre deux linges fins, peut favoriser, hâter cette tendance heureuse de la maladie. Mais, en général, quoi qu'on fasse, on n'obtiendra guère de cette manière qu'une diminution ou une stagnation, rarement une guérison complète de cette maladie, à moins que cette dernière ne soit prise de bonne heure, lorsqu'il n'y a encore que quelques tubercules et un peu d'hypertrophie. S'il n'y a qu'un petit nombre de tubercules saillants, ou même un seul tubercule, on peut encore, quand ils résistent aux médications précédentes, employer avec succès la cautérisation dont nous allons parler ; mais celle-ci n'est plus possible quand l'affection consiste non seulement dans un grand nombre de tubercules répandus çà et là, mais encore dans une hypertrophie générale au milieu de laquelle les tubercules semblent véritablement comme enfouis. Elle n'est pas possible non plus quand il s'agit de cette variété assez rare de *lupus non excedens* dont nous avons dit quelques mots, où il y a érosion, *usure* sourde, lente, sans hypertrophie ni tubercules.

La cautérisation se pratique avec différentes substances et après différentes précautions préliminaires. Ainsi, s'il s'agit de tubercules non ulcérés, on met d'abord le derme à nu avec l'application de vésicatoires ; s'il y a des croûtes, on les fait tomber avec des cataplasmes. Quand la surface de l'ulcère est nette, on applique les caustiques. Il est inutile ici de signaler ceux qui sont d'un effet médiocre ou incertain. Il faut aller droit au but et mettre de prime-abord en usage le procédé le plus court, le moins dangereux, celui dont on peut le plus exactement d'avance prévoir les résultats et fixer la portée. Or, d'abord de tous les caustiques liquides, c'est le nitrate acide de mercure qui mérite la préférence à peu près d'un commun avis, et cependant encore avec ce moyen-là on n'agit que superficiellement, que lentement, et pour peu que l'affection soit étendue en profondeur, il faut faire un grand nombre d'applications successives et après des intervalles assez longs, ce qui fait que l'affection peut, pendant ce temps, continuer ses progrès. Quant aux poudres ou pâtes caustiques, sans entrer ici dans une énumération détaillée qui ne conduirait à rien d'utile, je dirai que de tous les remèdes de ce genre, la préparation qui paraît généralement le mieux remplir les conditions voulues, c'est la pâte dite de Canquoin. La poudre de Dupuytren est un moyen lent et incertain, quoi qu'on en dise, et bien au-dessous de ce dernier remède. La poudre arsénicale du frère Côme, comme les autres poudres arsénicales, a l'inconvénient de ne pouvoir être que vaguement limitée dans son action, de déterminer un gonflement inflammatoire considérable, et quelquefois des accidents très-graves. Je ne m'occuperai pas ici de la manière d'appliquer ces poudres. Ce que j'en dirai dans le formulaire suffira. Je vais me contenter d'exposer en peu de mots le mode d'emploi de la préparation que nous regardons comme la meilleure, de la pâte de Canquoin.

Cette pâte est faite avec de l'eau et une poudre composée de chlorure de zinc et de farine, dans des proportions variables, selon l'effet plus ou moins énergique que l'on veut produire. On peut y joindre le chlorure d'antimoine, ce qui la rend encore plus active, et c'est la préparation que je préfère. (Voy. le form.) On en étend une très-petite couche, comme on le fait avec les pâtes arsénicales, sur la partie ulcérée ou sur le derme mis à nu par le vésicatoire, si les tubercules n'étaient pas ulcérés. Cette couche produit, au bout de quelques heures, une eschare nette, tranchée, proportionnée à son épaisseur. Elle ne détermine dans le voisinage qu'un gonflement inflammatoire médiocre, contre lequel il n'est généralement besoin d'employer aucun moyen. Après la chute de l'eschare, on applique encore une couche de la même pâte, proportionnée encore à la partie que l'on veut détruire, et ainsi de suite. Il est clair que si l'affection était très-étendue, il faudrait l'attaquer partiellement. L'emploi de cette pâte dans la dartre rongeante, comme dans le cancer, comme dans toutes les tumeurs que l'on veut détruire, procure les plus remarquables succès.

Une autre préparation qui jouit aussi de beaucoup d'efficacité, mais qui m'a paru inférieure cependant à la préparation précédente, c'est la pâte caustique de Vienne, composée de potasse à la chaux et de chaux vive délayées avec de l'alcohol, et que l'on applique de la même manière.

L'action du fer rouge sur le lupus ne saurait être comparé à celle des caustiques précédents. C'est un moyen très-infidèle et qui n'a généralement pour effet qu'une exaspération du mal. Il ne faut pas oublier dans toute cautérisation qui peut comprendre des ouvertures naturelles, d'empêcher, lors de la formation des cicatrices, le rétrécissement ou l'occlusion de ces ouvertures.

Chapitre Huitième.

CLASSIFICATION DERMATOGRAPHIQUE DES MALADIES DE LA PEAU.

SIXIÈME ORDRE.

MACULES OU TACHES (1).

Les macules ou taches proprement dites, sont constituées par une altération de la matière colorante (pigment) de la peau. Mais il y a d'autres taches qui, comme les précédentes, ne disparaissent pas momentanément sous la pression du doigt, ce qui est un des principaux caractères des taches en général, et qui sont formées, non par une altération de la matière colorante, mais par de simples petites hémorrhagies sous-épidermiques ou intra-cutanées ou même sous-cutanées ; c'est

____

(1) *Dermatoses hémateuses* et *dermatoses dyschromateuses* (Alibert).

à ces dernières circonstances que se rapporte ce qu'on appelle *purpura*.

Dans le premier genre de taches, il y en a qui sont des phénomènes tout-à-fait passifs, constituant plutôt une déformation, une infirmité qu'une maladie. Telles sont: 1° le *lentigo* (éphélide lenticulaire d'Alibert), vulgairement *taches de rousseur*; 2° les *nœvi* ou taches de naissance, du moins les *nœvi pigmentaires* seulement, car les *nœvi vasculaires* sont de véritables tumeurs, des tumeurs érectiles se rattachant plutôt à la chirurgie; 3° la coloration anormale produite ou chimiquement ou de tout autre manière inconnue par l'introduction dans le sang de certaines substances qui vont spécialement agir sur le pigment: telle est la coloration bronzée due à l'ingestion du nitrate d'argent, qu'on a administré à doses progressivement augmentées dans le but de guérir l'épilepsie; 4° la décoloration, la privation de matière colorante partielle ou générale, ce qui constitue le *vitiligo* et l'*albinisme*.

Il y a au contraire d'autres taches ou macules dans cette première division, qui ne sont pas des phénomènes purement passifs, dans lesquelles on remarque, dès l'origine, des signes d'une activité vitale vicieusement exercée,

d'un véritable travail ou mouvement fluxionnaire, quelquefois de la chaleur, toujours
plus ou moins de prurit, et presque constamment une desquammation furfuracée. C'est
ce qui arrive dans les taches hépatiques (*éphélides hépatiques*, *pannus hépatique* d'Alibert).
Voilà pourquoi quelques-uns, au nombre desquels se trouve M. Gibert, ont placé ces taches
dans l'ordre des éruptions furfuracées, sous
le nom de *pythiriasis versicolor*, tandis que
d'autres, comme MM. Casenave et Schedel, les
ont placées tout simplement dans l'ordre des
macules, en ayant soin de faire cette observation, dans l'exposé d'un diagnostic différentiel (*Traité des maladies de la peau*,
page 404) : « Cependant la coïncidence de la
« teinte jaune rend quelquefois le diagnostic
« de ces deux maladies difficile (le *pythiriasis*
« *versicolor* et les *taches hépatiques*). » Nous
croyons que le diagnostic différentiel est non
seulement difficile, mais encore impossible,
et nous regardons, avec M. Gibert, ces deux
formes comme ne faisant qu'une seule et même
maladie; seulement nous avons laissé les
éphélides hépatiques dans l'ordre des *macules*,
parce qu'il y a en effet toujours dans ces éphélides, une altération particulière de la couleur
de la peau, qui ne paraît pas due à un simple

afflux de sang dans les vaisseaux capillaires sanguins de la partie affectée, et où la couche colorante, le *pigment*, joue un rôle particulier. Mais nous avons eu soin de faire observer la différence, sous le rapport du phénomène de fluxion, d'irritation, qu'il y a entre ces taches et les autres colorations anormales de la peau, *lentigo*, *nœvi*, *teinte bronzée*, etc.

Dans le second genre de taches, où l'altération de la couleur normale de la peau est due à de petits épanchements sanguins, résultat d'autant de petites hémorrhagies sous-épidermiques ou intra-cutanées ou même sous-cutanées, qui paraissent plutôt formées par du sang veineux que par du sang artériel, ou tantôt par l'un, tantôt par l'autre :

1° Ou bien il n'y a pas de symptômes généraux de scorbut, c'est alors simplement le *purpura*, c'est-à-dire une maladie constituée par un plus ou moins grand nombre d'hémorrhagies partielles, d'exhalations sanguines, de véritables phénomènes de *fluxion* à forme hémorrhagique, phénomènes qui peuvent certainement s'effectuer tout aussi bien sous l'épiderme ou dans le tissu même de la peau, qu'à la surface des muqueuses du nez, des bronches, de l'estomac, qu'à la surface des séreuses ou ailleurs ;

2° Ou bien il y a des symptômes généraux de scorbut avec réaction, de ce que quelques-uns ont appelé scorbut chaud, et alors c'est le purpura hemorrhagica (*morbus maculosus hemorrhagicus* de Werlhof,) qui d'après mon avis, comme de l'avis déjà de plusieurs auteurs, a été regardé à tort comme une maladie distincte du véritable scorbut, et dont nous renverrons par conséquent la description au chapitre des maladies de la peau par diathèse scorbutique.

3° Ou bien enfin il y a en même temps une maladie grave, une fièvre de mauvais caractère, une fièvre typhoïde, et alors les taches sanguines sont ce qu'on appelle des *pétéchies*, phénomène tout-à-fait secondaire, tout-à-fait insignifiant dans le tableau des symptômes alarmants par lesquels se dessine l'affection intérieure.

Nous allons examiner successivement les diverses altérations de la couleur de la peau que nous venons de rapporter à l'ordre des macules.

LENTIGO.

(TACHES DE ROUSSEUR, ÉPHÉLIDE LENTIFORME OU LENTICULAIRE.) (1)

Ce sont de petites taches jaunâtres ou d'un jaune fauve, ayant depuis la dimension d'une grosse tête d'épingle jusqu'à celle d'une lentille. Les parties qu'elles affectent spécialement sont la face, le devant de la poitrine, le cou, les avant-bras, le dos des mains; mais elles se présentent aussi quelquefois sur toutes les parties du corps. Elles sont généralement éparses et séparées par des intervalles plus ou moins grands où la couleur de la peau est normale. Quelquefois cependant elles sont comme agglomérées et forment des plaques plus ou moins considérables. Elles ne sont le siége d'aucune sensation anormale, et il n'y a absolument rien de changé à la peau, si ce n'est la couleur. Elles sont ordinairement con-géniales. Lorsqu'elles ne paraissent qu'après la naissance, on ne les remarque guère qu'a-près l'âge de la seconde dentition, et durent toute la vie, en offrant de temps à autre plus d'intensité dans la couleur. Les individus qui

____

(1) *Panne lenticulaire*, dermatoses dyschromateuses (Alibert).

ont la peau blanche, fine, les cheveux blonds, surtout roux, sont ceux chez lesquels on observe le plus communément le lentigo. L'habitation dans un climat chaud, l'action continue d'un soleil ardent, peuvent bien quelquefois déterminer chez les enfants, chez quelques personnes à peau blanche, délicate, douées d'un tempérament lymphatique, ou même chez des individus doués de tout autre tempérament, des taches jaunes, semblables aux taches de rousseur, que l'on appelle *éphelides solaires;* mais elles sont passagères et disparaissent plus ou moins longtemps après que l'action de la cause a cessé, quand l'hiver est venu ou en changeant de climat. Les taches de rousseur congéniales et celles qui sont survenues dans l'enfance, sans être dues à l'action du soleil, sont généralement incurables, et tous les topiques en lotions, en pommades, plus ou moins recommandés, ne jouissent d'aucune efficacité reconnue. Les taches de rousseur offrent des caractères tellement tranchés qu'il est impossible de les confondre avec aucune autre maladie cutanée.

ÉPHÉLIDES HÉPATIQUES.

(TACHES HÉPATIQUES, CHLOASMA, PYTHIRIASIS VERSICOLOR, ETC. (1)

Un léger prurit, qui peut acquérir plus tard beaucoup d'intensité, précède quelquefois l'apparition de ces taches. D'une dimension supérieure à celle des taches du lentigo, de forme irrégulièrement arrondie, d'aspect grisâtre d'abord, elles laissent entre elles des intervalles plus ou moins larges où la peau a l'aspect normal ; mais elles se rapprochent ensuite, se réunissent plusieurs en une seule, et forment ainsi des plaques de grandeur considérable et de forme irrégulière, répandues surtout sur la partie antérieure de la surface du corps , et en particulier , ou presque uniquement, sur le visage, chez les femmes grosses. Elles sont alors d'une couleur jaune-paille ou jaune-safrané , ou brunâtre. Elles recouvrent quelquefois une si grande surface, sur la poitrine surtout et l'abdomen, qu'il ne se présente que çà et là quelques petits intervalles où la peau a sa couleur normale ; mais celle-ci tranche si singulièrement

(1) *Panne hépatique*, dermatoses dyschromateuses (Alibert).

avec la coloration morbide générale, qu'on dirait, au premier abord, seules malades les parties de la peau qui sont à l'état sain. La démangeaison, qui est quelquefois très-vive à une époque avancée de la maladie, augmente encore d'intensité lorsqu'une circonstance quelconque porte l'excitation dans l'économie ou directement sur la peau, comme une vive impression morale, l'ingestion de quelque substance échauffante, irritante, l'apparition première ou le retour des menstrues, une forte insolation, etc. La démangeaison va quelquefois jusqu'à déterminer l'insomnie, surtout si le malade se gratte. Il n'y a, au reste, guère de changement dans la chaleur de la partie; mais il s'y opère souvent une desquammation furfuracée. Au printemps, il s'y établit parfois un redoublement de prurit, la fluxion s'y porte, et la teinte des taches devient un peu rouge.

Les éphélides hépatiques peuvent appartenir à diverses catégories de fluxion :

1° A la *fluxion par cause externe*, ce qui n'arrive guère que par l'insolation; cependant l'influence de la chaleur, provenant des chaufferettes découvertes, sur la partie interne de la cuisse des femmes, produit aussi sur cette partie de larges taches brunâtres qu'on peut rapporter aux éphélides hépatiques. 2° A la *fluxion réfléchie ;* il n'y a guère que l'irritation de l'estomac, due à l'ingestion d'aliments échauffants, de boissons excitantes, qui détermine sympathiquement ce genre de taches. On les avait regardées, et de là même le nom d'*hépatiques,* comme se rattachant toujours à une affection du foie, mais cela n'est vrai que quelquefois. 3° A la *fluxion déplacée*; les taches hépatiques ne se montrent guère comme phénomène de *fluxion déplacée* qu'à la suite de la suppression des menstrues et des hémorrhoïdes. 4° A la *fluxion excentrique ;* cela arrive sous l'influence de l'ébranlement produit dans l'organisme par la première apparition des menstrues, par l'état de grossesse, par de fortes émotions morales, par des écarts de régime et par l'abus des échauffants, des boissons alcoholiques, qui peuvent de prime abord et sans déterminer préalablement l'inflammation de l'estomac, porter l'excitation dans le système nerveux, dans l'ensemble de l'économie. 5° A la *fluxion idiopathique ;* quelquefois les taches hépatiques existent par une idiosyncrasie spéciale, une disposition propre à la peau, sans se lier à aucune cause externe, à aucune condition appréciable de l'économie.

Selon que les taches hépatiques se rattachent à l'une ou à l'autre des circonstances que nous venons de signaler, elles durent peu de temps, quelques heures, quelques jours, quelques mois, ou se prolongent indéfiniment.

Quant au diagnostic différentiel, il n'y a guère que les taches syphilitiques que l'on pourrait au premier abord quelquefois confondre avec les taches hépatiques; et, en effet, la teinte cuivrée des premières n'est pas toujours bien marquée ; il n'y a pas toujours démangeaison dans les dernières, et je l'ai quelquefois remarquée, quoique rarement, dans les premières; il en est de même de la furfuration. Cependant dans la pluralité des cas, on pourra, au simple aspect des phénomènes extérieurs, éviter l'erreur, et, dans les autres, on s'aidera des antécédents et des symptômes concomitants. Il faut, au reste, distinguer les taches hépatiques de toutes ces taches, traces plus ou moins durables de plusieurs maladies de la peau.

Le traitement des taches hépatiques consiste d'abord à détruire les conditions morbides internes auxquelles elles se rattachent, et que nous avons énumérées dans les diverses catégories de *fluxion* où elles doivent être

placées. Il n'est pas douteux qu'avec leur
cause, les taches hépatiques, qui ne sont généralement qu'une affection superficielle, dis-
paraîtront; mais si la cause ou les circonstances qui les ont fait naître ne pouvaient
être entièrement mises de côté, ou si, malgré
cela, l'affection cutanée persévérait, ou enfin
si elle constituait une maladie idiopathique,
on en viendrait encore généralement à bout
avec un traitement local et non local très-
simple. On s'accorde à regarder comme très-
efficaces les lotions et les bains avec des eaux
sulfureuses. Les bains artificiels sulfureux ou
gélatino-sulfureux ordinaires (formul. n° 19)
sont suffisants. Pour les lotions, j'ai employé
avec beaucoup de succès l'eau d'une source
sulfureuse peu éloignée de Lyon, transportée
dans des bouteilles, l'eau d'Allevard. On peut,
au reste, faire usage des autres eaux sulfureuses en les mitigeant plus ou moins avec de
l'eau, selon le degré d'irritabilité de la peau.
J'ai rarement fait administrer ces eaux à l'intérieur, contre les taches en question; mais
c'est alors aux eaux d'Uriage que je donnerais
la préférence, parce qu'elles agissent aussi
comme laxatives; et, en effet, quelques laxatifs,
quand les voies gastriques sont saines, deviennent généralement utiles dans cette maladie.

Quant aux médicaments appelés *dépuratifs*, ils sont généralement inférieurs aux précédents.

NÆVI.

(SIGNES, ENVIES, TACHES DE NAISSANCE, TACHES DE VIN, ETC.) (1)

Il faut distinguer trois espèces de *nævi*. Les uns sont de simples altérations de la couche colorante, du *pigment*, sans gonflement, sans développement anormal du tissu vasculaire sanguin. Leur teinte alors, quoique pouvant varier à l'infini, tire ordinairement sur le jaune ou sur le brun noirâtre; la couleur de ces taches change très-peu dans les diverses phases de la vie. Des poils assez courts s'y implantent quelquefois. Elles occupent ordinairement une très-petite, parfois cependant une très-large surface, et sont d'une forme arrondie ou plus ou moins irrégulière. Ces *nævi* ont ordinairement leur siége à la face.

La seconde espèce de *nævi* est formée surtout par un développement anormal du tissu vasculaire sanguin, avec peu ou point d'altération d'ailleurs du pigment. Tantôt il

(1) *Nœve*, dermatoses hétéromorphes (Alibert).

y a peu de tuméfaction, point de tendance à un développement ultérieur plus considérable, simple injection sanguine en un mot, devenant plus ou moins grande et la couleur rouge par conséquent plus ou moins animée, selon que les circonstances peuvent porter plus ou moins d'excitation dans le système vasculaire sanguin et accélérer la circulation. C'est là ce qui se présente dans ces taches quelquefois très-larges rouge ou rouge-violet ou rouge-cramoisi, que l'on appelle vulgairement *taches de vin*. Tantôt au contraire il y a tuméfaction, devenant plus considérable pendant les cris, les efforts, sous l'influence de toute cause qui fait pousser le sang avec plus de force dans les vaisseaux ; il y a tendance à l'accroissement, véritable tumeur, de forme plus ou moins irrégulière, quelquefois pédiculée, se rapportant à ce qu'on appelle *tumeurs érectiles*, et exigeant un traitement tout-à-fait chirurgical.

La troisième espèce de *nævi* qui constitue les *signes* proprement dits, se rapporte à ces altérations en partie pigmentaires, en partie vasculaires, formant de petites élévations aplaties, lenticulaires, de couleur ordinairement brunâtre, dans lesquelles s'implantent des poils, n'étant pas susceptibles de prendre un grand accroissement comme les *nævi* précédents, mais pouvant comme eux devenir le siége d'un mouvement fluxionnaire, d'un gonflement passager, même d'un prurit, d'une légère douleur, sous l'influence de causes excitantes.

L'étiologie des *nævi* est enveloppée de la plus grande obscurité. Tout ce qu'on a dit de l'influence de l'imagination de la mère en état de grossesse, pour déterminer sur la peau du fœtus l'apparition subite ou lente de ces genres d'altérations, plus ou moins semblables aux objets dont cette imagination a été frappée, tout cela, quoiqu'on ne puisse rigoureusement en nier la possibilité, a besoin d'être encore sévèrement examiné, en mettant de côté tout esprit de prévention.

Il n'y a rien à diriger contre les nævi qui ne consistent que dans une altération du pigment. Quant à ceux qui constituent de véritables *tumeurs érectiles*, des *anévrismes par anastomose*, il y a des cas où leur tendance à s'accroître, leur siége, la gravité qu'ils peuvent acquérir, exigent l'application de considérations et d'une thérapeutique chirurgicale dans l'exposé desquelles je ne dois pas entrer ici.

ALBINISME.

(LEUCOPATHIE GÉNÉRALE.) (1)

Nous ne devons pas tracer ici l'histoire de l'albinisme en général, et nous ne ferons qu'indiquer cette absence générale du pigment, qui est le caractère des *albinos*. On sait que ces hommes ont la peau d'un blanc laiteux, les cheveux soyeux, lisses, entièrement blancs, les poils de la même couleur, tout le corps couvert en outre d'un duvet très-mou également blanc. L'absence de la matière colorante dans l'intérieur de l'œil fait que l'iris est rosé et la pupille rouge, ce qui paraît rendre l'impression de la lumière pénible, douloureuse, et la vue délicate, faible. Tout, du reste, semble, porter l'empreinte de la faiblesse dans leur organisation. Ce sont généralement des hommes avortés au physique comme au moral. Ce qu'il y a de singulier, c'est qu'on trouve de semblables êtres descendant de parents très-sains sous tous les rapports, en Europe comme ailleurs. Il est certain aujourd'hui qu'il peut exister des *albinos* chez les nègres comme chez

(1) *Achrôme congénial*, dermatoses dyschromateuses (Alibert).

les blancs, à peu près dans tous les pays et tous les climats qu'ils habitent.

On a remarqué que l'albinisme est d'autant plus fréquent chez les diverses nations qu'elles ont la couleur de la peau plus foncée et habitent un pays plus chaud. L'albinisme est à peu près toujours congénial dans l'espèce humaine, et peut se transmettre d'une génération à une autre, comme certains vices de conformation, mais non, d'après l'avis de savants naturalistes, comme l'attribut d'une race et même d'une variété, ce qui a lieu cependant chez quelques animaux comme le lapin et la souris. L'union d'un *albinos* et d'un individu coloré donne ordinairement naissance à des individus colorés et quelquefois à des *albinos*. Une remarque qu'on a faite, c'est que les *albinos* naissent en général de femmes très-fécondes, que presque toujours quelques frères ou sœurs conservent la coloration normale, et que souvent un ou plusieurs individus offrant cette dernière coloration naissent entre deux *albinos*. Contre une pareille infirmité, il n'y a rien à faire, ni rien à espérer.

ALBINISME PARTIEL OU VITILIGO.

(LEUCOPATHIE PARTIELLE, ÉPHÉLIDES BLANCHES.) (1)

Cette décoloration peut être accidentelle, acquise. Elle n'a été guère observée congéniale que chez les nègres, qui présentent quelquefois plusieurs taches blanches, de forme plus ou moins irrégulière, répandues sur diverses régions du corps. Mais le *vitiligo* est, en général, accidentel chez les blancs. Il peut aussi se présenter chez eux sur différentes régions, mais surtout sur la peau des bourses. Dans tous ces cas de *vitiligo* partiel, les poils sont aussi décolorés là où la peau est blanche. Les circonstances sous l'influence desquelles s'effectue la décoloration partielle qui constitue le *vitiligo*, ne sont guère connues. Cependant on a remarqué, et j'ai été moi-même témoin d'un fait semblable, que de fortes émotions réitérées ou une brusque et vive révolution morale peuvent produire cette décoloration.

Le *vitiligo* ou albinisme partiel, pas plus que l'albinisme général, ne saurait être confondu avec cette pâleur ou ce défaut de colo-

____

(1) *Achrôme vitiligue* ou *accidentel*, dermatoses dyschromateuses (Alibert).

ration de la peau que l'on voit dans la chlorose, ou à la suite d'une compression longtemps exercée sur ce tissu, ou sur les parties qui ont été plus ou moins longtemps soumises à un vésicatoire, ou sur ces sortes de vergetures blanches, dues à la distension du ventre dans la grossesse, etc.

Le *vitiligo*, avec le temps, peut s'amoindrir, mais il ne disparaît jamais complètement. Tous les topiques qu'on a essayés ont été généralement sans succès. On peut cependant, sans nuire, faire usage de lotions, de douches avec des eaux sulfureuses ou d'autres lotions excitantes. Je me suis assez bien trouvé, dans un cas, de frictions avec un liniment composé de teinture de quina et de teinture de camphre, parties égales.

PURPURA.

(HÉMORRHÉE, HÉMACÉLINOSE, PÉTÉCHIE, MORBUS MACU-LOSUS, ETC.) (1)

Rien de si embrouillé que ce que les auteurs, jusqu'à ces derniers temps, ont écrit sur le *purpura*, sur leur manière de le classer, sur ses rapports avec le scorbut, sur sa valeur

(1) *Péliose, pétéchie,* dermatoses hémateuses (Alibert).

comme phénomène actif, passif, sthénique, as-
thénique, etc.; le fait est que puisque on s'accorde maintenant à donner le nom de *purpura*
à de petits épanchements sanguins, à de véritables petites hémorrhagies, qui ont lieu sous
l'épiderme, dans les aréoles du derme, ou même
aussi dans le tissu cellulaire sous-cutané, il ne
saurait y avoir ni passivité, ni asthénie, dans ce
phénomène considéré en lui-même. L'asthénie
peut être dans l'ensemble de l'économie, mais
non dans le phénomène local. Il ne saurait y avoir
d'hémorrhagie passive; ce symptôme ne peut
être que le résultat d'un mouvement fluxionnaire, d'une *fluxion* dont l'activité est l'essence.
Ce n'est que lorsqu'il y a altération profonde
du sang, relâchement général des solides,
comme dans le scorbut bien caractérisé, que
l'on conçoit une extravasion passive du sang
hors des vaisseaux, et encore tout cela est fort
obscur et il y a bien des recherches à faire.

Quoi qu'il en soit, les petits épanchements sanguins, les petits amas de sang, formant tache, dont il est question, existent sans
scorbut ou avec le scorbut. S'ils existent avec
le scorbut, je les renvoie au chapitre des maladies de la peau par diathèse scorbutique, et
c'est ce qui arrive pour le plus grand nombre
de cas de ce qu'on a appelé *morbus maculosus*,

maladie tachetée de Werlhof. S'ils existent sans scorbut, il est évident que, de même que la fluxion peut se porter à la peau pour y produire un érysipèle ou toute autre maladie cutanée, en s'accompagnant de phénomènes sympathiques d'irritation , d'inflammation dans les voies gastriques ou ailleurs, ou bien peut se porter à la fois et de prime abord sur la peau et sur plusieurs autres tissus, pour y produire des phénomènes morbides analogues, de même elle peut se porter sur la peau et sur d'autres tissus, notamment sur les muqueuses, qui ont tant d'analogie avec la peau, en y revêtant la forme hémorrhagique (1), et cela se passe avec ou sans fièvre, avec ou sans symptômes généraux , avec ou sans répétition de phénomènes semblables dans d'autres tissus, avec ou sans symptômes d'irritation locale. C'est ainsi que, sous ce dernier rapport, il peut n'y avoir autre chose que la tache sanguine à la peau, résultat de la petite hémorrhagie, sans aucun symptôme d'irritation locale, ou il y a en même temps un peu de gonflement,

(1) Il est possible qu'il y ait dans ces cas quelquefois un état particulier du sang qui rende son issue hors des vaisseaux plus facile, qui dispose la fluxion à prendre plutôt la forme hémorrhagique ; mais le plus souvent le sang paraît à l'état normal.

de chaleur, de prurit (comme cela arrive dans ce qu'on a appelé *purpura urticans*). C'est ainsi que cette tache sanguine, résultat de la petite hémorrhagie, peut n'être qu'un des symptômes de quelque affection grave intérieure, d'une fièvre typhoïde, par exemple, et elle prendra alors plus particulièrement le nom de *pétéchie*, etc.

En considérant l'affection que l'on a appelée *purpura* de cette manière, elle se classe naturellement, et son histoire devient lucide et facile à tracer. En effet, puisque le *purpura* ne consiste qu'en une simple hémorrhagie sous-épidermique ou intra-cutanée ou même sous-cutanée, il est évident qu'il peut survenir dans toutes les circonstances où surviennent les hémorrhagies, se lier à la plupart des conditions morbides auxquelles se lient les hémorrhagies, et remplacer même pour quelque temps d'autres hémorrhagies qui sont regardées généralement comme un effort souvent salutaire de l'organisme, dans les conditions particulières ou celui-ci se trouve placé. C'est ainsi que j'ai vu deux fois des hémorrhagies nasales intempestivement supprimées par des applications d'eau froide, etc., être suivies d'un *purpura* presque général, qui s'est représenté de nouveau aux mêmes époques où paraissaient les épistaxis pendant quelque temps, et a été ensuite spontanément de nouveau remplacé par les épistaxis. La suppression momentanée d'un flux hémorrhoïdal par de l'eau froide fortement vinaigrée m'a offert une fois un phénomène absolument semblable. De pareils exemples ne sont pas rares; et ils paraîtraient encore moins rares, si on saisissait bien la liaison des phénomènes morbides actuels avec ce qui s'est passé antérieurement dans l'économie.

Nous disons donc que le *purpura* peut se montrer dans toutes les circonstances où se montrent les autres hémorrhagies, et c'est la différence de ces circonstances offertes par l'économie avant, pendant et après le purpura, qui répond aux différentes divisions établies par les auteurs. Ainsi, de même qu'une hémorrhagie nasale, le purpura peut se manifester quelquefois sans aucun symptôme précurseur, sans aucun dérangement de l'économie, au milieu des apparences d'une bonne santé; ou il est précédé seulement de quelques symptômes, tels que malaise, lassitude, inappétence, etc., qui se montrent de un à plusieurs jours auparavant; mais il n'y a, ni avant ni pendant son développement, aucun mouvement de fièvre, et son existence ne coïncide avec celle d'aucune autre hémorrhagie dans d'autres parties de l'économie. C'est là ce qu'on a appelé *purpura simplex*. Il se montre sous la forme de petites taches rouges plus ou moins livides, violacées, ayant depuis la dimension d'une grosse tête d'épingle jusqu'à celle d'une lentille et même plus, en général arrondies, quelquefois entremêlées de taches semblables irrégulières, comme des ecchymoses par cause externe, sans aucun symptôme d'irritation locale, ne disparaissant pas entièrement sous la pression du doigt, et restant séparées par des intervalles plus ou moins grands, sans tendance à se réunir en s'agrandissant. Les membres inférieurs, les cuisses et les jambes en sont les premiers affectés ; elles gagnent ensuite les bras, la poitrine, les épaules, etc. L'apparition de ces taches est ordinairement successive ; elles durent en tout de six à huit et quelquefois quinze jours. Leur teinte, après être devenue plus foncée, devient jaune, et il ne reste après leur disparition aucune couleur anormale à la peau. La durée totale de la maladie, composée d'apparitions successives de taches, peut être de plusieurs mois. Elle peut se montrer intermittente comme toutes les hémorrhagies (1).

Le purpura a été observé à tous les âges, mais principalement chez les jeunes gens. Il paraît dans toutes les saisons, mais surtout

(1) Je citerai ici un exemple remarquable de *purpura* intermittent que j'ai lu, il y a quelques mois, dans le *Bulletin thérapeutique:*

« Une jeune enfant de six ans, d'une constitution plus forte que faible, habituellement bien portante et placée dans les conditions hygiéniques les plus favorables, voit, sans cause connue, ses jambes se couvrir de petites taches roses qui ne la gênent qu'en lui faisant éprouver un léger sentiment de démangeaison. La santé de l'enfant étant d'ailleurs excellente, on ne s'en préoccupe point. En quelques jours les taches ont disparu, mais elles sont remplacées par d'autres plus abondantes et plus généralement répandues ; celles-ci cessent encore, et une nouvelle éruption ne tarde point à se développer. Pendant plusieurs mois il se fait ainsi chez cet enfant un nombre d'éruptions indéterminé qui n'exerce aucune influence fâcheuse sur l'état général. Cependant une personne qui avait vu une éruption analogue se compliquer de pertes de sang abondantes, conseille aux personnes chargées de l'enfant de nous faire demander. Nous trouvons l'enfant dans l'état suivant : la peau des jambes et des cuisses, surtout à la partie interne, est parsemée de taches roses ou violacées, nombreuses, arrondies, en tout semblables à des taches de puce, sauf le petit point central. Ces taches ne disparaissent point sous la pression du doigt ; çà et là se remarquent de petites taches jaunes, qui rappellent de petites ecchymoses, à un état avancé de résorption. Le pouls ne présente d'ailleurs aucune fréquence, toutes les fonctions s'accomplissent régulièrement. Nous nous bornons à prescrire le repos au lit, une nourriture légère, et pour boisson un peu de limonade. En trois jours les taches pâlissent, s'effacent pour la plupart, mais tous les jours de nouvelles taches se forment durant la nuit. Nous crûmes observer une sorte de périodicité régulière dans le développement de ces petites hémorrhagies intersticielles. En conséquence de cette vue, nous conseillâmes le sulfate de quinine. A peine trois jours se furent-ils écoulés depuis que la petite malade était soumise à l'emau printemps et en été. Il affecte tous les tempéraments, notamment le tempérament sanguin. Il peut coexister avec un état général de force ou de faiblesse, chez les gens qui se nourrissent bien comme chez ceux qui se nourrissent mal ; chez les individus qui vivent au milieu de conditions hygiéniques favorables, comme chez ceux qui vivent dans la misère, dans la malpropreté, dans un lieu humide, bas, mal aéré. Il paraît que ces dernières circonstances, jointes aux affections tristes de l'âme, placent la peau dans des conditions plus favorables à ces hémorrhagies partielles qui constituent le *purpura*, et peut-être impriment en même temps au sang une disposition qui rend ces hémorrhagies plus faciles. Au reste, le *purpura simplex*, comme d'autres hémorrhagies spontanées, l'hémorrha-

ploi de ce moyen, que toutes les taches s'effacèrent sans que d'autres reparussent, comme cela avait lieu depuis plusieurs mois. Depuis lors cette enfant jouit d'une santé parfaite, et rien n'annonce le retour de son ancienne maladie. »

C'est bien là un exemple de ce que les auteurs, depuis Willan, ont appelé *purpura simplex*, ou maladie tachetée ; plusieurs observateurs, entre autres M. Gibert, ont parfois rencontré cette légère affection en complication avec une fièvre intermittente quotidienne ou tierce, et ont mis fin à l'un et à l'autre de ces accidents en recourant au sulfate de quinine, etc., etc.

(*Bulletin général de thérapeutique et de matière médicale* de Miquel, t. XXI, p. 79 et suiv., N° d'août 1841.)

gie nasale, par exemple, peut se rattacher ou non.à des conditions morbides appréciables de l'organisation qui le font placer dans quelques-unes des catégories de *fluxion* établies. Ainsi il peut appartenir à la *fluxion déplacée*, comme lorsqu'il survient à la suite de la suppression ou de la diminution des menstrues, des hémorrhoïdes, d'épistaxis, d'hémoptysies ou d'un autre flux sanguin habituel. 2° à la *fluxion excentrique*, comme lorsqu'il paraît sous l'influence de la pléthore sanguine due à la grossesse, à l'âge critique, à une nourriture trop abondante, trop succulente, ou bien sous l'influence d'un état général d'excitation dû à l'abus des excitants, à de fortes révolutions morales, à de violents exercices, etc., ou bien sous l'influence d'un état de débilité générale dû aux abus du coït, de la masturbation, aux excès de tous les genres, à une mauvaise alimentation, à une habitation malsaine, à la misère, etc., toutes circonstances qui, en ruinant les forces de l'organisation, en appauvrissant le sang, rendent le système nerveux extrêmement irritable, et le disposent aux mouvements fluxionnaires à forme hémorrhagique, dont la peau, convenablement disposée pour cela, devient alors le théâtre. 3° Le *purpura* appartient à la *fluxion idiopa-*

thique, lorsque, comme cela a lieu bien des fois pour l'hémorrhagie nasale, il ne peut .être rattaché à aucune condition morbide appréciable, à aucun état anormal de la constitution. Le *purpura* n'est alors qu'une maladie entièrement locale, une maladie propre à la peau, indépendamment de ce qui se passe dans le reste de l'économie, une affection *idiopathique* en un mot.

Entre le plus grand degré de simplicité du *purpura* et le degré où on lui a donné le nom d'*hémorrhagique*, il y a plusieurs nuances dans lesquelles il acquiert plus de gravité. Ainsi, l'espèce de besoin hémorrhagique de l'organisation se décharge sur d'autres tissus en même temps que sur la peau. Cela a lieu surtout à la surface des muqueuses, notamment de la muqueuse gastro-intestinale. Des taches semblables à celles de la peau se montrent aux ouvertures de ces muqueuses, mais la différence de structure fait qu'ici le sang suinte au dehors en véritables hémorrhagies quelquefois très-abondantes. Il y a des hémorrhagies nasales, buccales, bronchiques, gastriques, intestinales, utérines, etc. Il y a une fièvre plus ou moins forte ; les symptômes précurseurs sont plus intenses, durent plus longtemps. Alors les taches du *purpura* sont quelquefois plus livides, en plus grand nombre, et s'accompagnent généralement d'autres taches plus considérables, d'autres épanchements sanguins semblables à de larges ecchymoses. Parfois l'épiderme est soulevé dans quelques points par le sang épanché à la surface du derme, et il se forme des vésicules sanguines. Les hémorrhagies par les muqueuses se renouvellent de temps en temps. De nouvelles taches à la peau s'ajoutent à celles qui existaient déjà, ou succèdent à celles qui s'amoindrissent ou disparaissent. La maladie a ainsi une durée variable. Quelquefois il survient des hémorrhagies foudroyantes qui tuent les malades, ou bien il arrive, comme après toutes les hémorrhagies, après les pertes de sang trop souvent, trop longtemps réitérées, de la prostration, un appauvrissement du sang, la bouffissure, le teint chlorotique, l'œdème. Bien que tous ces symptômes puissent se développer, en formant par leur ensemble une variété du *purpura* qu'on peut appeler *hémorrhagique*, chez des gens d'une constitution altérée, affaiblie par toutes sortes d'excès, par la misère, par une habitation malsaine, etc., cependant cette tendance aux hémorrhagies, coïncidant avec cette prostration générale, ne constitue pas le scorbut, le *purpura hémorrhagique* qu'on peut appeler scorbutique. Il peut y avoir chez divers individus, dans diverses conditions de force ou de faiblesse, de constitution robuste ou délicate, de sang riche ou de sang pauvre, dans diverses conditions d'hygiène favorables ou défavorables, une tendance aux hémorrhagies sous-épidermiques, ou intra-dermiques, ou même sous-dermiques, dans le tissu muqueux et dans le tissu cutané en même temps, sans qu'il y ait ni les conditions, ni l'aspect, ni la marche, ni la terminaison propres au scorbut, relativement à l'altération profonde du sang, au relâchement des solides, à l'extravasation presque générale du sang dans tous les tissus, à la décomposition en quelque sorte plus ou moins rapide de l'organisme.

C'est ainsi, par exemple, que chez une femme affectée depuis longtemps d'une gastro-entérite chronique plus ou moins sourde, latente, ou d'une maladie organique des autres viscères du bas-ventre plus ou moins caractérisée par des symptômes appréciables, il peut survenir sympathiquement, en même temps que des hémorrhagies utérines abondantes, ce qui certes relativement à ce symptôme n'est pas rare, les petites hémorrhagies plus ou moins circonscrites, sous-épidermiques et intra-cutanées qui forment le purpura. Cela dépend entièrement des dispositions morbides cutanées congénitales ou acquises de cette femme. Or, pendant que le *purpura* existe à la peau, le flux hémorrhagique pourrait se présenter partout ailleurs que dans l'utérus, ce qui dépend encore des dispositions de cette femme. C'est ainsi que chez un homme convenablement disposé, la même coïncidence du purpura avec des hémorrhagies intérieures peut se manifester sous l'influence sympathique des mêmes maladies organiques. Tout cela a lieu, selon ce que nous avons précédemment établi, en vertu de ce que nous avons appelé fluxion *réfléchie*. On remarque quelquefois un phénomène semblable, lors de l'inflammation, surtout de l'inflammation chronique des séreuses, notamment de l'arachnoïde. La même chose peut arriver en vertu de ce que nous avons appelé *fluxion excentrique*, sous l'influence de la pléthore sanguine, de qualités stimulantes, *âcres* du sang, d'une excitation, d'une irritabilité du système nerveux, d'un état général maladif, en un mot, de la constitution, état dû à toutes les causes que nous avons déjà tant de fois énumérées, et qui, soit en déterminant la force ou la faiblesse, soit en enrichissant ou en appauvrissant le sang, etc., en produisant des effets en apparence opposés, en plaçant les individus dans des conditions en apparence contraires, n'en créent pas moins dans l'organisme le besoin de mouvements fluxionnaires, ne donnent pas moins lieu à la *fluxion*, et celle-ci, en se portant sur la peau seulement, ou à la fois sur la peau, sur les muqueuses et ailleurs, fait naître, selon les dispositions individuelles, le purpura avec ou sans autres hémorrhagies concomitantes, c'est-à-dire le *purpura simplex* ou le *purpura hemorrhagica.*

C'est faute d'avoir analysé convenablement les phénomènes morbides que Bateman trouve dans les circonstances si diverses, si opposées, au milieu desquelles se manifeste ce genre de purpura, une cause d'obscurité, relativement à la nature de cette affection.

Nous venons de voir que le purpura hémorrhagique non scorbutique appartenait ordinairement aux catégories de la *fluxion réfléchie* et de la *fluxion excentrique.* Il peut appartenir aussi, mais plus rarement, à la catégorie de la *fluxion déplacée.* C'est ainsi qu'il peut être la suite de la suppression brusque d'un érysipèle, d'une rougeole, d'une scarlatine, des menstrues, etc. En outre le purpura hémorrhagica, comme nous l'avons dit, appartient à la catégorie de la *fluxion par diathèse*, puisque, à un degré avancé, il constitue un des principaux traits de la physionomie du scorbut.

Nous avons dit que les taches sanguines livides qui forment le *purpura* apparaissaient quelquefois dans les affections, dans les maladies fébriles graves, de mauvais caractère, soit comme symptôme sympathique de ces affections intérieures, soit comme étant sous la dépendance directe de la même cause qui a produit ces affections, ces maladies fébriles. C'est alors le purpura pétéchial, ce sont les pétéchies, les taches pétéchiales qui ne disparaissent pas sous l'impression du doigt; mais il y a aussi des petites taches sanguines accompagnant particulièrement les fièvres typhoïdes, qui ont à peu près la même forme que les véritables pétéchies, quoique généralement plus grandes, offrent un aspect semblable, la même couleur, un peu plus rouge cependant, mais disparaissent momentanément sous l'impression du doigt. Ces taches paraîtraient alors formées par le sang non extravasé, contenu encore dans les capillaires : c'est ce qu'on pourrait appeler *érythème pétéchial*, ce que d'autres ont appelé *exanthème pétéchial*; mais

souvent ces deux sortes de taches sanguines
se confondent, et on ne saurait les distinguer.
Palloni, médecin italien, qui a cherché à établir
les caractères distinctifs de ces deux sortes
de taches, dit dans un passage déjà cité par
M. Gibert (*Commentario sul morbo petechiale*,
Livorno, 1819) :

« Les taches pétéchiales sont rondes,
« exactement circonscrites, semblables à de
« petits points ou à des morsures de pu-
« ces ; l'exanthème pétéchial présente des
« colorations plus grandes, de forme plus
« irrégulière, plus analogue aux élevures de
« la roséole, ou si parfois il prend aussi la
« forme ponctuée, ces points sont toujours
« entourés d'une auréole rougeâtre. Les véri-
« tables pétéchies sont d'un rouge éteint et
« livides, parce qu'elles sont le produit d'ec-
« chymoses et non point d'une rougeur in-
« flammatoire ; l'exanthème pétéchial est d'un
« rouge vif, rarement livide et noirâtre au
« déclin ; les premières sont planes et lisses ;
« le second, soit qu'il se présente sous la forme
« de taches ou de points, offre une certaine
« saillie, de véritables élevures. Il est vrai
« qu'on le rencontre quelquefois plus aplati
« et presque sans saillie sous-épidermique, et
« c'est surtout dans les cas de ce genre qu'on

« est exposé à confondre l'exanthème avec les « taches pétéchiales. »

Il est bon cependant d'observer que les caractères distinctifs ne sont pas, à beaucoup près, aussi bien tranchés que l'établit le docteur Palloni.

Il faut ajouter aux variétés de *purpura* que nous venons de signaler, le *purpura urticans*, dans lequel les taches sont d'abord rougeâtres, proéminentes, s'accompagnant d'un prurit, d'une cuisson semblables à ceux que présente l'urticaire ; mais au bout de deux à trois jours, en même temps que la rougeur devient brunâtre, livide, les taches s'affaissent au niveau du reste de la peau. Au reste, ces taches d'abord saillantes de *purpura urticans* peuvent être entremêlées d'autres taches du *purpura* simple, peuvent avoir un développement successif comme ce dernier, et naissent d'ailleurs dans les mêmes circonstances et sous l'influence des mêmes conditions morbides. Quant au *purpura senilis* de Bateman, il n'offre guère rien de particulier, si ce n'est d'exister chez les personnes avancées en âge. La création de cette variété et de celle aussi qu'il appelle *purpura contagiosa*, par laquelle on ne sait pas trop ce qu'il a voulu désigner, est d'une complète inutilité.

L'aspect et la forme que nous venons d'assigner au *purpura*, dans la description que nous en avons faite, sa particularité de ne pas disparaître sous l'impression du doigt, ne permettent pas de le confondre avec d'autres éruptions cutanées. Les piqûres d'insectes s'en distinguent par le point ecchymosique central, le reste de la tache d'ailleurs disparaissant momentanément sous l'impression du doigt, comme les érythèmes. Les taches qui succèdent à certaines éruptions syphilitiques, par exemple à la syphilide puro-vésiculeuse éparse (*ecthyma syphilitique*), ne disparaissent pas sous l'impression du doigt, mais elles sont assez éloignées du *purpura* par leur aspect général et les antécédents. Quant aux ecchymoses par cause externe, il n'y a que la circonstance commémorative de la lésion physique à laquelle ces taches sont dues, qui puisse les faire distinguer des larges taches sanguines plus ou moins irrégulières dont sont quelquefois entremêlées les petites taches arrondies du *purpura*; mais dans le *purpura hemorrhagica*, il y a la circonstance concomitante d'autres hémorrhagies, etc.

La gravité du pronostic du *purpura* dépend uniquement de la gravité des affections concomitantes, car en lui-même le *purpura* est aussi bénin qu'un simple épistaxis. Ce pronostic se déduit très-facilement de tout ce qui précède.

Traitement. — Il est évident que pour une maladie qui peut se développer sous l'influence de tant de conditions différentes et dans des états généraux de l'économie tout-à-fait opposés, le traitement doit varier en raison de ces conditions et de ces états. D'abord, pour le traitement local des taches du *purpura*, il est à peu près nul. Le prurit, la cuisson du *purpura urticans*, ne sont jamais assez considérables pour exiger une médication locale. Dans les autres cas, quel peut être l'effet des lotions avec de l'eau vinaigrée, avec de l'eau alcoholique froide et autres topiques analogues qu'on a proposés ? Est-ce pour faire résorber le sang épanché qui cause les taches ? mais la résorption s'effectue assez facilement et assez vite, quand la cause du purpura ne renouvelle plus les hémorrhagies partielles. Est-ce, en déterminant une astriction des vaisseaux, pour arrêter, pour empêcher ces hémorrhagies ? mais une hémorrhagie spontanée quelconque ne doit être arrêtée par l'application directe du froid et des astringents, que lorsqu'elle est très-forte, qu'elle compromet gravement la santé ou les jours

du malade, ou lorsqu'elle dépend évidemment
d'un défaut de ton des vaisseaux, d'une faiblesse générale et locale. L'essentiel est de
détruire les conditions morbides auxquelles
se lie cette hémorrhagie. Sans cela, en cherchant à repousser un flux sanguin, pour le
purpura comme pour un épistaxis, comme
pour toute autre hémorrhagie, on s'expose
à répercuter, à déplacer la fluxion et à compromettre d'autres organes. Dans les cas de
purpura dont j'ai été témoin, je n'ai jamais
vu que les applications locales eussent quelque efficacité. S'il était bénin, il ne se ter-
minait ni plus tôt ni plus tard qu'à l'ordinaire.
S'il était grave, c'est au traitement non local
employé qu'était due uniquement l'amélioration ou la guérison de la maladie.

Le traitement non local doit être d'abord
relatif à chaque catégorie de *fluxion* dans laquelle le *purpura* se trouve placé. 1° *Fluxion
réfléchie*. Il faut combattre convenablement
l'affection interne aiguë ou chronique, plus ou
moins grave, qui détermine sympathiquement
le purpura, en ayant égard d'ailleurs à l'état général des forces du malade ; et comme le *purpura* coïncide quelquefois avec un état d'affaiblissement, de prostration, qui peut bien
être, il est vrai, l'effet direct de l'affection

interne, ordinairement de nature phlegmasique, intense alors, mais qui peut aussi
dépendre d'autres causes antécédentes, il
faut, dans le premier cas, combattre vigoureusement, par un traitement antiphlogistique
ou révulsif, la phlegmasie intense, ce qui fera
suffisamment revenir les forces, et, dans le
second cas, relever ces forces par des toniques,
par un régime fortifiant, tout en adressant à
l'affection interne un traitement convenablement adapté.

2° *Fluxion déplacée.* Il faut chercher à rétablir le flux normal, et cela n'a guère lieu que
pour les menstrues, dont la suppression plus
ou moins brusque, ou la diminution, a entraîné la manifestation du purpura. Si c'est la
suppression d'un autre flux morbide plus ou
moins habituel, les hémorrhoïdes, par exemple, une diarrhée ancienne ou habituelle, des
épistaxis, etc., ou la suppression de toute autre
fluxion à forme quelconque, fixée dans un
autre organe, qui a été suivie de l'apparition
du purpura, il faut, si cela est prudent, rationnel et possible d'ailleurs, chercher à ramener
la fluxion dans l'organe où elle siégeait auparavant. Mais si le purpura, dans le rôle qu'il
joue de *fluxion déplacée*, avait *jugé*, terminé
une maladie grave, était un phénomène *criti-*

que, on devrait le respecter, le guérir lentement, et diriger le traitement de manière à
empêcher le retour de la maladie grave ainsi
jugée.

3° *Fluxion excentrique*. Si c'est la pléthore,
quelle qu'en soit la cause, qui donne lieu aux
mouvements fluxionnaires à forme hémorrhagique, il faut la combattre par des saignées ;
si c'est une très-grande excitation du système
nerveux produite par de fortes émotions morales, par de violents exercices physiques,
par l'influence sur le système nerveux d'un
sang à propriétés stimulantes, dues à l'abus
des boissons vineuses, alcoholiques, à un régime trop succulent, trop échauffant, etc., il
faut faire usage d'adoucissants, de calmants,
d'un repos convenable physique et moral,
changer de régime, etc.; et si, dans ce cas, il
y a fièvre plus ou moins forte, existence de la
maladie à un degré plus ou moins intense de
ce que nous avons appelé *purpura hemorrha-
gĭca*, il faut employer un traitement antiphlogistique sévère, proportionné à l'état général
du malade. Si au contraire ce sont des causes
débilitantes qui ont porté une atteinte fâcheuse
aux forces de l'organisme, appauvri en quelque sorte le sang, relâché les solides, introduit
le trouble dans l'innervation , et fait naître les

mouvements fluxionnaires à forme hémorrhagique, il faut administrer les toniques, le
quinquina, le fer, les boissons acidulées froides, la glace, et surtout l'extrait de ratanhia, à
la dose d'un à quatre grammes, qui a été recommandé avec raison, dans des cas semblables, par plusieurs praticiens, notamment par
M. le docteur Brachet, de Lyon. C'est alors
aussi qu'à cause du défaut de ton des solides
et de la perte des vertus plastiques du sang,
on est obligé d'arrêter les hémorrhagies excessives par l'application directe des styptiques, des réfrigérants, de la glace, et dans quelques cas graves, par le tamponnement.

4° Lorsque le *purpura* ne peut être rapporté
à aucune des conditions morbides précédentes,
ou que toutes ces considérations et les moyens
thérapeutiques qu'elles indiquent étant épui-
sés, la maladie persévère, lorsqu'on peut, en
un mot, considérer la *fluxion* comme *idiopathique*, il faut agir en vertu de quelques indications fournies par l'âge, le tempérament,
l'état des voies gastriques, l'état des forces du
malade, l'ancienneté de la maladie, etc., et
faire un sage usage des médications auxquelles
l'empirisme semble accorder le plus d'efficacité. Si le malade est jeune, d'un tempérament
sanguin, une saignée ; s'il est âgé, débile, des

toniques, du vin généreux ; s'il est très-nerveux, délicat, irritable, des calmants, des antispasmodiques, en général très-peu ou point d'opium, et dans toutes les circonstances précédentes, si les voies gastriques sont saines, l'expérience accorde une efficacité remarquable aux laxatifs convenablement réitérés, notamment à l'huile de ricin, la crême de tartre soluble, le sulfate de soude, de magnésie, etc. Il est bien entendu d'ailleurs que, dans tous les cas, le malade doit être placé, autant que possible, dans un air pur et environné des circonstances hygiéniques les plus favorables.

Chapitre Neuvième.

CLASSIFICATION DERMATOGRAPHIQUE DES MALADIES DE LA PEAU.

SEPTIÈME ORDRE.

EXCROISSANCES OU VÉGÉTATIONS ; TUMEURS CUTANÉES.

C'est dans les six ordres précédents que se trouvent comprises les éruptions cutanées auxquelles on a donné plus particulièrement le nom de dartres ; mais nous avons déjà dit dans les prolégomènes que, pour laisser le moins possible en dehors du cadre dermatographique que nous présentons les affections dans lesquelles le tissu cutané ou ses annexes sont plus ou moins compromis, malades, altérés, nous avions ajouté à ces six ordres les deux ordres suivants :

Septième ordre. — 1° *Excroissances, végétations ;* 2° *tumeurs cutanées.*

Huitième ordre. — *Maladies* ou *altérations : 1° des ongles ; 2° des cheveux et des poils ; 3° de l'épiderme.*

Nous allons maintenant faire la description des affections cutanées comprises dans le septième ordre. Nous ne donnerons du reste au tableau de ces affections, ainsi qu'à celui des maladies ou altérations comprises dans le huitième ordre, qu'une étendue d'accord avec le but principalement ou uniquement pratique que nous nous sommes proposé dans ce traité.

1° *Excroissances, végétations.*

Les excroissances ou végétations (1) qui se rapportent à la syphilis, et les verrues, étant les seules affections de ce genre qui méritent

(1) On a proposé de ne donner le nom d'*excroissances* qu'aux petites tumeurs formées par le gonflement du tissu cellulaire sous-jacent à un repli ou à tout autre prolongement naturel de la peau ou d'une membrane muqueuse, tumeurs de telle nature que ces replis ou prolongements naturels semblent n'être que de simples enveloppes qui ne participent que plus tard à l'irritation et à la tuméfaction du tissu cellulaire qu'elles recouvrent ; tandis que les végétations proprement dites, ou excroissances végétatives, sont plutôt formées par un tissu essentiellement vasculaire et aussi cellulaire, quelquefois spongieux, qui s'élève de la surface de la peau ou des muqueuses dans lesquelles il est plus ou moins profondément implanté, et qui tient à ces membranes tantôt par un pédicule, tantôt par une base plus ou moins large.

d'être examinées, nous renverrons les premières au chapitre des maladies cutanées par diathèse syphilitique, et nous ne parlerons ici que des verrues, dont une des formes au reste peut appartenir également à la syphilis.

VERRUES.

(ACHROCHORDON.)

Les verrues, qui paraissent formées par l'hypertrophie des papilles et souvent de toutes les couches de la peau, sont de petites élévations ordinairement aplaties, quelquefois légèrement arrondies, de forme le plus souvent circulaire, inégales, comme fendillées ou mamelonnées sur leur surface libre ou leur sommet, en général de même couleur que l'épiderme environnant, et très-peu ou point sensibles à leur surface. Le tissu qui les compose n'est pas facile à démêler; on voit seulement quand on les coupe verticalement, que l'épiderme plus ou moins épaissi s'enfonce dans les inégalités de la partie du derme dont l'hypertrophie forme le fond de la petite tumeur. En faisant une section horizontale vers la base, le sang sort par gouttelettes par une foule de petits vaisseaux qui s'introduisent dans la verrue; dans quelques cas même

la surface de la section saigne abondamment,
et j'ai cru remarquer parfois, comme d'autres
médecins, que ce sang favorisait l'issue de
nouvelles verrues sur les points avec lesquels
il était en contact. Les verrues se montrent
particulièrement sur les mains, le visage ;
quelquefois il se forme comme des traînées de
très-légères élévations verruqueuses, granulées,
rougeâtres, sur les mains principalement, et
c'est cette forme que j'ai vue plusieurs fois se
rapporter à la syphilis. La peau de la face
dorsale des mains peut offrir aussi de petites
hypertrophies ou pédiculées ou irrégulièrement circulaires et aplaties qu'on a appelées verrues, mais qui n'ont pas la structure des verrues.
Les verrues sont parfois très-dures, comme
cornées et inégalement découpées ; elles constituent en général une maladie végétative
propre à la peau, indépendamment de toute
autre condition morbide dans le reste de
l'organisation, et appartiennent par conséquent à la catégorie des éruptions cutanées
par *fluxion idiopathique*. Cependant j'ai remarqué qu'un état d'excitation générale ou
d'irritation des voies gastriques, paraissait
avoir été, dans certains cas, la cause de l'apparition réitérée des verrues, et cela se rapporte très-bien à ce que dit Lorry (*de Morbis*

cutaneis, pag. 544), qui donne le conseil de prescrire un régime doux, des bains tièdes et même l'usage du lait aux jeunes gens, lorsque, sans cause appréciable, des verrues en plus ou moins grand nombre se montrent sur le visage ou ailleurs. La disposition aux verrues est héréditaire, et les causes externes qu'on a dit pouvoir les faire naître, comme les frottements, la malpropreté, etc., ne font le plus souvent que déterminer la manifestation de cette disposition existante. Il y a quelques variétés du cancer cutané, notamment le cancer des ramoneurs, qui débutent par une sorte de verrue, mais la marche, les douleurs et les autres circonstances ailleurs décrites, propres à ce genre de tumeur en apparence verruqueuse au commencement, permettront toujours de distinguer ces deux genres de verrues l'un de l'autre. S'il est vrai que sans aucune disposition antérieure au cancer, des irritations réitérées sur certaines tumeurs puissent les faire dégénérer en cancer, ce qui paraît en effet se passer parfois ainsi, relativement à quelques petites tumeurs ou excoriations qui viennent aux lèvres, on ne s'étonnera pas qu'une verrue souvent irritée, exaspérée par différents topiques, puisse aussi dégénérer en cancer.

Les verrues disparaissent quelquefois spontanément ; elles se montrent à tout âge, mais principalement dans l'enfance et la jeunesse. Les deux sexes en sont également affectés.

Les verrues peuvent être liées, coupées, brûlées ou traitées par certains sucs d'herbes plus ou moins âcres, tels que ceux de grande chélidoine, d'euphorbe, de rue, de sabine, etc. Il circule quelquefois dans le public certaines recettes composées de ces divers sucs ou d'autres substances qui ne manquent pas d'efficacité. Dans beaucoup de cas, de simples frictions avec le sel ammoniac peuvent, quoique lentement, mais sans douleur aucune, détruire entièrement les verrues. La ligature qu'on fait simplement avec un fil de soie assez fort, ne convient guère qu'aux verrues pédiculées ; mais soit qu'on les lie, soit qu'on les coupe, qu'on les brûle ou qu'on les traite avec les topiques dont nous venons de parler, elles ont une grande tendance à repulluler. Le meilleur mode de traitement consiste dans la section horizontale de la petite tumeur, le plus près possible de la base, et dans la cautérisation de la surface de la petite plaie plus ou moins saignante que produit cette section avec le nitrate d'argent. On peut ramollir préalablement la verrue par l'application de cataplasmes ou par des bains locaux avec de l'eau simple ou de l'eau de savon. On peut faire plusieurs sections successives, en commençant près du sommet, et cautériser, lorsqu'on aperçoit les gouttelettes de sang. Si l'on veut employer de prime-abord les caustiques, sans avoir recours à l'instrument tranchant, il faut donner la préférence à l'acide nitrique ou au beurre d'antimoine qu'on applique sur la verrue avec un petit pinceau de charpie, après avoir fait passer la verrue par une ouverture de même diamètre qu'elle, pratiquée à un morceau d'emplâtre diachylum gommé pour protéger la peau environnante.

2° *Tumeurs cutanées.*

J'établis dans ces tumeurs trois sous-divisions : 1° Tumeurs cutanées furonculeuses, où je place ce que M. Rayer a classé sous le titre d'*inflammations furonculeuses*, le *furoncle*, l'*orgeolet*, l'*anthrax*. 2° Tumeurs cutanées gangréneuses ou charbonneuses ou je place le *charbon* et la *pustule maligne*. 3° Tumeurs cutanées hétéromorphes où je place la *kéloide*, le *molluscum*, le *pian* ou *frambœsia*, le *bouton d'alep*, l'*éléphantiasis des Arabes*, et les tumeurs folliculeuses connues sous le nom de *loupes*, de *stéatomes*, d'*athéromes*, de *mélicéris*, que je ne ferai qu'indiquer ici ainsi que les diverses tumeurs enkystées, souvent confondues avec les loupes, et dont l'étude est principalement réservée à la chirurgie.

PREMIÈRE SOUS-DIVISION.

TUMEURS CUTANÉES FURONCULEUSES.

Ces tumeurs sont formées par l'inflammation des petits prolongements coniques cellulo-nervoso-vasculaires qui traversent les aréoles du derme pour aller s'épanouir sous l'épiderme en papilles, en réseau vasculaire. La terminaison constante de ces inflammations lorsqu'on les abandonne à elles-mêmes, par de petits noyaux de tissu mortifié qui correspondent aux prolongements coniques dont nous venons de parler, forme le caractère essentiel de ces maladies, et la mortification de ces tissus semblerait due à l'étranglement qu'ils doivent nécessairement éprouver, quand ils sont enflammés, de la part de la circonférence des aréoles dermiques qu'ils traversent (1). L'inflammation dans ces tumeurs

(1) C'est même de cette manière de concevoir la formation de

suit une marche aiguë, excepté dans l'orgeolet
où elle peut être quelquefois chronique.

FURONCLE OU *CLOU*.

Le furoncle s'annonce par une petite tumeur
dure, conique, d'un rouge vif ou d'un rouge-
violet, s'accompagnant ordinairement d'une
forte chaleur et souvent d'une douleur très-
aiguë, de la grandeur d'abord d'un pois
ordinaire et pouvant acquérir ensuite jusqu'à
la grosseur d'une noix. Ce n'est que du cinquième au huitième jour que le sommet très-
enflammé suppure, blanchit, se ramollit,
s'entr'ouvre et laisse échapper un peu de pus
sanguinolent. L'ouverture, ordinairement
très-petite, reste béante, jusqu'à l'expulsion
du *bourbillon*, qui n'a lieu que deux à trois
jours après, sous forme d'un petit lambeau
celluleux blanchâtre et couvert de pus, et
qui quelquefois aurait lieu plus tard, si on
ne cherchait, par une forte pression, à l'ex-
pulser. Après cette expulsion, qui laisse voir

ces tumeurs que se déduit le traitement le plus rationnel à employer, dans les cas graves d'anthrax, lorsque les antiphlogistiques
ont échoué. On sait, en effet, que ce mode de traitement consiste
dans des incisions convenablement faites pour faire cesser l'étranglement par les aréoles du derme sur les paquets cellulo-nervoso-
vasculaires qui les traversent.

dans la tumeur une cavité conique ou cylindrique assez profonde, les bords de l'ouverture ne tardent pas à s'affaisser, à se réunir, et vers le douzième au quinzième jour, il ne reste plus qu'une petite cicatrice déprimée, dont la couleur d'abord rougeâtre devient ensuite et reste pendant longtemps plus blanche que le reste des téguments. Le furoncle peut être considérable et se rapprocher de l'anthrax par la circonstance de plusieurs petites ouvertures, au lieu d'une seule, qui se forment à son sommet. L'apparition des furoncles, quand il y en a plusieurs, est ordinairement successive, et ils peuvent être de différentes grandeurs. Ils peuvent s'accompagner quelquefois de fièvre ; c'est lorsqu'ils sont très-enflammés, très-douloureux et qu'ils siégent sur certaines parties très-sensibles, au périnée, au cou, etc., et où les aréoles du derme sont encore moins dilatables qu'ailleurs. Ils peuvent au reste siéger sur presque toutes les parties du corps, et s'accompagnent très-souvent de l'engorgement sympathique des ganglions lymphatiques voisins. D'autres fois, ils ont une marche lente, sont peu douloureux, peu enflammés et arrivent tard à l'expulsion du bourbillon.

L'étiologie du furoncle est fort importante à étudier. Il n'est point de maladie de la peau plus commune, et il est peu de personnes qui n'aient eu plusieurs fois des furoncles dans leur vie. Le furoncle est très-fréquemment la manifestation, la traduction, et en quelque sorte le phénomène d'expression sur la peau de bien des états morbides différents de l'organisme. Il annonce, précède, remplace bien des flux, bien des maladies, et joue souvent à l'égard de ces affections, le rôle favorable de phénomène *critique*. Il est quelquefois le seul indice par lequel, pendant longtemps, l'organisme manifeste un vice qui l'affecte sourdement, et qui éclate d'une manière grave sur des organes souvent fort importants, lorsque les furoncles cessent de se montrer. Enfin, il est une des voies de décharge les plus communes dont se serve l'organisme, soit dans les ébranlements que celui-ci éprouve au renouvellement des saisons, dans les révolutions de l'âge, dans les phases diverses du développement du corps, soit lorsqu'il cherche à se débarrasser d'un principe morbide quelconque qui le fatigue, soit, en un mot, lorsqu'il accomplit un de ces actes salutaires qu'on a appelés *phénomènes de dépuration*. Pour énumérer les causes du furoncle, il n'y a qu'à parcourir les catégories de *fluxion* auxquelles il peut appartenir : 1° *Fluxion par cause externe*. Des frictions avec des pommades âcres, irritantes, les bains simples ou de vapeur, sulfureux, les bains de vapeur cinabrés, l'irritation déterminée par une maladie de la peau, telle que la gale, la variole, par l'application de vésicatoires, d'emplâtres stibiés, etc., peuvent provoquer le développement des furoncles. 2° *Fluxion réfléchie*. Il est certain que très-souvent l'apparition des furoncles se lie sympathiquement à l'irritation des voies gastriques, surtout à celle que détermine la présence dans ces voies de matières mucoso-bilieuses, ce qui constitue l'état saburral, l'embarras gastrique. Elle se lie également à l'inflammation chronique des mêmes organes. 3° *Fluxion déplacée*. Les furoncles se manifestent assez fréquemment, comme en remplacement d'épistaxis qui ont cessé prématurément, d'hémorrhoïdes supprimées , de menstrues arrêtées ou amoindries, de flux diarrhéiques habituels qui ont plus ou moins brusquement disparu, de rhumatismes en quelque sorte avortés, etc., mais surtout à la suite de la suppression brusque de la transpiration cutanée partielle ou générale. Rien de si fréquent, en effet, que de voir des individus, même ordinairement très-robustes, pour s'être mis dans l'eau froide, pour s'être fortement mouillés au moment qu'ils étaient en sueur, présenter pendant longtemps, continuellement ou d'une manière intermittente, des furoncles nombreux qui ne cessent de se montrer que lorsque de fortes transpirations sont rétablies, ou que la fluxion s'est jetée sur un autre organe. L'apparition des furoncles coïncide aussi assez souvent avec la cessation, la disparition de maladies plus ou moins graves à l'égard desquelles les furoncles jouent le rôle de phénomènes *critiques*. 4° *Fluxion excentrique.* Toutes les causes, que nous n'énumérerons pas ici de nouveau, qui peuvent apporter un trouble dans l'innervation, en produisant la pléthore, une excitation générale du système nerveux, une soustraction de forces, un appauvrissement du sang, ce qui rend le système nerveux irritable et disposé à la fluxion, toutes ces causes, en agissant de cette manière sur l'ensemble de l'économie, donnent lieu au développement de furoncles qui persistent tant que persiste l'état général morbide de l'organisation qui les produit. 5° Enfin les furoncles peuvent naître en vertu d'une disposition propre à la peau, quelquefois héréditaire, sans se rattacher à aucune des conditions morbides précédentes, indépendamment de ce qui se passe ailleurs dans le reste de l'économie, se rapportant alors à la catégorie des éruptions cutanées par *fluxion idiopathique*, mais cela n'est pas commun, et en bien examinant toutes les circonstances offertes par le malade, on trouvera les causes des furoncles dans l'une des catégories précédentes.

Le furoncle est en lui-même une maladie sans aucune gravité. C'est dans les conditions morbides auxquelles il se rattache qu'il faut chercher sa véritable valeur.

Traitement. — Le traitement local consiste à modérer l'inflammation, la douleur, quand elles sont très-fortes, par des topiques émollients, calmants, narcotiques, par des lotions ou des bains locaux, si la partie s'y prête, avec une décoction de feuilles de mauve et de morelle, de racine de guimauve, de tête de pavot, par des cataplasmes de mie de pain et de lait, de farine de lin arrosés avec du laudanum. On est rarement obligé pour les furoncles d'en venir à des applications de sangsues sur le lieu même, et à des incisions pour débrider. Lorsqu'ils ne sont pas très-enflammés ni douloureux, ou bien lorsqu'ils ont suppuré et que le bourbillon est sorti, on peut se contenter de les recouvrir d'un morceau d'emplâtre de diachylum gommé pour empêcher les frottements. Lorsqu'ils ont une marche trop lente, il faut de préférence, pour activer l'inflammation, appliquer des cataplasmes faits avec l'oseille et l'ognon de lys cuit sous la cendre et pilé, ou même faire usage d'onguent de la mère, d'onguent basilicum, etc. On avait proposé de faire avorter les furoncles, dans le commencement de leur développement, en les cautérisant à leur sommet avec le nitrate d'argent, mais cela réussit rarement.

Dans le traitement non local, il faut, tout en employant d'ailleurs le traitement local dont nous venons de parler, s'adresser par des moyens convenablement adaptés aux conditions morbides auxquelles se rattache l'éruption. Je ne répéterai pas ici l'énumération de ces conditions morbides, ni des moyens qu'il faut leur adresser et que j'ai indiqués déjà si souvent. Je ferai seulement observer que les furoncles paraissant se rattacher fréquemment à certain état mal défini d'embarras muqueux, muco-bilieux, etc., des organes gastro-hépatiques, gastro-intestinaux, c'est, lorsque les voies gastriques sont tolérantes, par l'usage d'un vomitif une ou deux fois donné, ou par l'usage de laxatifs réitérés, surtout des sels neutres, que l'on préviendra souvent le fâcheux retour de cette maladie. On peut aussi faire avantageusement usage des diurétiques, du petit-lait nitré, ou des boissons acidulées avec l'acide sulfurique, l'acide nitrique, etc. Quelquefois tous les remèdes échouent contre cette singulière indisposition, et ce n'est qu'un changement complet de régime, d'air, la diète lactée qui finissent par en amener la complète disparition.

ORGEOLET.

L'orgeolet est une petite tumeur de nature furonculeuse qui se montre vers les bords libres des paupières. C'est comme un petit furoncle qui a son siége le plus souvent dans le bord libre de la paupière supérieure et vers le grand angle de l'œil. Il peut se présenter à l'état aigu ou à l'état chronique. Dans l'un ou l'autre état il ne peut être confondu ni avec les petits phlegmons simples, ni avec les petits kystes des paupières. En effet il se présente à l'état aigu, comme le furoncle, avec une bien moins grande dimension cependant, sous la forme d'une très-petite tumeur arrondie, légèrement conique, quelquefois un peu allongée, dure,

rouge, très-douloureuse, gênant singulièrement les mouvements de la paupière, s'accompagnant d'un engorgement inflammatoire
quelquefois considérable. Bientôt le sommet
de la petite tumeur blanchit, suppure, s'entr'ouvre pour laisser échapper un peu de pus
avec un très-léger bourbillon. Les symptômes
cessent alors, et la guérison a rapidement lieu.
Mais il y a pour cette petite tumeur comme
pour le furoncle une grande tendance à la
récidive.

L'orgeolet chronique persiste longtemps à
l'état de petite tumeur rouge, ou rouge-violacé, dure, peu enflammée, et presque sans
douleur ou tout à fait indolente. Ce n'est
qu'après un assez longtemps, quelquefois plusieurs semaines, que la petite tumeur s'échauffe,
s'enflamme, devient plus douloureuse, et offre
la même marche, les mêmes phases, mais avec
moins d'intensité que l'orgeolet de prime abord
aigu.

Le sommet purulent et saillant de l'orgeolet
se dessine et s'entr'ouvre tantôt du côté externe
de la paupière, tantôt du côté de la muqueuse
et du globe de l'œil. Dans ce dernier cas il
gêne davantage par les frottements douloureux qu'il exerce sur le globe de l'œil.

L'orgeolet tient quelquefois à une disposition locale dont il est difficile d'apprécier l'origine, et appartient alors à la *fluxion idiopathique*. D'autres fois il se lie comme le furoncle à une irritation des voies gastriques, et appartient à la *fluxion réfléchie*. D'autres fois encore il tient à l'état d'excitation générale, de trouble de l'innervation que déterminent l'abus des boissons alcoholiques, la pléthore, l'apparition ou l'approche des règles, etc., et appartient à la *fluxion excentrique*. Dans quelques cas enfin, il se montre à la suite d'une hémorrhagie nasale prématurément ou intempestivement arrêtée, des menstrues amoindries ou supprimées, etc., et appartient à la *fluxion déplacée*. Le traitement de l'orgeolet est celui du furoncle avec les modifications qu'indiquent facilement la forme et les fonctions de l'organe sur lequel siége cette petite tumeur.

ANTHRAX.

L'anthrax n'est, à proprement parler, que la réunion de plusieurs furoncles en un seul, mais il y a dans cette réunion quelque chose de plus grave, de plus intense que dans les plus gros furoncles, et, dans la marche et les terminaisons de la maladie, une physionomie à part. Ce sont les recherches de Dupuytren qui ont jeté le plus grand jour sur la nature de cette maladie, sur son analogie avec le furoncle, et sur sa distinction de la pustule maligne, que quelques auteurs appelaient *anthrax malin*.

Le siége le plus ordinaire de l'anthrax est sur la nuque, sur le dos, sur les parois du thorax et de l'abdomen, sur les épaules, sur les fesses et sur les cuisses. Il se développe quelquefois sous la forme d'une petite tumeur légèrement conique rougeâtre, semblable à un furoncle, mais se dessinant moins nettement, et se recouvrant quelquefois au sommet d'une vésicule sanguinolente. D'autres fois il commence par une induration plus arrondie, plus large, et acquiert assez rapidement, dans l'espace de huit à douze jours, une étendue de plusieurs pouces. Les tissus vont toujours s'engorgeant, s'indurant vers la base, pendant que le sommet devient plus conique et plus saillant. La couleur de la peau reste toujours rouge-brun, rouge-violacé. Le développement de cette tumeur s'accompagne d'une sensation de chaleur ardente, d'une douleur lourde, tensive. Cependant, au bout de douze, quinze, dix-huit jours, la peau s'amincit, se perfore quelquefois dans un grand nombre de points à la fois et sur tout le sommet de la tumeur. Il sort par ces perforations un peu de pus sanguinolent mêlé avec quelques parcelles de *bourbillon*, c'est-à-dire de tissu cellulaire mortifié. Mais d'autres fois la peau devient livide, noire, et se gangrène dans une plus ou moins grande étendue. Alors, à la chute de l'eschare, l'ouverture est assez large pour laisser sortir tout le bourbillon. Dans les autres cas, il se forme successivement d'autres ouvertures par l'amincissement, l'*usure* de la peau, par la suppuration, et, après l'agrandissement ou la réunion de plusieurs ouvertures, on peut extraire tout le bourbillon. Celui-ci a une odeur fétide particulière, différente de l'odeur qui s'exhale lorsque la peau elle-même est gangrénée. Après l'expulsion du bourbillon ou la chute des eschares, la suppuration devient plus abondante, moins sanguinolente; la douleur, la chaleur diminuent. Mais il résulte souvent de l'étendue assez considérable en profondeur où le tissu cellulaire a été mortifié, que d'un côté les aponévroses superficielles sont mises à nu, éraillées, perforées elles-mêmes, et que d'un autre côté la peau sur les bords, très-amincie, décollée, bleuâtre, violette, ne se réunit qu'avec peine et à la longue aux tissus sains pour aider à la formation de la cicatrice, ou même devient tout-à-fait incapable de cette réunion et a besoin d'être excisée. Au reste, la cicatrice reste irrégulière, inégale, plus ou moins déprimée, et ne perd que bien plus tard la même coloration à peu près que la peau avait présentée depuis l'origine de la maladie.

De pareils phénomènes d'inflammation, des désordres locaux aussi intenses, ne peuvent guère se passer et ne se passent guère, en effet, sans une participation sympathique plus ou moins grande du reste de l'économie. Une fièvre plus ou moins forte, la sécheresse et la chaleur de la peau, l'insomnie, la céphalalgie, des symptômes d'irritation gastrique, etc., sont les phénomènes concomitants. Ils sont d'ailleurs quelquefois légers, quelquefois très-intenses, selon l'étendue, la gravité de l'affection locale, et selon les dispositions des individus. Il arrive bien, dans un petit nombre de cas, que l'anthrax se présente sans avoir été précédé d'aucun symptôme précurseur ; mais presque toujours ces symptômes se manifestent. Ce sont des frissons alternant avec de la chaleur, de l'inappétence, des lassitudes des membres, un malaise général, en un mot l'ensemble des symptômes qui précèdent le développement de bien des maladies de la peau et d'autres maladies aiguës. Il faut joindre aux symptômes concomitants, dont il vient d'être question, ceux qui sont dus au siége particulier de la tumeur dans le voisinage d'organes à fonctions importantes, des cavités splanchniques. En effet, ces organes peuvent s'affecter conjointement; de là des symptômes très-graves ou même mortels. C'est ce qui peut arriver quand l'anthrax siége sur le cou, aux environs du larynx, ou sur les parois de la poitrine par rapport aux plèvres, ou sur les parois du bas-ventre par rapport au péritoine.

On ne remarque l'anthrax que très-rarement chez les enfants. C'est chez les adultes et les vieillards qu'il se présente le plus souvent. Pour ce qui regarde l'étiologie, les mêmes causes qui donnent lieu aux furoncles peuvent donner naissance à l'anthrax. Cela dépend des dispositions des individus; je renvoie donc à l'étiologie du furoncle. Mais l'anthrax, beaucoup plus rare que le furoncle, semble épuiser bien plus promptement et plus complètement l'action de la cause morbide; car on ne le voit pas à beauconp près se représenter de nouveau, se renouveler comme les furoncles. Tout ce que nous venons de dire indique assez clairement dans quels cas le pronostic est peu grave, dans quels cas, au contraire, il est grave ou même mortel.

Traitement. — Le traitement local joue ici un rôle bien plus important que dans les furoncles et dans beaucoup d'autres maladies de la peau. Il se présente, en effet, constamment une indication positive à remplir, celle d'empêcher l'extension de la mortification qui a inévitablement lieu par l'étranglement des prolongements cellulo-nervoso-vasculaires, qui traversent les aréoles du derme d'un côté, et par la distension forcée que subit ainsi le derme lui-même. Pour cela, il faut, dès le principe, vigoureusement combattre l'engorgement inflammatoire. Sans compter les saignées générales qui regardent le traitement non local, il faut appliquer un assez grand nombre de sangsues sur le lieu même malade, vers la circonférence de la tumeur, ou ce qui vaut peut-être mieux, n'appliquer qu'un petit nombre de sangsues, mais successivement, de manière à entretenir un écoulement permanent de sang, pendant plusieurs heures. On peut ensuite appliquer, pour combattre la douleur, la cuisson, des cataplasmes émollients, laudanisés, même saupoudrés de camphre, pratiquer des lotions émollientes, calmantes, narcotiques, comme pour les furoncles. Mais il faut remarquer que quelquefois l'application de la chaleur humide augmente l'intensité des symp-

tômes, de la cuisson ou chaleur brûlante surtout, au lieu de les diminuer, et quelques-uns
proposent de recouvrir plutôt la tumeur avec
des compresses trempées avec de l'eau froide.
Je me suis bien trouvé, dans ces cas, comme
je l'ai déjà dit pour d'autres maladies de la
peau, de l'application de linges trempés dans
de l'eau froide et saupoudrés de camphre.
Mais le meilleur parti est, aussitôt après
les saignées locales et générales convenablement faites, d'avoir recours à deux ou plusieurs
incisions parallèles sur la tumeur, ou à deux
ou plusieurs incisions se croisant au centre de
la tumeur, et divisant, dans tous les cas, cette
dernière dans toute sa largeur et sa profondeur.
C'est là ce qui détruit le mieux l'étranglement
et fait le plus promptement cesser les accidents ; de cette manière on diminue l'extension
de la mortification, qui va gagnant le tissu
cellulo-vasculaire, et on rend plus facile l'extraction ou l'expulsion des bourbillons qui
existent déjà, ou qui peuvent plus tard se présenter. Mais si on arrive trop tard, que la peau
soit déjà amincie, perforée, décollée, on
est obligé parfois d'enlever quelques lambeaux de ce tissu dont le recollement n'est
plus possible, et quelquefois même ce sont des
eschares qu'il faut enlever ; car la peau s'est

gangrénée. Dans tous les cas, on panse les plaies restantes avec des plumasseaux de charpie sèche ou enduite de corps gras, et l'on applique pardessus des cataplasmes émollients. On suit d'ailleurs convenablement jusqu'à la fin la marche inflammatoire ou atonique de ces plaies.

Quant au traitement non local, indépendamment des saignées générales qu'il faut pratiquer assez souvent pour peu que l'individu soit sanguin, il faut à peu près remplir les mêmes indications et avec les mêmes moyens que lorsqu'il s'agissait du furoncle. Mais ici il y a de plus à ajouter les indications particulières que présente le voisinage de l'authrax d'organes importants qui peuvent être plus ou moins compromis.

DEUXIÈME SOUS-DIVISION.

TUMEURS CUTANÉES GANGRÉNEUSES OU CHARBONNEUSES.

Dans toutes les discussions auxquelles on s'est livré pour rapprocher ou séparer les maladies ou tumeurs charbonneuses des animaux, des maladies analogues chez l'homme, pour ne pas réunir ou pour confondre le charbon avec la pustule maligne, il me semble

qu'on a beaucoup plus discuté sur les mots
que sur les choses, et c'est ce qui résulte du
texte des discussions mêmes. Les auteurs les
plus récents qui ont écrit sur cette matière,
ceux qui ont composé les articles *charbon* et
pustule maligne dans les derniers dictionnai-
res de médecine, M. Vidal de Cassis, dans son
traité de pathologie externe, s'accordent généralement à reconnaître que toutes ces maladies, chez l'homme comme chez les animaux,
sont identiques dans le fond, le résultat d'un
même principe, le principe virulent *charbonneux*. Je citerai ici les paroles de M. Vidal,
parce qu'elles se trouvent d'accord avec les
observations que j'ai faites moi-même dans
plusieurs faits dont j'ai été témoin dans le
midi :

« Voici, dit M. Vidal, toute ma pensée sur
« la nature des maladies charbonneuses; d'a-
« près la lecture des meilleurs auteurs et
« d'après mon observation, je suis porté à
« croire que toutes ces maladies sont au fond
« identiques, c'est-à-dire qu'elles ne recon-
« naissent qu'un principe; je l'appellerai *char-
« bonneux*. Ce principe naît le plus souvent
« chez les animaux, quelquefois chez l'homme,
« sous l'influence de longues fatigues, de
« chaleurs excessives, d'une alimentation de

« mauvaise nature. Le *charbon* qui apparaît
« dans de pareilles circonstances, n'est que le
« symptôme d'une altération profonde de
« l'organisme, d'une viciation des humeurs ; il
« est mortel et contagieux. Son inoculation
« donne lieu ou au *charbon idiopathique* ou
« à la *pustule maligne,* deux affections moins
« graves, surtout la dernière qui semble être
« produite par le principe du charbon
« affaissé. »

C'est sur la pensée émise dans cette dernière phrase, relativement à la distinction
entre le *charbon idiopathique*, résultat de
l'inoculation, et la *pustule maligne*, résultat
aussi de l'inoculation, que je ne suis pas tout-
à-fait de l'avis de M. Vidal. Quand la maladie
vient de dehors en dedans, par contact d'une
partie de la peau avec le principe virulent
charbonneux, par inoculation en un mot,
j'avoue qu'il m'a semblé toujours difficile
d'établir une distinction dans l'aspect, la marche des tumeurs charbonneuses ainsi produites, et toutes m'ont semblé se confondre, à
quelques nuances près, avec le tableau que les
auteurs, notamment Enaux et Chaussier, ont
tracé de la pustule maligne. Je ne reconnais
dans ces cas qu'une seule tumeur charbonneuse, la *pustule maligne*, et alors les acci-

dents généraux, s'il y en a, dus à l'influence du mal uniquement local d'abord, soit par absorption d'une matière quelconque virulente, soit par sympathie, n'arrivent généralement que plusieurs jours après la manifestation de la tumeur. Quand au contraire la tumeur vient de dedans en dehors, en vertu de l'influence exercée sur le sang, les humeurs, le système nerveux, sur l'ensemble de l'économie, en un mot, par les causes qui engendrent les maladies charbonneuses (1), la distinction entre l'aspect, la marche, les terminaisons du charbon ainsi survenu (*charbon malin* de quelques auteurs) et les mêmes circonstances offertes par la pustule maligne, me paraît un peu plus facile à établir, et encore cela n'est pas toujours possible. Il faut distinguer deux cas dans cette dernière hypothèse, où la tumeur arrive par l'influence morbide charbonneuse de dedans en dehors. Dans le premier cas, les symptômes généraux se présentent quelques jours avant l'apparition de la tumeur. Dans le second cas, ils se présentent à peu près en même temps, et alors, ou bien l'influence morbide s'est fait sentir

(1) Je ne parlerai pas ici de la fièvre charbonneuse sans charbon qu'on a observée chez les animaux, parce que, quoique probablement cela puisse aussi exister chez l'homme, on ne l'a pas encore bien observée.

et a éclaté dès le premier abord en même
temps sur la peau et à l'intérieur, ou bien elle
s'était déjà exercée mais sourdement à l'intérieur, sans se manifester par aucun symptôme
bien évident. Dans tous ces cas, la tumeur
charbonneuse est généralement beaucoup
plus grave que lorsqu'elle est arrivée de
dehors en dedans par contact, par inoculation,
comme dans la pustule maligne. Il faut dire
cependant que quelquefois dans ce cas même
où la tumeur s'est développée par contact, par
inoculation de la matière charbonneuse, les
symptômes généraux arrivent en même temps
que l'apparition de la tumeur, et la mort peut
avoir lieu en un petit nombre d'heures.
C'est ce qui faisait dire à Boyer : « La pustule
maligne ne parcourt pas toujours les quatre
périodes, et leur durée n'est par toujours la
même..... quelquefois la marche est si rapide,
que les quatre périodes se confondent et ne
peuvent être distinguées. On a vu la mort
survenir en dix-huit ou vingt-quatre heures, etc. » De sorte que la pustule maligne
alors par sa marche, sa terminaison, son aspect, ses phénomènes extérieurs, ne se distingue guère du charbon symptomatique. Cela
n'a pas peu contribué à jeter la confusion
dans les opinions relativement aux différen-

ces, aux analogies, à l'identité des tumeurs charbonneuses. Cependant nous conserverons ici la distinction entre le *charbon symptomatique*, le charbon proprement dit, et la *pustule maligne*, quoique à dire vrai, leurs symptômes extérieurs se confondent assez souvent.

CHARBON.

Cette maladie s'observe surtout dans le midi de la France, la Provence, le Languedoc où elle se montre assez fréquemment. On la dit assez fréquente aussi en Egypte et dans quelques pays chauds. C'est pendant les chaleurs de l'été qu'elle règne ordinairement, et surtout chez les gens de la campagne qui sont en proie à la misère, à la malpropreté, qui se vêtissent mal, ont une nourriture malsaine, boivent des eaux insalubres, sont soumis en travaillant aux feux d'un soleil ardent. On a dit aussi que des circonstances qui favorisent la manifestation du charbon, sont le voisinage de mares, de marais, d'eaux croupissantes, d'étangs en voie de desséchement. Mais il y a encore bien des recherches à faire là dessus. Il semblerait résulter de plusieurs faits que l'ingestion de la chair d'animaux tués lorsqu'ils étaient déjà affectés

du charbon, aurait déterminé l'infection charbonneuse, manifestée par des symptômes
généraux et l'apparition de tumeurs charbonneuses, chez les personnes qui auraient
fait usage d'une semblable nourriture. On a
remarqué aussi quelquefois le charbon chez
les bouchers qui avaient tué des bœufs sur-
menés, en proie sans doute déjà à la maladie
charbonneuse, mais il est probable que cela
n'avait lieu alors que de dehors en dedans,
par contagion, par contact du sang, des
humeurs des bœufs tués avec la peau des
individus qui les tuaient. Ces cas appartiennent plus proprement à la pustule maligne.
Quoi qu'il en soit, l'apparition du charbon est
à peu près toujours précédée de symptômes
généraux, quelquefois alarmants, très-graves,
qui annoncent dans l'économie le développement de l'état charbonnéux, lassitudes
générales, affaissement physique et moral,
sensation indéfinissable de terreur, nausées,
vomissements, syncopes, etc. D'autres fois
la tumeur charbonneuse paraît en même temps
que ces symptômes éclatent avec intensité.
D'autres fois enfin la disposition charbonneuse
existant dans l'organisation, ne se manifeste
avec intensité que peu d'heures après qu'elle
a produit à la peau la tumeur charbonneuse,

et la marche de la maladie est tellement rapide, foudroyante, que la mort arrive dix à douze heures seulement à partir du moment où le malade se plaignait de l'apparition d'une petite tumeur brunâtre, peu en rapport par ses apparences avec les symptômes formidables qui se développent bientôt après.

Le charbon se dessine sous la forme d'une induration vaguement circulaire, peu élevée au dessus du niveau de la peau au sommet de laquelle se forment une ou plusieurs vésicules noirâtres, dont la sérosité rouge-livide répandue sur la peau, par la prompte rupture de la vésicule, détermine une chaleur brûlante et une forte démangeaison. Quelquefois la formation de ces vésicules a lieu même avant que l'induration sous-jacente s'élève, fasse tumeur. Au dessous de la vésicule est une eschare sèche, noire, dure ou bien molle et humide comme celle que forme l'application de la potasse caustique. La couleur devient moins noire, moins livide en s'éloignant du centre jusqu'au cercle rouge luisant qui circonscrit la gangrène. L'induration, l'engorgement vont gagnant en étendue et en profondeur. Ils s'accompagnent souvent vers la circonférence d'une bouffissure emphysémateuse. La douleur et la chaleur brûlante qui existaient depuis le commencement deviennent plus intenses, les symptômes généraux ont acquis alors un haut degré de gravité ; la soif est ardente ; quelquefois cependant elle se fait à peine sentir, les yeux sont fixes, tous les traits profondément altérés ; la peau est quelquefois sèche, quelquefois couverte de sueurs ; le pouls est généralement petit, fréquent. Si la gangrène va toujours gagnant dans tous les sens, si aucun cercle inflammatoire bien tracé ne se présente pour la circonscrire, si les symptômes généraux ne s'améliorent pas, il survient du délire, le hoquet, des suffocations, et la mort ne tarde pas à arriver. Les progrès de la gangrène peuvent s'accompagner de la destruction de branches artérielles plus ou moins volumineuses, et des hémorrhagies graves en sont le résultat.

L'autopsie, dans ces cas, montre des désordres généralement plus considérables qu'après la pustule maligne. Ces désordres sont analogues à ceux que l'on observe chez les animaux morts de la maladie charbonneuse, avec ou sans tumeur charbonneuse. C'est alors surtout qu'on trouve le sang noirâtre, altéré dans sa consistance, décomposé, que l'on trouve des taches noires, livides dans divers viscères, marques de l'état charbonneux, gangréneux qui tendait à se développer dans tous les tissus.

Le pronostic de cette maladie est toujours très-grave ou mortel. Si elle tend à la guérison, ce qui est rare, et ce qui s'annonce par un amendement des symptômes généraux, par un cercle rouge inflammatoire qui circonscrit la partie gangrénée, par une chaleur douce, halitueuse de la peau, il reste des cicatrices difformes par les pertes quelquefois très-considérables de substance dues aux progrès de la gangrène ; des organes délicats, importants, plus ou moins profondément placés, peuvent être mis à découvert, gênés, empêchés même dans leurs fonctions ; il peuvent aussi être compris dans la gangrène, et leurs fonctions anéanties.

Il est facile d'ailleurs de concevoir la différence des chances défavorables que fait courir au malade le charbon, selon qu'il siége sur la face, le cou, la poitrine, le bas-ventre, les aînes, les aisselles, etc., en raison de l'importance des formes à conserver, du voisinage des organes des sens, ou de viscères encore plus indispensables à la vie, du voisinage de gros vaisseaux, de gros nerfs, etc. Il est clair aussi que le pronostic doit varier selon toutes les circonstances d'âge, de tempérament, d'état de forces, etc., au milieu desquelles se manifeste la maladie. Si les symptômes généraux sont intenses, et si le charbon se développe mal, incomplètement, le cas est mortel. Si les symptômes généraux s'amendent, et que le charbon se développe franchement et largement, il y a à espérer que l'organisation s'est déchargée entièrement sur la tumeur de la disposition gangréneuse qui l'affecte, et le pronostic est moins fâcheux. Au reste tous les auteurs s'accordent à regarder le charbon comme généralement mortel.

Le charbon ne saurait être confondu avec aucune autre espèce de tumeur, si ce n'est avec la pustule maligne qui, comme nous l'avons dit, n'est qu'une sorte de charbon, non symptomatique, non spontané, mais survenu par le contact, par l'inoculation du virus charbonneux sur un point du tissu cutané. Cependant on peut saisir, dans le tableau des phénomènes extérieurs de ces deux variétés d'une même affection, quelques différences qui se trouvent tracées, mais trop rigoureusement peut-être, dans le passage suivant, à l'article *affections charbonneuses* du Dictionnaire de médecine (auteurs Ollivier et Marjolin):

« C'est en lisant avec attention les observations
« de charbon spontané qu'on arrive à considé-
« rer, comme caractères distinctifs de la pus-
« tule et du charbon, d'une part, pour la pus-
« tule, la tuméfaction dure ou élastique, d'ap-
« parence emphysémateuse, et, pour le char-
« bon la tumeur circonscrite, luisante, d'un
« rouge foncé à sa circonférence, d'un noir
« charbonné au centre, et accompagnée d'une
« douleur vive, qui annonce l'étranglement,
« douleur qu'on n'observe pas dans la pustule
« maligne. »

Quant à la piqure de certains insectes, du
scorpion par exemple, il arrive bien qu'elle
peut être suivie d'un point d'un rouge livide
ou noir, qui persiste pendant quelques jours
avec quelques douleurs locales, et quelques
symptômes généraux, mais il n'y a ni vésicules ou phlyctènes, ni l'induration gangréneuse, ni les autres symptômes locaux ou
généraux du charbon.

Traitement. — La base du traitement local,
avait été déjà depuis longtemps formulée par
Celse; c'est la cautérisation. On peut la pratiquer
avec le fer rouge, avec le beurre d'antimoine,
la potasse caustique. Je crois qu'on pourrait
se servir avec avantage de la pâte de Vienne,
ou mieux de la pâte caustique de Canquoin.

Mais pour employer avec succès une semblable méthode, il faut que la tumeur soit prise dans le commencement; car, lorsque la gangrène est très-étendue, il serait difficile ou impossible de circonscrire tout le mal, et cette méthode manquerait alors le but. On a proposé d'appliquer, après la cautérisation, sur la tumeur, des cataplasmes émollients, et M. Hossac recommande des cataplasmes avec la levure de bière et le quinquina. Le docteur Ferramosea de Muro a vanté comme très-efficaces, après la cautérisation, des frictions mercurielles autour de la tumeur, faites chacune, matin et soir, avec 4, ou 8, ou même 12 grammes d'onguent mercuriel. Dans le cas où la gangrène est déjà très-étendue, Boyer propose des scarifications, sans atteindre les parties vivantes. Mais il n'y a guère rien à attendre ni de ces scarifications, ni des sangsues autour de la tumeur, proposées par MM. Bouillaud et Reignier, ni d'aucun autre moyen local. Au reste tout le traitement local, dont il vient d'être question, ne peut guère être employé avec quelques chances de succès qu'autant que, par les efforts de l'organisme ou spontanés ou sollicités par le traitement non local, il y a tendance à l'extinction du vice charbonneux, ou à son épuisement dans la tumeur.

Quant aux moyens dont doit se composer le traitement non local ou général, les opinions ont singulièrement varié. Les uns ne voyant principalement que l'inflammation dans le phénomène charbonneux regardent la saignée comme base de cette médication. D'autres frappés surtout de l'état ataxique, adynamique qui se manifeste souvent, ou ne voyant qu'un combat de l'organisme avec un virus puissant qui menace de l'anéantir, proscrivent fondamentalement les saignées comme débilitantes, et ne veulent que des moyens fortifiants pour venir en aide à l'organisme dans la lutte qu'il a à soutenir. Fournier (*Obs. et exp. sur le charbon malin*, 1769) employait une méthode mixte qui peut se résumer ainsi: s'il y a forte inflammation, fièvre intense, saignée générale d'abord; quelques heures après, un vomitif stibié, puis tisane rafraîchissante ou eau pure. Le lendemain du vomitif, s'il n'y a pas eu de selles, purgation avec la décoction de tamarin, le séné mondé et la manne; puis encore les jours suivants, purgatifs et vomitifs. Si au lieu de forte inflammation, de fièvre intense dès le début, il y a au contraire pouls petit, concentré, prostration, adynamie, toniques et cordiaux d'abord, thériaque, quinquina, etc., et puis également vomitifs réitérés. Enfin quand l'état du malade tient le milieu entre les deux états précédents, ce sont encore des vomitifs, des purgatifs entre-mêlés de quelques boissons adoucissantes, etc.

Je ne crois pas qu'avec une polypharmacie semblable on puisse jamais obtenir plus de succès que n'en a obtenus Fournier lui-même, qui, pendant une période de 11 années, avoue avoir vu périr tous les malades. Au reste tous les praticiens, tous les auteurs s'accordent à regarder le charbon comme à peu près incurable, quel que soit le traitement qu'on emploie. Dans le petit nombre de faits dont j'ai été témoin, j'ai vu toujours aussi la mort arriver malgré la saignée, les toniques et la cautérisation de la tumeur ; et la même chose est exprimée par M. Vidal ainsi qu'il suit : « Je n'ai « jamais vu une seule guérison de charbon, « je n'ai pas même observé que sa marche ait « été le moins du monde entravée, soit par le « traitement médical, soit par les moyens « chirurgicaux. »

PUSTULE MALIGNE.

La pustule maligne est une tumeur charbonneuse non spontanée, non symptomati-

que, mais résultant du contact du virus charbonneux avec une partie quelconque de la surface du corps. C'est une maladie locale d'abord,
qui ne porte que plus tard le trouble dans
l'économie, de sorte qu'ici le mal peut être arrêté, détruit, dès son origine, dans sa source,
tandis que dans le charbon le mal étant général avant de revêtir à l'extérieur la forme d'une
tumeur, n'offre plus au traitement les mêmes
chances de succès. Le principe virulent, contagieux qui produit par contact, par inoculation sur la peau de l'homme, la pustule maligne,
provient des tumeurs, du sang, des humeurs,
du pus des animaux charbonneux. Il n'est
pas étonnant par conséquent qu'on observe
cette maladie principalement chez les individus qui par leur profession sont le plus en
rapport avec ces animaux, avec les débris,
avec les divers tissus de ces animaux; tels sont
les pâtres, les bouchers, les équarrisseurs, les
vétérinaires, ceux qui soignent les bestiaux,
qui manient les peaux, les laines, les tan-
neurs, les cardeurs de matelas, etc. Quelques
auteurs ont même cité des faits où la pustule
maligne s'était développée par suite de la
piqûre de mouches qui venaient de sucer le cadavre d'animaux morts de la maladie charbonneuse. On a dit aussi que la transmission de

la pustule maligne pouvait avoir lieu d'homme
à homme, par le contact des liquides qui s'é-
coulent de la tumeur, mais ces faits ont été
contestés. Cette maladie a été observée à peu
près partout en France, mais elle règne principalement dans la Bourgogne, la Lorraine
et la Franche-Comté. Elle doit se montrer,
au reste, dans les temps, dans les pays, dans
les circonstances les plus favorables au développement de la maladie charbonneuse chez
les animaux. Boyer dit à ce sujet :

« En général, elle est très-fréquente dans les lieux bas
et marécageux où l'on élève beaucoup de bétail. Elle
règne épidémiquement à la suite des grandes chaleurs
de l'été, et lorsque l'inondation des prairies a rendu les
fourrages de mauvaise qualité, rouillés, vasés et chargés
d'insectes en putréfaction, d'où résultent, pour les
animaux qui en sont nourris, des fièvres accompagnées
d'inflammation gangréneuse, qui les font périr très-
promptement. Non seulement le plus léger contact des
parties gangrénées, et même des humeurs des animaux
morts de cette manière, donne lieu à la pustule maligne ; mais leurs peaux et leurs poils se chargent de ce
principe contagieux et le retiennent assez fortement
pour que ni les procédés de la fabrication, quand on
prépare les premières pour les usages domestiques, et
quand les derniers ont été employés à des étoffes, ni la
circonstance d'avoir été conservés longtemps, et même
pendant plusieurs années, quand ils ont été employés
pour des meubles, n'y détruisent ce principe délétère,

et ne leur ôtent la funeste propriété de transmettre la contagion. Ainsi le simple contact de quelqu'une de ces substances suffit pour donner lieu à la pustule maligne dans toutes les saisons de l'année indistinctement. » (Boyer, *Malad. Chir.*, t. II, p. 51).

C'est sur les parties habituellement découvertes, le visage, le cou, les mains que la pustule maligne s'observe presque toujours. Ordinairement un individu n'est affecté que d'une seule pustule ; cependant on en a observé plusieurs à la fois chez un même individu. L'exposition méthodique que Enaux et Chaussier ont faite de la marche, du développement de la pustule maligne, est devenue classique, et nous ne saurions mieux faire que de la rappeler ici. Selon ces auteurs, la durée totale de la pustule maligne se divise en quatre périodes, que M. Vidal, dans son *Traité de pathologie externe*, présente ainsi :

« *Première période.* Démangeaison légère, incommode, picotement vif mais passager ; formation d'une vésicule séreuse comme un grain de millet, elle s'étend insensiblement ; exaspération momentanée de la démangeaison ; la vésicule est déchirée par le malade qui se gratte, ou elle s'ouvre spontanément ; issue d'une petite quantité de sérosité roussâtre, la démangeaison a cessé pendant quelques heures : vingt-quatre, trente-six, quarante-huit heures, telle est la durée de cette période ; le dernier terme est le moins fréquent, plus souvent le premier n'est pas atteint.

« *Deuxième période.* A la place de la vésicule, apparition d'une tache tirant sur le jaune ou livide et grenue, au dessous un noyau ou une espèce de tubercule lenticulaire, peu saillant et mobile. Démangeaison plus vive, se transformant en un sentiment de vive chaleur, de cuisson et d'érosion. Boursoufflement et tension de la couche la plus superficielle de la peau, dont la couleur varie ; elle est pâle ou rougeâtre et livide ou d'une nuance orangée ; elle est toujours luisante : auréole formée par des phlyctènes séparées d'abord, se confondant ensuite pour former un cercle continu. Le tubercule se colore, durcit de plus en plus, et son insensibilité est toujours plus marquée ; alors aucun doute sur la nature de la maladie. C'est cette période que le médecin observe d'abord, car c'est seulement alors qu'il est consulté ; elle n'a ordinairement que quelques heures de durée, et rarement elle se prolonge plusieurs jours.

« *Troisième période.* La tache jaune noircit en s'agrandissant ; le boursoufflement de la peau voisine est plus considérable, et l'auréole vésiculaire s'élargit ; c'était tantôt un érysipèle simple, maintenant il est phlegmoneux. En effet, la mortification et l'inflammation qui l'accompagnent sont plus profondes et plus étendues. Cet engorgement a quelque chose d'emphysémateux, quoiqu'on ne puisse constater la crépitation. Le développement des tissus fait paraître l'eschare centrale déprimée, et donne à la tumeur un aspect particulier ; Pinel l'appelait alors pustule déprimée. La chaleur cuisante et le sentiment d'érosion de la période précédente se transforment en une pesanteur et un engourdissement de la partie. Cette période est courte quand l'issue doit être funeste; dans les cas heureux, elle peut durer plusieurs jours : elle ne dépasse jamais le cinquième.

« *Quatrième période.* Non seulement tous les symptômes généraux s'aggravent, l'engorgement devient énorme, se propage au loin; la gangrène pénètre profondément, et une autre scène commence : l'ataxie et l'adynamie se manifestent comme pour le charbon. Je fais remarquer que c'est à ses dernières périodes que la pustule maligne se complique de ces phénomènes; quand cette période se présente ainsi, le cas est funeste.

« Un cercle inflammatoire est le présage heureux d'une terminaison favorable; il se dessine autour de l'eschare; l'engorgement baisse; chaleur douce, battement dans la partie, suppuration en dedans du cercle, mouvement fébrile régulier et léger, suivi de près par une douce transpiration. Ces phénomènes annoncent encore que la réaction est de bonne nature, qu'elle chassera l'eschare; après sa chute, on verra toute l'étendue du désordre causé par la pustule. »

Nous avons déjà dit, au reste, que la pustule maligne ne parcourt pas toujours régulièrement ces quatre périodes, que quelquefois celles-ci sont confondues dans la rapidité de la marche de la maladie.

La pustule maligne se distingue, comme le charbon, des engorgements inflammatoires plus ou moins douloureux dus à la piqûre de quelques insectes, par le point central jaunâtre de ces engorgements qui correspond à cette piqûre et par l'absence, dans celle-ci, de toute vésicule ou phlyctène. D'ailleurs la marche et les progrès de la tumeur ont bientôt fait cesser toute apparence d'analogie ou de similitude entre ces deux affections.

La pustule maligne, dans son commencement, ne peut pas être confondue non plus avec le furoncle ou l'anthrax, à cause de l'absence, dans ceux-ci, d'une vésicule à leur sommet, et à cause de l'aspect qu'elle offre dans le cercle rouge, livide, comme emphysémateux, qui circonscrit le noyau gangréné. Quant à la différence d'aspect entre elle et le charbon, nous l'avons déjà trouvée légère et nous avons cherché à la caractériser en parlant du charbon. La confusion de la pustule maligne avec le charbon n'a pas une grande importance; mais l'erreur serait fâcheuse si on confondait la pustule maligne, dans son commencement, avec toute autre tumeur, parce que plus tard on ne saurait plus s'en rendre maître et la faire avorter.

Le pronostic de la pustule maligne est moins grave que celui du charbon spontané, symptomatique. Il est plus grave quand la pustule siége sur la tête, sur le cou, sur la face, près des yeux surtout, que lorsqu'elle siége sur les membres. Il varie, au reste, selon l'âge, le tempérament, les dispositions, l'état de grossesse, etc.

Traitement. — Le traitement local à employer se déduit facilement de la nature du mal. Il faut ici, comme dans les morsures par animaux enragés, tuer le virus sur place, empêcher toute possibilité ultérieure d'absorption de la matière virulente, charbonneuse, qui pourrait sans cela aller infecter l'économie et déterminer presque infailliblement la mort. Il faut donc cautériser hardiment la partie affectée de manière à comprendre dans la cautérisation toutes les chairs gangrénées. Celles-ci doivent être pour cela préalablement scarifiées, assez profondément pour que les caustiques puissent pénétrer jusque sur les limites de la gangrène ; mais pas assez pour atteindre les parties vivantes déjà très-disposées à s'affecter de gangrène, par conséquent peu aptes à supporter des lésions de continuité, contre lesquelles elles réagiraient à peine. Il pourrait arriver aussi que ces scarifications trop profondes ne fissent qu'ouvrir une voie plus facile, par le peu de réaction inflammatoire qui s'y opérerait, à l'introduction des liquides délétères qui s'échapperaient de la partie gangrénée. Les caustiques qu'on emploie le plus ordinairement sont le beurre d'antimoine, les acides

nitrique, sulfurique, hydrochlorique. Si l'on
est appelé dès le début, on déchire la vésicule
et on applique sur le petit noyau brunâtre,
induré, ou un tampon de charpie imbibée de
beurre d'antimoine, ou un morceau de potasse qui en comprenne toute l'étendue. Si
après cette première application et après avoir
fendu et enlevé l'eschare, il se montre encore
des parties indurées, brunâtres, emphyséma-
teuses, non franchement enflammées, il faut
faire une seconde application du caustique, ou
bien ne faire cette application qu'après avoir
préalablement pratiqué des scarifications. Il
y en a qui préfèrent, à l'exemple de quelques
chirurgiens, et, dans ces derniers temps, de
Dupuytren, de Lisfranc, faire usage du cautère
actuel; il est certain toujours que le siége de la
pustule dans le voisinage d'organes importants, des organes des sens, dans la cavité de
la bouche, etc., doit quelquefois faire préférer
le feu aux caustiques dont nous venons de
parler.

KÉLOIDE.

(CANCROÏDE.) (1)

Cette maladie est extrêmement rare. C'est à Alibert que l'on en doit le premier signalement et la description, d'abord sous le nom de *cancroïde*, plus tard sous le nom de *kéloïde*. Il y a des auteurs qui, n'ayant jamais rencontré ou su reconnaître dans leur pratique telle maladie particulière, bien observée cependant et décrite par d'autres auteurs non moins dignes de foi, sont disposés à nier l'existence de cette maladie. C'est ce qui est arrivé, relativement à la *kéloïde*, à Bateman, à qui l'on pourrait bien contester avec plus de raison l'existence réelle de tant de variétés insignifiantes d'éruptions cutanées, dont est rempli l'échafaudage dermatographique de son maître Willan. Je n'ai vu qu'une fois sur la partie antérieure du sternum une tumeur ayant bien exactement les caractères assignés par Alibert à la *kéloïde*, et j'avoue qu'au premier aspect je l'aurais volontiers prise pour la cicatrice élevée d'une brûlure en forme de bride et à prolongements inégaux ; mais un examen attentif

(1) Dermatoses cancéreuses (Alibert).

me fit bientôt reconnaître à cette tumeur tous les caractères assignés par Alibert à la *kéloïde*. Biett, MM. Cazenave, Schedel, Gibert et d'autres praticiens ont observé des tumeurs semblables. Si Alibert, dans son dernier ouvrage, la *Monographie des Dermatoses*, a placé la *kéloïde* dans le groupe des affections cancéreuses, c'est sans doute seulement à cause de quelques douleurs lancinantes qui s'y font sentir quelquefois, et de sa tendance à repulluler lorsqu'on l'extirpe. Cependant elle n'offre point dans sa texture de matière squirrheuse, encéphaloïde; elle présente seulement, comme le dit Alibert lui-même, quand on l'examine anatomiquement, un tissu serré, blanchâtre, fibreux, croisé et entrelacé, comme le corps glanduleux de la mamelle.

Alibert peint en très-peu de mots les principaux traits de cette tumeur. Elle se caractérise « par une et rarement par plusieurs excroissances plus ou moins proéminentes, dures, résistantes sous le doigt qui les comprime; tantôt cylindriques, tantôt rondes ou quadrilatères, aplaties dans leur milieu, relevées par leurs bords en manière de bourrelet, projetant par leurs parties latérales comme des racines qui s'implantent dans la peau, offrant parfois l'aspect d'une cicatrice de brûlure. » (*Monographie des dermatoses*, page 459. 1832.)

La kéloïde commence ordinairement par une légère tuméfaction de la peau, une petite saillie tuberculeuse, dure, aplatie, qui se développe lentement, acquiert jusqu'à un à deux pouces de diamètre, et présente tantôt une forme ovalaire aplatie, tantôt une forme cylindroïde, allongée, tantôt une forme quadrilatère avec des prolongements dans différents sens. Alibert, qui cherche toujours à donner une image pittoresque des maladies de la peau, compare la kéloïde, quand elle est enchâssée dans le tissu de la peau, à ces entozoaires que l'on désigne sous le nom de *dragonneaux*, et qui s'introduisent dans le tissu lamineux cutané ; ou bien, à cause de la forme, du nombre des prolongements par lesquels elle s'implante en quelque sorte dans le derme voisin, aux pattes allongées d'une écrevisse de mer ou aux quatre pieds d'une tortue. La partie centrale de la tumeur, d'où partent les prolongements, est quelquefois ovale, aplatie, bombée à la circonférence, déprimée au centre. La surface de la tumeur est pâle ou rougeâtre, luisante et quelquefois légèrement ridée. Sa coloration peut varier, au reste, sous l'influence de toutes les causes qui modifient plus ou moins brusquement la circulation. A la pression du doigt, on y sent une résistance élastique, une dureté semblable à celle du squirrhe. Elle est presque toujours le siége d'une forte chaleur, assez souvent de picotements, de démangeaisons très-vives, de douleurs pungitives et lancinantes; mais quelquefois il n'y a point de douleur du tout, et elle ne produit qu'une sensation de gêne, de raideur, comme dans le cas que j'ai observé. Du reste, il est fort simple que des changements brusques de température, que des excès, que l'approche des menstrues, que tout ce qui peut, en un mot, ébranler plus ou moins brusquement l'organisation, ajoute passagèrement à l'intensité des sensations douloureuses dont cette maladie peut être le siége.

La kéloïde s'est montrée ordinairement sur la partie antérieure et supérieure du sternum, au dessus et dans l'intervalle des reins, quelquefois au cou, rarement à la face, bien plus rarement ailleurs.

Quant à l'étiologie de la kéloïde, elle n'offre que du vague. Une lésion externe, comme une contusion, une égratignure, qui aurait précédé la manifestation de cette tumeur, ne peut être regardée que comme une circonstance tout-à-fait occasionnelle de son développement. Elle ne se montre guère que dans la jeunesse et l'âge adulte ; cependant M. Gibert dit l'avoir observée sur un petit garçon âgé de 10 ans. Elle paraît se présenter plus souvent chez la femme que chez l'homme, et surtout chez les personnes blondes, lymphatiques.

Cette tumeur dont la marche est lente, reste presque toujours pendant très-long-temps et même toute la vie stationnaire, quand elle a acquis un certain développement. Quelquefois, mais rarement, elle s'affaisse, disparaît spontanément et laisse après elle une cicatrice blanche, ridée, la peau flétrie et déprimée ; si on l'extirpe, elle repullule, mais jamais elle n'a offert la dégénérescence cancéreuse.

Tous les caractères que nous venons d'assigner à la kéloïde lui donnent une physionomie particulière tellement saillante, qu'on ne saurait la confondre avec aucune autre espèce d'affection cutanée. Tout au plus, au commencement on pourrait au premier aspect la confondre avec un tubercule cancéreux naissant ; mais les tubercules cancéreux se dessinent bientôt d'une manière assez tranchée, sont durs, arrondis, souvent violacés et même entourés de veines variqueuses, s'accompagnent de douleurs lancinantes continues ou intermittentes très - rapprochées, fréquemment aussi de l'engorgement des ganglions voisins, et enfin sont suivis tôt ou tard de l'ulcération cancéreuse carastéristique. Quant aux tubercules syphilitiques, aux tumeurs sanguines, aux tumeurs érectiles, il est certain qu'entre ces différentes tumeurs et la kéloïde il n'y a pas la moindre analogie de nature, ni de marche, ni de forme, ni d'aspect.

Quant au traitement, il se résume en très-peu de mots : tous les topiques avec lesquels on a cru pouvoir modifier avantageusement la vitalité viciée dans la tumeur, pour obtenir la résolution de cette dernière, n'ont eu aucun effet, si ce n'est rarement un effet très-passagèrement palliatif. Dans le cas dont j'ai été témoin, je n'ai vu aucun des moyens qu'on avait recommandés, jouir de la moindre efficacité. Les caustiques, de quelque nature qu'ils soient, avec lesquels on a voulu détruire la tumeur, ont été suivis presque immédiatement de la récidive, quelquefois avec plus d'exaspération, plus d'intensité. Après l'excision, l'extirpation, la tumeur a également repullulé, excepté dans un seul cas dont Alibert a été témoin. Puisque l'opération a réussi dans un cas, probablement parce que l'on avait extirpé jusqu'aux dernières racines de la tumeur, elle pourrait bien réussir dans d'autres cas, en se conduisant de la même manière.

En définitive, si on ne veut pas avoir recours à l'opération, de l'idée de laquelle le peu de danger de la tumeur et la crainte bien fondée de son retour semblent devoir en général éloigner le médecin, ce qu'il y a de mieux à faire, c'est de ne rien faire du tout, à moins de chercher à calmer, par les moyens ordinaires, les douleurs, quand elles sont trop fortes, et l'inflammation, quand elle est trop grande. Pour les remèdes intérieurs, tous ceux dont on a fait usage ont été nuls.

MOLLUSCUM (1).

On a rapporté à ce qu'on a appelé *molluscum* de petites tumeurs plus ou moins analogues à des tubercules cutanés, faute de pouvoir les faire entrer dans les autres espèces établies, et on a réuni certainement sous ce titre des choses disparates. Dans tout ce qu'a dit là dessus Bateman, qui a cru le premier devoir créer cette espèce, il n'y a qu'une

---

(1) *Spiloplaxie,* dermatoses lépreuses, ou *mycosis,* dermatoses véroleuses (Alibert).

circonstance qui mériterait une sérieuse attention ; c'est la propriété contagieuse de l'une
des deux variétés dans lesquelles il a subdivisé
cette espèce, variétés qui sont le *molluscum
contagieux* et le *molluscum non contagieux.*
Bateman n'a observé que deux cas de ce qu'il
appelle *molluscum contagieux*, et le docteur
Carswell a fait part à M. Cazenave d'un fait
analogue qu'il a recueilli à Edimbourg. Tout
cela est encore certainement bien vague, et
aucun fait semblable n'ayant encore été
observé en France, il faut attendre, pour
pouvoir établir quelque chose de positif là
dessus, de nouvelles observations. Quant au
molluscum non contagieux, on peut juger
combien sont encore incertaines les données
que l'on a sur ce sujet, par le passage suivant
de MM. Cazenave et Schédel (*Maladies de la
peau*, p. 386).

« Le *molluscum non contagieux*, consistant
« en de petites tumeurs indolentes, de forme
« et de volume variables, dont plusieurs sont
« portées par une sorte de pédoncule, est
« moins rare que l'autre variété. Cependant
« on n'est point d'accord sur leur nature, et ce
« nom a été donné à des affections très-diffé-
« rentes, mais qui se ressemblent par la pré-
« sence de ces tubercules. »

Il est certain que ni l'observation transmise à Batteman par Tilésius, d'un pauvre de Mulhberg, dont tout le corps était couvert de petites tumeurs contenant une matière athéromateuse, ni quelques cas analogues soumis à l'observation de Biett, où les tubercules cependant étaient durs, consistants, et paraissaient ne point contenir de liquide, de même que d'autres cas observés par ce médecin, surtout chez de jeunes femmes à la suite des couches, où les petites tumeurs étaient aplaties, fendillées légèrement à leur sommet, irrégulières, d'une couleur brunâtre ou fauve, et répandues particulièrement sur le cou, il est certain, dis-je, que ce petit nombre de cas, ayant entre eux bien peu d'analogie, ne peuvent guère servir encore à tracer l'histoire précise de ce genre de tumeurs. Je pourrais bien aussi moi-même rapporter à cette réunion de tumeurs tant soit peu disparates, comprises sous le titre collectif de *molluscum non contagieux*, un fait que j'ai observé, où de petites tumeurs assez rapprochées, sans presque aucun changement de couleur à la peau, quelques-unes pédonculées, sans douleur, occupaient les parties latérales du cou et en partie de la face, chez un homme de 35 ans, sans que je pusse avoir la moindre idée exacte de leur nature et de leur cause ; mais j'avoue que pour moi, comme pour bien d'autres sans doute, tout est encore obscur dans l'histoire de ce genre de tumeur. Aussi je me contente de citer ici la courte description que MM. Cazenave et Schédel (pag. 385) donnent du *molluscum* en général :

« Le molluscum est caractérisé par des « tubercules en général très-nombreux, à « peine sensibles, dont le volume varie depuis « celui d'un pois jusqu'à celui d'un œuf de « pigeon, tantôt arrondis, tantôt au con- « traire aplatis et irréguliers, offrant le plus « ordinairement une large base, mais quel- « quefois présentant une sorte de pédicule, « enfin d'une couleur brunâtre dans quel- « ques cas, mais le plus souvent conservant « la couleur de la peau. Ces tubercules se « développent d'une manière très-lente, sui- « vent une marche tout-à-fait chronique ; ils « peuvent durer un temps infini et même « toute la vie. Ils peuvent se manifester sur « tous les points de la surface du corps qu'ils « occupent dans quelques cas à la fois. On « les rencontre surtout à la face et au cou. »

Pour l'étiologie, elle est tout-à-fait dans les ténèbres. Quant au traitement, ces Messieurs ajoutent:

« Le traitement doit naturellement se res-
« sentir du petit nombre de faits observés.
« Il ne saurait être établi d'une manière
« exacte sur le peu de connaissance que nous
« possédons de cette maladie. M. Biett a essayé
« une foule de moyens sur le molluscum
« non contagieux. Dans la première variété,
« il a cherché à déterminer une modification
« quelconque dans les tubercules ; il n'a
« jamais pu produire le moindre changement.
« Quant à la seconde forme, il a pu obtenir
« une amélioration à l'aide de lotions stimu-
« lantes, styptiques. Ainsi par des lotions
« plusieurs fois répétées par jour, avec une
« dissolution de sulfate de cuivre, il a pu
« faire disparaître complètement, au bout de
« quelques semaines, des petites tumeurs du
« molluscum, chez une jeune femme dont
« toute la partie inférieure du cou en était
« couverte. »

Bateman dit avoir employé avec efficacité contre ce qu'il appelle *molluscum contagieux* la liqueur arsénicale.

FRAMBOESIA OU PIAN (1).

Cette maladie est exotique et ne règne guère que dans les régions intertropicales de l'Afrique, de l'Amérique et des Indes occidentales. Il est extrêmement douteux qu'on ait rien observé en Europe qui doive se rapporter véritablement à cette maladie. Le pian ou épian, est désigné aussi sous le nom de *yaws*, sur les côtes de la Guinée. Bateman a regardé ces deux expressions comme désignant une seule et même maladie qu'il a décrite sous le nom de *frambœsia*. Cependant cette dernière expression qui fait allusion à la ressemblance de la maladie en question avec des frambroises ou de grosses mûres, ne correspond qu'à une de ses variétés de forme, variété même que tout récemment M. Levacher (*Guide médical des Antilles*, publié dans l'*Expérience*, tome III, pag. 209), ne représente que comme un degré avancé des autres variétés qu'il a décrites. Ce qui donne de l'importance à cette maladie, c'est sa propriété contagieuse sur laquelle tous le monde est d'accord. D'après M. Levacher,

___
(1) *Mycosis*, dermatoses véroleuses (Alibert).

pour que la transmission ait lieu, le contact de la matière qui découle de la surface malade ne serait pas indispensable, comme l'avait établi Bateman. Il suffit pour cela qu'un individu donne la main à des infectés, porte leurs vêtements ou couche avec eux. Cela est certainement très-remarquable et présente le pian comme plus essentiellement contagieux encore que la syphilis. On a dit aussi que la transmission du virus du pian pouvait s'effectuer par des insectes, des mouches, qui, s'étant reposés sur les ulcères des individus affectés, allaient ensuite se reposer sur les parties découvertes des individus sains. Quoi qu'il en soit, le siége le plus fréquent du frambœsia, qui peut cependant se manifester sur toutes les parties du corps, est au cuir chevelu, à la face, aux aisselles, aux aines, à la marge de l'anus, aux organes de la génération. Il est ordinairement précédé de quelques symptômes précurseurs, tels que malaise général, céphalalgie, douleurs cutanées dans les articulations, inappétence, prostration, et selon M. Levacher, de sueurs dans les parties qui doivent être le siége de l'éruption. Au bout de quelques jours, selon Bateman, on voit apparaître sur différentes parties du corps des protubérances, plus petites dans le principe que la tête d'une épingle, qui s'élargissent progressivement, prennent quelquefois la largeur d'une pièce de dix sous, et acquièrent dans d'autres points une étendue plus considérable. Ces protubérances sont plus étendues sur la face, les aines, les aisselles, etc., que sur les autres parties du corps. La maladie n'est point encore entièrement développée; de nouvelles éruptions paraissent sur différentes régions, tandis que quelques-unes commencent à se dessécher. Lorsque l'épiderme s'est rompu, on voit bientôt se développer une croûte à la surface de chacun des boutons, et l'on remarque ensuite des protubérances larges, des excroissances larges et fongueuses, dont les dimensions varient depuis celle d'une petite framboise, jusqu'à celle d'une grosse mûre. La surface en est granulée et, en quelque sorte, semblable à la forme du premier de ces fruits. Elles ne sont pas douloureuses à moins qu'elles n'affectent la plante du pied ; au lieu d'un pus louable elles fournissent une matière sanieuse, glutineuse, qui donne lieu en se desséchant à des croûtes difformes.

C'est par éruptions successives que se développe généralement cette maladie. A un degré très-avancé, quand il ne se fait plus d'éruption nouvelle, un des tubercules devient plus large que les autres ; sa surface s'ulcère, se déprime, s'agrandit, fournit une sérosité sanieuse, âcre, corrosive. C'est ce tubercule qui, dans le langage des Créoles, a reçu le nom de *mama pian*, c'est-à-dire mère pian.

M. Levacher a établi quatre variétés de pian, le pian squammeux, le pian déprimé, le pian tuberculeux des enfants, le pian frambœsia.

Le frambœsia affecte de préférence les nègres. On l'a observé à tous les âges, quoique plus fréquemment dans l'enfance et chez les deux sexes également. Ici, comme pour beaucoup d'autres éruptions cutanées, les circonstances hygiéniques mauvaises, une alimentation malsaine, la malpropreté, un séjour bas, humide, etc., favorisent le développement de la maladie. Il est probable que l'habitude qu'ont les nègres de se frotter le corps avec un sorte de mastic huileux, agit aussi dans le même sens. Les individus à tempérament lymphatique et à tendance scrufuleuse paraissent les plus disposés à contracter cette maladie.

La durée du pian ou frambœsia est très-variable. Chez les enfants elle dure de six à neuf

mois, et chez les adultes de un à trois à quatre
ans, et même se prolonge indéfiniment. Il peut
disparaître spontanément, sans aucun traitement, mais il tend alors à se reproduire,
même plusieurs fois dans la vie, et à la longue
on l'a vu amener des ulcères très-étendus, des
ramollissements, des caries, l'anasarque et la
mort. Quand il a disparu, au contraire, sous
l'influence d'un traitement convenablement
appliqué, il ne reparaît plus, et c'est dans ce
sens qu'on peut dire que cette maladie n'atteint qu'une seule fois le même individu.
Cependant la guérison a été quelquefois suivie d'excroissances fongueuses aux pieds, très-
douloureuses, affectant particulièrement les
nègres. C'est probablement de ce symptôme
que veut parler Bateman, quand il dit que
les excroissances fongueuses du frambœsia
ne sont pas douloureuses, à moins qu'elles
n'affectent la plante du pied.

Quand le frambœsia est récent et bien
traité, il guérit le plus ordinairement avec
facilité. Mais, même dans ces conditions, il se
montre quelquefois très-rebelle; à plus forte
raison cela arrive-t-il quand il est ancien,
invétéré et traité peu méthodiquement.

Cette maladie est généralement moins grave
chez les blancs que chez les nègres, chez les

femmes et les enfants que chez les hommes adultes et vieillards.

Relativement au diagnostic différentiel, la considération des caractères extérieurs bien dissemblables entre les tubercules syphilitiques et les tubercules du frambœsia, comme on peut s'en convaincre en jetant un coup d'œil sur la description de la syphilide tuberculeuse, et la considération aussi de la manière dont s'effectue la contagion, ne permettent pas de confondre ensemble le frambœsia et la syphilis, comme l'ont fait quelques auteurs. Il est remarquable d'ailleurs que l'existence de l'une de ces maladies n'empêche pas chez le même individu la transmission simultanée de l'autre.

Quant au traitement, voici comment le formule M. Levacher (*Guide médical des Antilles)* : « Le traitement en usage et qui réussit ordinairement le mieux, consiste, au debut, dans l'emploi des antiphlogistiques réunis aux diaphorétiques légers ; puis dans celui des sudorifiques et de la liqueur de Van Swiéten. La salsepareille de ces contrées, que l'on y désigne sous le nom de *racine de langue de bœuf*, et le pareira brava (*cissampelos-pareira*) sont employés avec avantage.

« Il est nécessaire au succès du traitement de

placer le malade dans des lieux secs et dans des chambres où règne la propreté; les soins doivent être continués pendant longtemps, en recevant toutefois les modifications que peut indiquer l'intensité ou la diminution des symptômes. Dans tous les cas ils seront prolongés un mois encore après que les moindres traces de la maladie se seront entièrement effacées.

« Le *maman-pian* exige des soins plus directs et des pansements réguliers, avec des plumasseaux de charpie enduits d'un digestif animé. Des lotions avec une solution de sublimé-corrosif, de sulfate d'alumine et de potasse, de chlorure d'oxyde de sodium conviennent avant le pànsement. Ces substances peuvent encore être employées en poudre ou être incorporées dans la pommade.

« Un régime alimentaire doux et léger, l'abstinence de boissons excitantes et alcoholiques, une température égale sont indispensables aussi bien ici que dans toutes les autres maladies éruptives. La surveillance dans l'exécution de ces moyens doit être d'autant plus rigoureuse, que les nègres prennent à plaisir de les éluder....... La solution de Fowler, les pilules arsénicales, la teinture de cantharides, le goudron, la térébenthine, l'extrait aqueux d'ellébore blanc ont été successivement mis en usage avec des succès que je ne puis donner comme décisifs.

« Après l'emploi des sudorifiques et de la liqueur de Van Swiéten qui constituaient mon traitement le plus familier, j'avais recours à quelques purgations, et je terminais toujours heureusement par l'usage de pilules composées avec des extraits de gayac et de salsepareille réunis aux fleurs de soufre. A Sainte-Lucie, à la Martinique, à la Guadeloupe, les bains des eaux thermales sulfureuses peuvent préparer avec avantage au succès du traitement que je viens d'indiquer. »

BOUTON D'ALEP (1).

J. Russel, médecin anglais, et parmi quelques médecins francais MM. Guilhou et Lagasquie principalement, ont donné sur cette maladie appelée aussi pustule d'Alep, de Bagdad, de Bassora, etc., des renseignements très-positifs, et M. Guilhou en a tracé une histoire satisfaisante et complète dans sa thèse : (*Essai sur le bouton d'Alep*, Dissertation inaugurale, Paris 1833). N'ayant jamais observé cette maladie

____

(1) *Pyrophlictide endémique*, dermatoses eczémateuses (Alibert).

moi-même, j'emprunterai à M. Rayer le résumé de son histoire qu'il a fait d'après ces différents auteurs :

« *Symptômes.* — Le bouton d'Alep, maladie endémique à Alep et dans plusieurs villes de Syrie, attaque presque tous les habitants, mais une seule fois dans la vie; il est caractérisé par une ou plusieurs tumeurs, à marche lente, qui, après s'être ulcérées, guérissent en laissant des cicatrices difformes. Il est appelé en arabe *habbet el sench* (bouton d'une année), parce qu'il met, en effet, un an à parcourir toutes ses périodes, c'est-à-dire à se développer, à entrer en suppuration, puis à se cicatriser. Il commence par une légère saillie de forme lenticulaire, sans chaleur, ni prurit, ni douleur. Il augmente insensiblement jusqu'au quatrième et au cinquième mois, et peut acquérir, de six lignes, jusqu'à plusieurs pouces de diamètre, et jusqu'à trois lignes de saillie; à cette époque, il fait éprouver des douleurs très-vives, dont l'acuité varie selon le siége du bouton. Sa surface se couvre d'une croûte blanchâtre, humide. Cette croûte, bien formée, ou se détache en totalité ou se crevasse seulement pour donner issue à du pus, qui se forme lentement dans l'intérieur du tubercule; ce pus, plus ou moins abondant, souvent inodore et blanc, est quelquefois jaunâtre. A la chute de la croûte, la surface du tubercule ulcéré est inégale, bourgeonnée et de couleur de chair vive; elle est entourée d'une auréole rouge. La chute de la croûte en tout ou en partie a lieu par intervalles; mais, si cette chute n'a pas lieu à cause du peu d'activité de la suppuration, le bouton laisse suinter une matière épaisse, colorée et corrompue, qui exhale une très-mauvaise odeur. La période de la suppuration dure cinq à six mois, et se termine par la formation d'une dernière croûte sèche, adhérente, ordinairement au bout de l'année, quand le bouton a été livré à lui-même, et que le sujet était sain. La partie mise à nu, d'abord d'un rouge assez vif, devient ensuite rouge-brun, et se rapproche à peu près de la teinte naturelle de la peau.

Toutes les parties de la surface cutanée peuvent être le siége du bouton d'Alep, mais il se développe de préférence sur le visage et les extrémités. Les habitants d'Alep l'ont plus souvent à la face que sur d'autres parties. C'est le sceau qui les distingue du reste des Syriens. Les étrangers, au contraire, n'ont presque jamais le bouton au visage. Quand le bouton naît sur les articulations, sur les éminences osseuses, enfin sur les endroits peu charnus, il excite des douleurs plus vives. M. Guilhou cite un cas où cette maladie s'était développée sur le scrotum chez un Français ; des cas analogues sont fort rares.

Les habitants d'Alep distinguent deux espèces de cette maladie par les noms impropres de *boutons mâles* et de *boutons femelles*. Les premiers sont *uniques*, tandis que les derniers sont multiples. Autour de plusieurs boutons principaux viennent s'en grouper d'autres plus petits, en nombre plus ou moins considérable, et qui peuvent être si nombreux que tout le corps en soit ulcéré. M. Guilhou a vu un Français qui présentait 77 boutons principaux, entourés de plus petits, en nombre si considérable que l'éruption, au premier coup d'œil, avait l'aspect d'une variole confluente. La perte de substance que le bouton entraîne toujours est une preuve suffisante qu'il intéresse le corps entier de la peau. Cette éruption laisse constamment une cicatrice indélébile, dont la forme offre autant de variétés que celle de l'ulcère qui l'a précédée ; elle est déprimée, à bords plus ou moins obliques, quelquefois assez profonde, en général superficielle. La cicatrice est lisse ou ridée, rarement brunâtre, le plus souvent blanche.

Causes. — Cette maladie est endémique à

Alep et aux environs. M. Guilhou assure qu'une éruption semblable règne à Bagdad, sur les bords du Tigre, de l'Euphrate et dans toutes les villes situées sur le chemin de Bagdad à Alep, telles que Mossul, Diarbekir, Médire, Orfa. A Alep, les étrangers et les indigènes sans distinction de race, de sexe, de tempérament, de profession, en sont atteints. Rarement le bouton attaque les enfants à la mamelle : c'est ordinairement à l'âge de deux à trois ans qu'il se développe. On n'a pas d'exemple d'enfant nés à Alep qui n'aient pas eu cette maladie, s'ils y ont vécu jusqu'à l'âge de deux ans. Le temps qu'il faut aux étrangers pour subir cette épreuve est variable. Toutefois il est rare que l'éruption apparaisse avant quelques mois de séjour. Assez souvent elle met des années à se montrer; mais on pense généralement à Alep qu'il suffit de quelques jours passés dans cette ville pour que la maladie se développe plus tôt ou plus tard, dans quelque pays que l'on soit. Plusieurs faits de ce genre ont été constatés. Le bouton d'Alep n'est pas contagieux : il n'attaque qu'une seule fois dans la vie.

Pronostic. — Cette maladie n'est jamais mortelle; mais elle peut défigurer horriblement le visage, surtout lorsqu'elle est située dans le voisinage des yeux, de la bouche ou du nez, etc. L'ulcère détruit en partie les paupières ou les ailes du nez, divise les lèvres, emporte des parties du pavillon de l'oreille, et laisse des cicatrices difformes; aussi les cicatrices que le bouton d'Alep laisse à sa suite sont-elles en général les effets de cette maladie que l'on redoute le plus.

Traitement. — Les méthodes curatives qui ont été expérimentées ont donné le plus souvent des résultats peu avantageux ou d'une utilité équivoque. Il paraît préférable de se borner à de simples lotions adoucissantes, à des soins de propreté, et à préserver l'ulcère du contact de l'air; cependant on a employé avec succès le cérat de Nuremberg et le cautère actuel avant la période de suppuration du troisième au quatrième mois. »

ÉLÉPHANTIASIS DES ARABES.

(MAL DES BARBADES, JAMBE DES BARBADES, ETC.) (1).

Cette maladie extraordinaire consiste en général dans une déformation, un grossissement considérable, plus ou moins inégal,

______

(1) *Éléphantiasis tubéreux*, dermatoses lépreuses (Alibert.)

quelquefois comme bosselé, d'une partie du corps, notamment des jambes, dont l'aspect alors a fait donner plus particulièrement à la maladie le nom d'*elephantiasis*. Ce grossissement est dû principalement à l'hypertrophie avec plus ou moins de dégénérescence des tissus cellulaire, adipeux, sous-cutané et de la peau elle-même. Cet éléphantiasis, bien différent de l'éléphantiasis des Grecs, (*lèpre tuberculeuse*), dont nous avons déjà tracé l'histoire, décrit d'abord par Rhasès, en 900, signalé ensuite de nouveau et étudié dans différentes parties du corps par quelques autres médecins arabes, par des médecins anglais établis aux Barbades, a été le sujet d'un travail important d'Alard qui, en 1806, puis en 1824, en traça le tableau le plus complet. Les idées d'Alard relativement à la manière dont cette maladie commence à se développer, relativement au tissu primitivement affecté qui, selon lui, est le système lymphatique, n'ont pas été partagées entièrement par d'autres médecins français qui ont aussi cité quelques observations de cette maladie, notamment par M. Bouillaud. C'est à l'oblitération des veines en effet que celui-ci fait jouer le principal rôle dans la maladie en question. Mais quoique plusieurs causes de nature différente puissent déterminer à la longue un engorgement, une hypertrophie avec plus ou moins de déformation ou de dégénérescence des tissus en question, cela n'empêche pas qu'une inflammation primitive du système lymphatique ne puisse être la véritable origine des résultats analogues d'engorgement, d'hypertrophie, si bien décrits par Alard (*De l'Infl. des vais. abs. etc.* Paris, 1806 et 1824), et qui, selon l'avis que je partage de M. Casenave, constituent peut-être seuls le véritable éléphantiasis des Arabes (1).

(1) Parmi plusieurs cas d'engorgements éléphantiasiques que j'ai pu observer dans le courant de ma pratique, je rappellerai seulement deux faits semblables qui se sont présentés à moi pendant mon internat à l'Hôtel-Dieu de Lyon, sous MM. Janson et Mortier, chirurgiens en chef. L'un existait chez un homme de quarante ans qui, à la suite d'une éruption érythémato-vésiculo-crustacée agglomérée (*eczéma, dartre squammeuse humide*) très-ancienne et réduite dans ce moment à une légère rougeur avec croûtes écailleuses légères, jaunâtres, située surtout à la jambe gauche, présentait un gonflement considérable, inégal, bosselé, de toute cette jambe et des parties supérieure et latérales du pied, de manière que la plante du pied paraissait enfoncée. Là où n'existaient pas la rougeur et les croûtes squammeuses, suite de l'éruption cutanée, l'épiderme était épaissi et dégénéré comme dans l'icthyose, et la couleur de la partie était bleuâtre. Il y avait une sorte d'empâtement rénitent à la pression, mais nulle part la tumeur ne conservait l'impression du doigt. L'autre individu, âgé de trente à trente-deux ans, après avoir travaillé pendant plusieurs années dans une carrière, les jambes presque toujours dans l'eau, avait vu, à différentes reprises et un très-grand nombre de fois, survenir des rougeurs comme érysipélateuses aux deux jambes,

Quoi qu'il en soit, cette maladie dont le siége, s'est montré aux membres inférieurs *(jambes des Barbades)*, au scrotum *(hernie charnue de Palpin*, *sarcocèle d'Egypte* de M. Larrey), à la verge, aux membres supérieurs, à la vulve, aux mamelles et même sur presque toutes les autres parties du corps, présente en général les symptômes, la marche, les développements suivants très-bien résumés dans le passage suivant que nous empruntons à l'ouvrage de

avec quelque cuisson et chaque fois avec un gonflement assez considérable. Chaque fois aussi la partie restait plus engorgée, plus volumineuse, plus déformée qu'auparavant. Après une assez longue succession de tous ces phénomènes, qui ne l'empêchaient pas d'abord de travailler, ses jambes devinrent tellement lourdes, engourdies qu'il fut obligé de cesser ses travaux. Il entra alors à l'Hôtel-Dieu de Lyon, où il nous offrit aux deux jambes le même aspect qu'offrait l'individu précédent à une seule jambe. Seulement la peau avait presque partout une couleur légèrement rouge-violacé, sans apparence d'ailleurs de la moindre disposition variqueuse dans les veines. Chez le premier malade, la jambe affectée était généralement plus chaude au toucher que les autres parties du corps. Chez le second malade, au contraire, les deux jambes étaient plutôt froides que chaudes. Il n'y avait habituellement aucune transpiration dans ces parties ni chez l'un ni chez l'autre. Chez tous les deux, du reste, les autres fonctions s'exécutaient très-bien. Les différents moyens qu'on employa, sangsues, frictions résolutives, fumigations, bains de vapeur, compression, ne produisirent à peu près aucun effet, et quand je quittai le service les malades étaient dans le même état.

Je ne vois dans ces affections que des engorgements éléphantiasiques, à forme d'éléphantiasis, mais nullement l'éléphantiasis des Arabes, décrit par Alard.

MM. Casenave, et Schédel (*Abrégé pratique des maladies de la peau*, 2ᵉ édit. page 519) :

« Ordinairement ne s'annonçant par aucun symptôme précurseur, cette affection se manifeste d'une manière brusque et inattendue ; le malade éprouve une douleur vive et profonde qui, s'étendant plus ou moins, suit le trajet comme des vaisseaux lymphatiques ; bientôt on peut sentir une espèce de corde dure, tendue, inter-rompue, çà et là, par des espèces de nodosités. Cette corde, souvent très-douloureuse au toucher, va se rendre à des glandes volumineuses et engorgées, soit aux aisselles, soit à l'aine, etc.

Quand la maladie, comme cela arrive le plus ordinairement, attaque les membres, la partie affectée devient le siége d'une inflammation érysipélateuse, le tissu cellulaire lui-même s'enflamme, et il s'établit une tuméfaction plus ou moins considérable. Ces symptômes sont accompagnés de phénomènes généraux : il survient de la fièvre, beaucoup de soif, des nausées, des vomissements qui accompagnent un frisson prolongé auquel succède une chaleur intense, et souvent même des sueurs des plus copieuses ; quelquefois le cerveau est affecté sympathiquement, et le malade a du délire. Tous ces phénomènes, tant locaux que généraux, si l'on en excepte toutefois une légère tuméfaction qui persiste, cessent entièrement, pour revenir à des intervalles plus ou moins éloignés. A la fin de chaque accès, la rougeur érysipélateuse qui suivait le trajet des vaisseaux lymphatiques, disparaît ; mais chaque fois le gonflement augmente, et persiste même après que les autres symptômes ont cessé ; de sorte qu'au bout d'un temps plus ou moins long, de quelques mois par exemple, les régions affectées présentent un engorgement assez mou d'abord, et qui finit par s'endurcir au point de résister à l'impression du doigt. La maladie fait ainsi des progrès pendant quelque temps; plus tard, elle s'arrête, et peut rester stationnaire pendant plusieurs années; c'est alors qu'elle se manifeste avec tous les caractères qui la constituent, et qu'elle imprime aux parties où elle est fixée des déformations quelquefois monstrueuses. Tantôt c'est une tuméfaction uniforme du bras et de la jambe, qui non seulement a fait disparaître toutes les saillies du membre, mais encore recouvre en partie la main ou le pied, sur lesquels elle retombe, et qui semblent comme atrophiés, comparativement; tantôt la tumeur est pour ainsi dire par étage, et des gonflements tout-à-fait inégaux et informes, séparés entre eux par des sillons plus ou moins profonds, impriment au membre un aspect quelquefois vraiment hideux, et le rendent tout-à-fait méconnaissable. Dans quelques cas la maladie tend évidemment à envahir des surfaces nouvelles, et développée le plus ordinairement à l'avant-bras ou à la jambe, elle gagne de proche en proche de manière à occuper toute la cuisse ou le bras. Le tissu cellulaire, continuant à s'altérer, se convertit en une masse informe, fongueuse et comme lardacée. Dans d'autres circonstances cependant l'éléphantiasis reste borné à un seul siége, et même il peut ne déterminer qu'un développement médiocre; mais la paume des mains et la plante des pieds ne participent jamais à la tuméfaction, tandis que le dos de ces parties est fortement gonflé, ce qui dépend de ce que le tissu cellulaire, dans ces régions, est d'une texture très-serrée.

« La peau , qui n'est pas le plus ordinairement le point de départ de la maladie, peut se présenter alors à des états différents; ainsi elle peut rester tout-à-fait intacte, et offrir seulement une teinte plus blanche et une rénitence très-marquée ; d'autres fois les veines sous-cutanées, distendues et élargies la sillonnent de toutes parts, et présentent une foule de tumeurs variqueuses qui lui impriment une espèce de coloration violacée : cependant cette membrane peut présenter de véritables altérations. Ainsi elle devient souvent le siége d'une inflammation érythémateuse , et quelquefois même vésiculeuse : dans ce dernier cas il s'établit un léger suintement, et plus tard de petites squammes, minces , mollasses, jaunâtres ; d'autres fois elle devient de plus en plus rugueuse et présente des espèces d'écailles assez analogues à celles de l'ichtyose, ou bien encore elle se recouvre de petites végétations, molles, fongueuses; enfin , dans quelques circonstances, elle présente des fissures, des crevasses, des ulcérations, qui sont recouvertes de croûtes jaunes, épaisses. »

L'éléphantiasis des Arabes présente quelques modifications particulières dans diverses parties qu'il affecte, comme la verge, le scrotum, les mamelles, etc.; mais cela ne fait rien au caractère général de la maladie. Nous renvoyons pour ces détails aux ouvrages ou articles où chacun de ces cas est particulièrement envisagé. Dans cette maladie, l'anatomie pathologique offre quelque intérêt; voici les altérations que l'on a remarquées: peau presque toujours épaissie, hypertrophiée inégalement dans les divers tissus élémentaires qui la composent, parfois comme couenneuse, avec ou sans sa couleur naturelle, avec l'épiderme même comme squammeux ; tissu cellulaire et tissu adipeux sous-cutanés également hypertrophiés, souvent infiltrés, quelquefois durs, presque fibro-cartilagineux, adhérents aux parties voisines; système lymphatique souvent engorgé, induré, ou au contraire ramolli, infiltrée de pus dans des ganglions, mais généralement peu altéré ou d'une altération difficile à constater dans ses vaisseaux ; veines quelquefois oblitérées, comme dans les cas cités par MM. Bouillaud, Gaide et Fabre; artères généralement non compromises, rarement dilatées ou ossifiées; nerfs parfois engorgés, indurés avec renflement ; muscles ordinairement décolorés, atrophiés, ou ayant subi la transformation graisseuse ou fibreuse, et quelquefois augmentés de volume et inégalement hérissés de productions osseuses ; viscères sans affection en rapport avec l'éléphantiasis.

Les causes sont fort obscures; la circonstance que l'on peut regarder comme la cause la plus probable du développement de l'éléphantiasis, même dans les pays où cette maladie est endémique, comme aux Barbades, etc., c'est celle sur laquelle Hendy, médecin anglais, et Alard ont particulièrement appelé l'attention ; c'est-à-dire , l'influence des changements brusques de température, des refroidissements subits, à laquelle les nègres sachant et pouvant moins se soustraire que les blancs, sont bien plus fréquemment affectés d'éléphantiasis que ces derniers. En Égypte P. Albin a attribué cette maladie à une mauvaise alimentation composée de certains poissons, de certains légumes, à l'usage d'eau croupie pour boisson , etc.

L'éléphantiasis ne paraît pas contagieux , on a dit qu'il ne se transmettait pas héréditairement. Il atteint principalement les adultes et n'épargne pas plus les femmes que les hommes.

L'éléphantiasis met quelquefois un grand nombre d'années pour arriver à son plus haut degré et peut rester ensuite longtemps encore ou toute la vie stationnaire. D'autres fois il ne cesse de faire des progrès jusqu'à la mort. Rarement il s'est terminé par résolution. On l'a vu récidiver après l'amputation du membre affecté. Ainsi, dans tous les cas, c'est une maladie très-grave. De quelque manière que débute l'éléphantiasis ou l'affection qui doit être suivie plus tard de la forme caractéristique de l'éléphantiasis, il ne serait guère possible au commencement d'affirmer que c'est précisément un éléphantiasis qui va survenir. Lors même que les phénomènes inflammatoires auraient pour siége évident les vaisseaux lymphatiques, on ne pourrait prononcer cette affirmation, ou du moins regarder l'arrivée de l'éléphantiasis comme très-probable, que dans les pays où cette maladie est endémique, parce que l'inflammation des vaisseaux lymphatiques peut avoir des résultats différents. Quand la maladie plus avancée se dessine avec les traits qui lui ont été assignés dans le tableau précédent, il n'est en aucune manière possible de la confondre avec l'anasarque, l'œdème, la lèpre tuberculeuse, ou toute autre maladie. Mais au seul aspect de la tumeur et après l'examen même de tous ses caractères physiques et vitaux actuels, on ne saurait guère dire positivement, sans avoir recours à toutes les circonstances antérieures, et quelquefois malgré la connaissance de toutes ces circonstances, si c'est par une inflammation du système lymphatique ou tout autrement qu'a commencé la maladie.

Traitement. — Pour le traitement de l'éléphantiasis, on s'accorde, et cela paraît certainement très-rationnel, à prescrire au commencement, lors de l'existence des premiers symptômes inflammatoires, un traitement antiphlogistique local et général très-actif. Nous croyons cette pratique très-sage, et c'est celle que nous suivrions dans tous les cas, quoique Hendy, médecin anglais, et autres qui ont pratiqué aux Barbades, recommandent de n'insister sur les émissions sanguines que dans le cas d'inflammation très-intense. Quand l'augmentation de volume, l'épaississement, l'hypertrophie, la forme éléphantiasique bien caractérisée en un mot, se sont effectués, on conçoit que les évacuations sanguines soient généralement inutiles ou même nuisibles. On a eu recours alors à des frictions mercurielles, à des frictions avec diverses pommades résolutives, à la compression, à la compression et au massage en même temps, à l'application de vésicatoires, de cautères, à des douches de vapeur, etc. Comme de coutume, ce qui a paru très-efficace aux uns s'est trouvé peu efficace ou nul dans la pratique des autres, et tout cela certainement à cause des différences de degré plus ou moins avancé, d'irritation plus ou moins grande de la maladie, des différences dans la nature de l'altération et dans le nombre des tissus affectés, des différences de pays, de climats et plus encore des tempéraments, des idiosyncrasies de toutes les conditions offertes par les malades, circonstances desquelles malheureusement on ne fait pas généralement une appréciation assez exacte, appréciation qui cependant peut seule donner une valeur réelle aux moyens thérapeutiques recommandés. De tous ces moyens ceux qui paraissent avoir été le plus fréquemment utiles, ce sont les douches de vapeur et la compression. Au reste, selon les cas, tous peuvent trouver une utile application. Quant aux remèdes intérieurs, leur effet est généralement peu marqué. On conçoit que, quand les voies gastriques sont convenablement disposées, les purgatifs ou plutôt les laxatifs réitérés puissent procurer quelques résultats avantageux. Je proposerais dans ces cas, comme je l'ai fait dans mon *Traité des maladies vénériennes*, relativement à beaucoup d'engorgements avec induration, l'usage des pilules de calomel et de poudre de feuilles de ciguë (Formule n° 67), qui, lorsqu'on les fait agir d'une manière convenable sur le tube intestinal ont véritablement un effet résolutif, *fondant* très-remarquable. Il y en a qui ont vanté aussi dans ces cas l'usage des *arsénicaux*, remèdes si souvent proposés, dans ces derniers temps, comme l'*ultima ratio* dans le traitement de beaucoup de maladies cutanées. Quant à l'amputation des membres affectés d'éléphantiasis, les uns citent des succès, d'autres, en plus grand nombre, citent des récidives, de sorte qu'il est généralement prudent de s'en abstenir. Mais quand l'éléphantiasis affecte d'autres parties, le scrotum, la vulve, les mamelles, etc., on peut tenter l'opération avec l'espérance d'un succès complet; car les annales de l'art offrent plusieurs exemples de ces succès, après des opérations très-remarquables pratiquées dans de semblables cas.

Chapitre Dixième.

CLASSIFICATION DERMATOGRAPHIQUE
DES MALADIES DE LA PEAU.

HUITIÈME ORDRE.

MALADIES OU ALTÉRATIONS DES DÉPENDANCES DE LA PEAU, ÉPIDERME, ONGLES, CHEVEUX ET POILS.

Je serai court sur tous ces chapitres, parce que ces altérations des dépendances de la peau n'offrent généralement ni l'importance, ni la gravité, ni les considérations médicales qui se rattachent aux éruptions cutanées proprement dites, à moins qu'elles ne soient une suite, un accident de ces éruptions mêmes, et, dans ce cas, plusieurs de ces altérations ont été déjà signalées, en faisant l'histoire des maladies cutanées appartenant à l'un des ordres précédents.

ALTÉRATIONS DE L'ÉPIDERME.

Je ne ferai que rappeler ici en passant l'*exfoliation épidermique* qui a lieu chez le nouveau-né, trois, quatre, cinq et même dix jours après l'accouchement, ainsi que celle que présente quelquefois la peau des vieillards, ce qui est très-facile à distinguer de l'*exfoliation* propre à l'icthyose ou à d'autres éruptions squammeuses ou furfuracées. Je ne considérerai en particulier que les *productions cornées* et les *cors.*

1° *Productions cornées.*

Nous rangeons ces productions dans les altérations épidermiques, avec lesquelles elles ont le plus d'analogie, quoique elles paraissent quelquefois provenir d'une altération de la sécrétion de follicules sébacés, d'après les observations surtout d'Everard Home et d'Astley Cooper. Elles sont formés d'une substance analogue à celle des ongles et de l'épiderme. Ces productions se présentent quelquefois saillantes, plus ou moins allongées, conoïdes, contournées, d'autres fois aplaties, bosselées. Les annales de l'art renferment des exemples de ces productions plus ou moins volumineuses, avec des formes souvent très-bizarres. Dauxais (*des Cornes*, diss. inaug. Paris, 1820) et Westrumb (*sur le développement des productions cornées*. Journal complém., t. XXXII, p. 331) en ont réuni un très-grand nombre de cas. J'en ai observé quelques cas très-remarquables pendant mon service d'interne à l'Hôtel-Dieu de Lyon. Des productions cornées se sont présentées sur presque toutes les parties du corps. Ainsi on en a vu sur la tête, au front et sur les autres parties de la face, sur la poitrine, le dos, la verge, la cuisse, le genou, la jambe, le talon ; mais c'est à la tête qu'elles se développent le plus sonvent. Les adultes ou les vieillards, hommes ou femmes, en sont également affectés ; mais les enfants le sont rarement. Quelquefois, à la suite d'une plaie, lorsque la cicatrice se forme, il y a une disposition de la part du tissu dermique de nouvelle formation, de la part de la cicatrice, à sécréter une substance épidermique qui forme des couches superposées, dures, brillantes comme la nacre, ou d'aspect également corné. On a vu le même résultat se présenter sur des parties qui avaient été le siége d'une lésion externe, d'une brûlure, d'une contusion, d'une plaie contuse, d'une inflammation chronique à cause quelconque. Parfois il y a une véritable disposition de la peau, sous l'influence d'un vice général, d'une maladie de la constitution, à sécréter un épiderme altéré, déformé, à aspect également corné. Dans ces cas, les ongles peuvent être compris dans l'effet de la maladie par l'altération, la déformation analogue de leur tissu. Ces cas, à une modification de texture de l'épiderme près, rentrent dans l'histoire de l'ichthyose où l'épiderme est seulement plutôt squammeux que corné. Enfin on a vu des dégénérescences cornées se former sur des végétations dures, des verrues, par exemple, comme Morgagni en cite un exemple présenté par le prépuce dans sa soixante-cinquième lettre.

Parfois ces productions cornées se montrent sur plusieurs parties à la fois. Dans tous les cas, l'analogie de la substance de ces productions avec l'épiderme est sensible. Si on les brûle, il s'en exhale une odeur semblable à celle de la corne. Quand elles sont isolées, saillantes, en forme de corne, elles sont généralement mobiles. C'est ce qui arrive lorsqu'elles paraissent se rapporter à une maladie des follicules sébacés. Elles ne s'étendent guère alors en profondeur, dans l'épaisseur de la peau, au-delà des follicules. L'épiderme se comporte sur la circonférence de la base de ces tumeurs conoïdes comme sur les ongles, près de leur insertion à la peau. En général, ces productions cornées sont, au commencement, enveloppées d'une pellicule ou membrane mince qui les fait paraître comme enkystées. Plus tard, lorsqu'elles ont beaucoup augmenté de volume, cette pellicule ne fait qu'embrasser leur base. Du reste, les membranes muqueuses, là où elles sont librement exposées au contact de l'air, où les mucosités qu'elles sécrètent peuvent se dessécher, sont aussi quelquefois le siége de ces productions cornées. Ni les croûtes à figure quelconque, qui se forment quelquefois à la surface de certains ulcères, ni aucune espèce d'excroissance, de végétation, de tumeur, de saillie osseuse, ne pourrait, d'après les caractères assignés aux productions cornées, être confondues avec ces productions. Celles-ci sont généralement incurables, ou ne se terminent que très-rarement par leur chute spontanée, si elles sont semblables à des cornes. Quand elles sont la suite d'une lésion externe, d'une inflammation chronique de la peau, elles peuvent tomber et ne plus reparaître après la guérison de cette inflammation. Si elles sont le résultat d'une maladie, d'un vice héréditaire ou non de la constitution, elles deviennent comme l'ichthyose, dans des circonstances semblables, à peu près incurables.

Si la production cornée, étant jugée une altération tout-à-fait locale, idiopathique, gênait, incommodait, déformait assez gravement une partie, ou nuisait à une fonction importante, de manière à exiger son ablation, c'est à l'instrument tranchant qu'il faudrait avoir recours, en cernant convenablement la base, de manière à enlever tous les tissus malades ou dégénérés, ou à pouvoir ensuite les détruire complètement par la cautérisation. Sans cette condition remplie, la production cornée repullulera; par conséquent, ce n'est guère ni en la liant, ni en la sciant vers la base, que l'on pourra remplir le but (1).

2° *Des cors.*

Ces petites callosités de la peau, qui sont souvent très-douloureuses, et dont le siége à peu près exclusif est aux pieds, ont donné

(1) On peut rapporter à cet article des productions cornées, ces phénomènes bizarres de peaux à écailles, à sorte de *piquants*, qui ont fait donner aux individus ainsi conformés le nom d'*homme hérisson*, d'*homme porc-épic*. Quelques auteurs, notamment Alibert, ont fait le portrait de quelques individus présentant ce singulier phénomène. Je renvoie le lecteur à ce que ces auteurs en ont dit, et je me dispenserai d'entrer dans aucun détail là dessus.

lieu, relativement à leur composition, à leur texture, à plusieurs hypothèses diverses, et, relativement à leur traitement, à bien des procédés différents. Les uns les regardent comme composées d'une substance épidermoïde tout-à-fait inorganique. D'autres les regardent comme en partie organisées; tel est M. Lagneau, qui s'appuie des observations microscopiques de M. Breschet, d'après lesquelles des vaisseaux traverseraient en divers sens la partie profonde de ces callosités. Je pencherais volontiers vers l'opinion de M. Lagneau, quoique, d'après des observations multipliées que j'ai faites sur moi-même, il me fût difficile d'affirmer si les sensations douloureuses, dont les cors sont assez souvent le siége, doivent être rapportées à la partie profonde, claviforme de leur tissu même, ou aux parties voisines par eux comprimées, ou à toutes les parties en même temps. Les caractères anatomiques, physiques des cors, ont été assez bien peints par M. Bourgery en ces termes (*Traité complet d'anatomie de l'homme*, t. vi) :

« Excroissance en forme de clou, à base
« superficielle, large et aplatie, avec une
« pointe mousse au sommet, qui s'enfonce en
« profondeur dans le corps de la peau, et
« souvent au delà du périoste et aux enve-

« loppes fibreuses articulaires. Dur, proémi-
« nent, hygrométrique, il se compose d'épi-
« derme épaissi, ou adhérent avec l'épiderme
« voisin, dont il se détache par arrachement,
« même à l'état sec, en procédant avec lenteur,
« ou encore gonflé par l'eau dont il s'imbibe
« après un bain; *en apparence inorganique*, et
« formé seulement de couches de mucus con-
« cret superposé à la longue par la pression,
« dans les frottements, il donne lieu, au des-
« sous de lui, à la formation d'une petite
« bourse synoviale sous-cutanée, analogue à
« celles qui se rencontrent sur toutes les sail-
« lies osseuses et tendineuses. C'est là proba-
« blement le kyste séreux ; et en cas d'attri-
« tion, l'ampoule sanguine signalée par
« Laforest. »

Ces deux dernières circonstances n'existent
pas toujours et sont sujettes à discussion.
Quand le cor est ainsi composé d'une espèce
de cône dont le sommet est plus ou moins
enfoncé dans les chairs, il n'est pas mobile;
mais il est mobile quand il commence et qu'il
est plus superficiel. Les cors occupent ordinairement la face supérieure des orteils ou
leur face latérale, celle libre en dedans pour
le pouce, celle libre en dehors pour le petit
doigt, comme celle par laquelle tous les orteils

se correspondent. Quelquefois ils occupent aussi la plante des pieds, vis-à-vis les extrémités inférieures des os du métatarse, et même le talon; mais dans cette dernière partie, comme dans bien d'autres, ce sont plutôt des *durillons*, dont nous parlerons tout-à-l'heure. La base des cors plus ou moins dure, quelquefois comme cornée, est plus ou moins saillante au dessus du niveau de la peau environnante, selon que l'on néglige plus ou moins d'exciser les lames épidermoïdes qui se superposent au dehors; ils donnent alors plus de prise à la pression et deviennent plus douloureux. Que les corps soient situés entre les orteils ou sur la face latérale de ceux qui sont libres de ce côté, ou sur leur face supérieure, c'est toujours là où la pression est habituellement le plus fortement exercée, soit de la part des parties osseuses saillantes, des phalanges elles-mêmes, soit de la part de tout corps extérieur, que ces callosités se développent de préférence. Il y a bien quelque légère modification dans leur texture et leur aspect, selon qu'ils occupent telle ou telle de ces positions; mais ces modifications ont peu d'importance. C'est ainsi, par exemple, que les cors situés entre les orteils offrent assez souvent à leur centre une dépression arrondie de couleur grisâtre, pendant que l'espèce de bourrelet qui l'environne et la cerne, présente un aspect très-blanc, comme cartilagineux, et souvent plus ou moins humide, à cause de la transpiration assez habituelle dans ces parties. Tout le monde connaît l'influence qu'exercent sur la sensibilité des cors, les changements de temps, l'approche de la pluie, des temps orageux. Tout ce qui tend à les comprimer, à accélérer le mouvement du sang, à diriger la fluxion vers les extrémités inférieures, à irriter les voies gastriques, l'ensemble de l'organisation, donne plus d'intensité à la douleur que les cors sont capables de faire ressentir. C'est ainsi qu'agissent une chaussure trop étroite, des marches forcées, la station trop longtemps debout, les écarts de régime, les excès de boissons alcoholiques, etc. Quelquefois par l'action de ces causes ou même spontanément, il survient tout-à-coup autour des cors une inflammation considérable qui rend la marche tout-à-fait impossible. Les cors ne paraissent être généralement que l'effet de la pression exercée sur les parties les plus saillantes du pied par une chaussure trop étroite ; quelquefois aussi dans une chaussure trop large, le pied tournant et jouant trop librement est exposé à des frottements et à des chocs réitérés qui déterminent également le développement des cors sur les parties les plus saillantes. Mais il faut avouer qu'il y a réellement parfois une disposition à la production des cors; car ils se forment dans certains cas avec une rapidité, une intensité et une fréquence qui ne se trouvent nullement en rapport avec la cause de compression dont nous venons de parler (1).

Traitement. — Éviter la pression de la chaussure sur les cors; porter des souliers larges et d'un cuir souple; couper la partie saillante du cor aussi profondément qu'on le peut, sans causer de douleur, sans faire saigner la partie, et après avoir ramolli le cor par l'immersion des pieds dans l'eau chaude;

---

(1) Il ne faut pas confondre les véritables cors avec les *durillons* ou callosités proprement dites. Les durillons, qui sont aussi dus à une pression forte et longtemps continuée sur une partie, et qui sont formés par un épaississement et une multiplication des couches de l'épiderme, se montrent autour des talons, au côté interne des gros orteils, à la face inférieure de tous les autres, sur la tête du premier os du métatarse, etc. On les observe quelquefois à la paume des mains des artisans. Les ouvriers imprimeurs employés aux presses sont exposés à ces endurcissements partiels de l'épiderme de la paume des mains, et à des gerçures douloureuses produites par les lessives alkalines dont ils font usage 'pour nettoyer les caractères. Les durillons diffèrent des cors en ce qu'ils ne présentent pas, comme ces derniers, un petit cône central blanc qui pénètre profondément et qui leur a fait donner le nom de *clavi pedum*.

chercher à l'arracher avec l'ongle après l'avoir préalablement ramolli par la même immersion ; ne pas trop compter sur les onguents en si grand nombre qui ont été tour-à-tour prônés, emplâtre mercuriel, emplâtre de ciguë, taffetas ciré, composition recommandée par Samuel Cooper, de gomme ammoniaque, de cire jaune et de vert de gris, etc., etc.; enfin, procéder à l'excision, à l'extraction des cors, seul moyen d'obtenir leur cure radicale ; voilà, relativement à cette altération épidermoïde ou cornée, ce qu'il me suffit d'indiquer, sans autres détails, dans un livre de la nature de celui-ci. Je renvoie aux traités de médecine opératoire pour l'exposé des procédés.

ALTÉRATIONS DES ONGLES.

Les altérations des ongles peuvent être le résultat :

1° De l'action d'un agent externe, comme le contact des acides, des alkalis, des caustiques, de substances capables de changer leur couleur, leur consistance, comme encore les frottements réitérés qui les usent, les pressions fortes, inégales dans divers sens, qui les déforment, etc.

2° D'une modification anormale, pathologique, de leur matrice, provenant de l'extension de l'une quelconque des éruptions cutanées dont il a été question dans cet ouvrage, au tissu mou, pulpeux, vasculaire, qui constitue cette matrice, qu'il y ait ou qu'il n'y ait pas diathèse syphilitique, scrofuleuse, etc. ; et alors tout cela rentre dans ce qui a été déjà dit sur les diverses éruptions cutanées étudiées jusqu'à présent, comme dans ce qui sera dit sur les éruptions cutanées par fluxion diathésique.

3° D'une simple modification dans la circulation, dans la couche ou matière colorante, dans la nutrition de la matrice de l'ongle, sans aucun phénomène apparent d'éruption cutanée ni d'inflammation à forme quelconque, modification qui s'effectue sous l'influence de certaines maladies évidentes, connues, ou de certaines conditions morbides internes, générales, locales, plus ou moins difficiles à apprécier. C'est ici qu'il faut ranger certaines déformations des ongles, certaines altérations dans leur direction, dans leur allongement, leur volume, leur consistance, leur couleur, comme les ongles arqués des phthisiques très-avancés, comme leur blancheur particulière observée quelquefois chez les paralytiques, dans les convalescences des fièvres malignes, dans l'anasarque; leur couleur, jaune dans l'ictère, bleuâtre dans la cyanose, livide dans le froid des fièvres intermittentes, etc.; leur épaississement, leur ramollissement, leur érosion dans la plique, leur allongement et leur incurvation quelquefois extraordinaires chez les vieillards, leur changement plus ou moins bizarre de forme et de volume accompagnant quelquefois différentes productions cornées, parfois leur chute et leur nouvelle formation ensuite plus ou moins irrégulière, ces cas singuliers, assez communs, dans lesquels les ongles se découvrent vers leurs racines, comme si la peau se retirait vers les doigts *(ficus unguium)*, où dans lesquels au contraire le derme et l'épiderme se prolongent considérablement sur l'ongle, en y formant une espèce de tunique *(pterigium unguis)*, etc., etc.

Or, il suffit d'indiquer ces diverses altérations; leur importance pratique dépend des conditions ou dispositions morbides internes auxquelles elles se rattachent, qu'il faut savoir apprécier et traiter convenablement.

4° Enfin d'une véritable inflammation, phlegmoneuse ou non, de la matrice de l'ongle due, soit à des violences extérieures, à des corps étrangers insinués entre l'ongle et les chairs, et alors l'onyxis est toujours aiguë; soit à toutes les causes internes qui, sans donner lieu à une éruption cutanée proprement dite ou sans constituer une diathèse, peuvent déterminer l'inflammation de la matrice de l'ongle comme de toute autre partie, et alors l'onyxis est tantôt aiguë, tantôt chronique; soit à une cause toute particulière qui doit fixer fortement l'attention, et qui mérite pour cela un article à part, c'est-à-dire, à une mauvaise direction de l'ongle donnant lieu à ce qu'on appelle *ongle incarné, ongle rentré dans les chairs*, et alors l'onyxis est généralement chronique avec des exacerbations aiguës plus ou moins réitérées. C'est cette dernière catégorie qui doit nous occuper, comme ayant seule une importance pathologique pratique réelle.

1° *Onyxis* due à des violences extérieures. Les contusions, les plaies, les piqûres, les déchirures, les brûlures, l'introduction d'un corps étranger sous l'ongle peuvent donner lieu à l'inflammation de la matrice de cet appendice épidermoïde, et déterminer sa chute; il y a presque toujours dans ces cas de la rougeur, plus ou moins de tuméfaction vers la racine ou sur les côtés de l'ongle, une chaleur vive, des douleurs aiguës; du pus se forme assez rapidement, on l'aperçoit entre l'ongle et la pulpe du doigt, ou il fait bomber le bourrelet charnu qui couvre la racine de l'ongle ; il suinte bientôt sur les côtés de ce dernier, et le soulève ; l'ongle alors se détache, tombe et laisse à découvert la pulpe sous-jacente du doigt ; mais il ne tarde pas à se reproduire, quelquefois irrégulièrement, mais en général avec la forme qu'il avait auparavant. Les phénomènes de l'inflammation du reste peuvent aller plus ou moins loin, selon la force de la lésion. Si la contusion a été violente, l'ongle écrasé, l'inflammation peut être très-intense, la suppuration abondante ; si la matrice a été en partie désorganisée, soit immédiatement par l'action de la cause externe, soit par la durée ou l'intensité de l'inflammation, l'ongle après sa chute ne se reproduit qu'imparfaitement ; la suppuration se prolonge, devient fétide ; les chairs prennent un mauvais aspect ; la guérison se fait longtemps attendre. D'autres fois l'inflammation est bien moindre ; il n'y a presque pas de douleurs, et la chute de l'ongle s'opère avec des phénomènes morbides à peine appréciables.

Dans le traitement, la première chose à faire est d'enlever le corps étranger placé sous l'ongle, s'il y en a un. On facilite

cette extraction en amincissant l'ongle vis-à-
vis le point où se trouve le corps étranger,
en faisant ensuite à cet ongle une légère
échancrure. On adresse d'ailleurs à l'inflammation des moyens antiphlogistiques locaux et
généraux proportionnés à son intensité. Ainsi,
bains locaux, cataplasmes émollients, même
laudanisés, sangsues au dessus de la lésion,
saignées générales, etc. ; si la suppuration
devient abondante, fétide, des lotions avec
une solution plus ou moins forte de chlorure
de chaux peuvent devenir très-utiles. Si à la
fin les chairs bourgeonnent, prennent mauvais aspect, on les réprime convenablement
par la cautérisation ; on les panse avec de
la charpie sèche, avec des topiques, etc.
Si l'ongle, quoique mobile et destiné à tomber, ne se détache pas, étant retenu comme
enchâssé dans les chairs, il faut l'enlever,
car il est des cas où il agit comme corps
étranger et contribue à entretenir, à prolonger l'inflammation. Quelquefois il arrive
que l'ongle lorsqu'on néglige trop de couper
son extrémité libre qui va toujours s'allon-
geant, refoulé par la chaussure vers la matrice
et soulevé en même temps, est lui-même la
cause de l'inflammation de cette matrice, il
faut avoir soin alors de le tenir toujours

convenablement coupé au niveau de l'extrémité du doigt.

2° *Onyxis* due à des causes internes qui sans donner lieu à une éruption cutanée proprement dite, ou sans constituer une diathèse, peuvent déterminer l'inflammation de la matrice de l'ongle comme de toute autre partie :

L'onyxis survenant dans ces conditions est le plus souvent chronique. Il y en a qui n'ont voulu jamais y voir que l'effet d'une diathèse et surtout et même exclusivement de la diathèse syphilitique ; mais cette opinion, quoique souvent bien fondée, d'après ce que l'observation m'a démontré à moi-même, est cependant trop exclusive. J'ai vu, comme bien d'autres praticiens sans doute, l'onyxis chronique survenir spontanément dans des cas où il était impossible d'accuser la diathèse syphilitique ni aucune autre diathèse. Cette onyxis s'observe plus souvent au gros orteil ou au pouce, qu'aux autres doigts. Cette maladie du reste se présente, dans tous les cas, avec des symptômes tellement analogues, qu'on peut en tracer un tableau général applicable, à quelques modification près, à tous ces cas. Ce tableau me paraît avoir été bien tracé par Wardrop, sous le titre de *onychia ma-*

ligna (1). Il a été assez exactement reproduit dans un passage de M. Ollivier (à l'article *onyxis* du *dictionnaire de médecine*, 2e édit, tom, XXII, pag. 86), qu'il suffira de citer ici pour donner une idée assez exacte de la maladie en question :

« Elle se manifeste, au début, par une tuméfaction légère et un cercle rougeâtre à la racine de l'ongle ; peu à peu ce gonflement demi-circulaire augmente, la peau devient d'un rouge violacé, la sensibilité est plus grande, des ulcérations s'y forment ; plus tard, on voit suinter entre la racine de l'ongle et la peau une suppuration abondante, jaunâtre ou grisâtre, quelquefois sanguinolente et fétide. En même temps, l'ongle se ternit, se ramollit, devient jaunâtre ou gris verdâtre, se détache d'abord dans une partie de son étendue, et tombe enfin soit spontanément, soit à la suite des légères tractions qu'on a exercées sur lui.

« La matrice de l'ongle, ainsi mise à découvert, présente une surface rouge, inégale, humectée par un pus grisâtre et fétide, surmontée quelquefois par des débris de matière cornée, et entourée par un bourrelet inflammatoire qui saigne au moindre mouvement des extrémités malades, ou même par l'effet du simple contact de l'air. Après la chute de l'ongle, on ne tarde pas à apercevoir des lames de substance cornée qui le remplacent ; elles ont la forme de lamelles jaunâtre, assez molles, confondues d'abord avec le pus desséché qui les en-

(1) *Diseases of the toas and fingers.* Medic. chirurg. transact., vol. V, p. 129. 1814.

toure, et bientôt on les voit s'élever obliquement et parfois perpendiculairement, sur la partie moyenne, ou sur les parties latérales de la surface ulcérée.

« La déviation de ces productions cornées peut, dans certains cas, entretenir l'inflammation, et c'est alors que le gonflement permanent de l'extrémité du doigt donne à son extrémité unguéale une largeur assez considérable, c'est par suite de ce gonflement énorme que le doigt offre dans son ensemble la forme d'une spatule épaisse, suivant la comparaison de **M.** Wardrop. A cette époque de la maladie, la plaie qui environne les productions cornées est d'une sensibilité extrême : le moindre contact la fait saigner, les douleurs sont intolérables ; des traînées rouges sur les membres malades annoncent l'inflammation des vaisseaux lymphatiques ou des veines qui correspondent à la plaie. Le mouvement du membre, et conséquemment la marche, deviennent impossibles. Alors un état fébrile général peut se déclarer, accompagné d'une insomnie que les narcotiques calment difficilement. Les faits observés jusqu'à présent tendent à faire considérer cette espèce d'onyxis comme une maladie longue, douloureuse et grave, qui peut entraîner la perte d'une partie du membre, et l'on conçoit sans peine qu'elle pourrait même avoir une issue funeste. »

Cette variété de l'onyxis est généralement d'une longue durée, très-difficile à guérir ou incurable, tant qu'on n'a pas détruit la matrice de l'ongle, dont l'altération profonde est la véritable cause du mal qui par là se prolonge, se renouvelle indéfiniment. Le traitement antiphlogistique, ainsi que les topiques calmants, ou toniques, excitants, etc., sont d'un effet à peu près nul; même dans les cas où l'on pouvait accuser l'existence de la diathèse syphilitique, je n'ai vu que rarement les mercuriaux réussir, quoique Wardrop et quelques autres attribuent à ces remèdes une grande efficacité. Ainsi le meilleur traitement curatif consiste à détruire la matrice de l'ongle, ce qui peut s'obtenir de deux manières. Dans la première, on saisit l'extrémité de l'orteil ou du doigt affecté, entre le pouce et l'index de la main gauche; de la droite, armée d'un bistouri convexe, on fait une incision semi-lunaire, à concavité antérieure, sur la face dorsale de l'orteil, à quatre lignes environ en arrière du bord libre de la peau qui recouvre la base de l'ongle; ensuite on saisit celui-ci, par son bord antérieur, avec des pinces, et on le renverse sur sa base, ou bien, relevant le lambeau d'arrière en avant avec des pinces à dissection, on détache avec le bistouri toute la peau qui était en rapport avec l'ongle et qui concourait à sa production.

Dans la seconde manière, on fend l'ongle d'avant en arrière, selon le procédé de Dupuytren, pour l'ongle rentré dans les chairs, et, après avoir arraché séparément les deux parties, on cautérise avec le nitrate d'argent la plaie qui résulte de l'arrachement de la lame cornée.

3° *Ongle incarné. Ongle rentré dans les chairs.* Cette variété d'onyxis se montre à peu près toujours au gros orteil et surtout à son côté interne. Elle peut bien être due quelquefois à une mauvaise direction imprimée spontanément à l'ongle par la matrice qui le produit. Mais la cause presque constante de cette fâcheuse maladie est la pression trop forte produite sur la partie interne du gros orteil par des chaussures trop étroites. L'effet de cette pression ne tend que rarement à produire la même maladie du côté du bord externe de cet orteil. Dans tous les cas, cette maladie consiste dans l'irritation que détermine par son enfoncement dans les chairs un ongle vicieusement dirigé ou mal conformé. La marche de cette maladie est ordinairement lente. Elle ne fait éprouver d'abord qu'une légère irritation, une gêne quelquefois dans la marche, qui n'empêche pas le malade de continuer de marcher et de se livrer à ses occupations. C'est cette négligence, au début d'une maladie généralement facile à guérir alors, qui amène plus tard des désordres pour lesquels il faut en venir à des opérations plus ou moins douloureuses. Cependant le mal augmente d'intensité, et quelquefois, selon les dispositions du malade, une vive inflammation survient tout-à-coup. Le bord de l'ongle incurvé détermine de fortes douleurs et finit par ulcérer la peau dans les points où il appuie, où il s'enfonce ; la marche est alors pénible, difficile. L'ulcération fait des progrès ; la suppuration est sanieuse, quelquefois abondante, fétide ; il s'élève de la surface de la partie entamée des fongosités, des excroissances charnues, rougeâtres, violacées. L'inflammation s'étend vers la racine de l'ongle, dont il détruit en partie les adhérences, et sur toute la peau qui le recouvre ; les douleurs deviennent souvent insupportables et la marche impossible. Quelquefois l'inflammation va si loin, lorsqu'on l'abandonne à elle-même, que tous les tissus adjacents se prennent jusqu'au périoste et à la phalange même. Cependant cette maladie offre généralement peu de danger. Elle n'est grave que par les douleurs vives qu'elle détermine et le repos auquel elle condamne les malades. On a imaginé contre cette affection bien des procédés de traitement différents. Je crois pouvoir les réduire à trois groupes : 1° ils agissent à la fois sur l'ongle, sur les chairs qui le surmontent, et sont tout à la fois préventifs et curatifs. 2° Ils agissent principalement sur l'ongle. 3° Ils agissent uniquement sur les chairs qui le surmontent.

Comme il s'agit ici d'un traité des maladies de la peau et non d'un traité de chirurgie, je serai bref sur la description de ces procédés, et je ne parlerai que de ceux qui m'ont paru avoir le plus d'efficacité.

1° La lame de fer-blanc que Dessault introduisait entre le bord de l'ongle incurvé et les chairs, de manière à relever l'un et à rabaisser les autres, à laquelle Richerand et Boyer ont ensuite substitué plus convenablement une lame de plomb, offrait quelques inconvénients qui ont été en partie effacés par l'appareil analogue de M. Labarraque, décrit de la manière suivante par M. Velpeau (*méd. oper.*, 2° édit., t. 1., p. 463).

« L'appareil de M. Labarraque, dit ce chirurgien, est infiniment plus simple ; j'en ai fait usage avec succès. La plaque de fer-blanc, semblable à celle de Dessault, qui le compose, est terminée en crochet étroit à l'une de ses extrémités, offrant à trois lignes en dehors et sur ses bords une petite échancrure ; elle permet de fixer là, par quelques tours de fil, le bout d'une étroite et longue bandelette de diachylon. Pour l'appliquer, on engage le crochet, on le fait glisser aussi profondément que possible entre l'ongle et la chair ; tirant ensuite la bandelette de diachylon dans le sens opposé, on lui fait faire le tour de l'orteil, en passant sur la portion libre de la plaque de fer-blanc, les circulaires de cette bandelette la font basculer de haut en bas, comme un levier du premier genre. On relève ainsi avec toute la force désirable le bord de l'ongle. Deux plaques semblables seraient nécessaires si l'ongle était incarné par les deux côtés, en ayant soin de renouveler le pansement tous les trois ou quatre jours, et de déprimer en même temps les fongosités avec de petits rouleaux de charpie. On obtient généralement au moyen de cet appareil une guérison complète dans l'espace de quinze jours à un mois. »

Ce procédé peut réussir au commencement de la maladie, mais plus tard, il est d'un effet lent, ne laisse pas que de causer des douleurs parfois assez vives et n'est pas toujours, à beaucoup près, couronné de succès.

2° M. Lisfranc, renouvelant un procédé d'Ambroise Paré, enfonce à plat, de dedans en dehors, la pointe d'un bistouri droit, immédiatement entre l'ongle et les chairs qui le recouvrent, de manière à comprendre tout ce qui dépasse son niveau. Il achève le lambeau du côté de l'extrémité de l'orteil, puis, en le soulevant et en retournant le bistouri, il le détache à sa base. Il faut avoir soin que l'ablation des tissus s'étende depuis le bout de l'orteil jusqu'à deux lignes au delà du point où la peau cesse de recouvrir la partie postérieure de l'ongle. De plus il ne faut pas négliger plus tard, à mesure que la cicatrice se forme, de réprimer fréquemment, avec le nitrate d'argent, les bourgeons charnus qui se reproduisent fortement à cause du tissu cellulaire abondant, formant le coussinet graisseux dont les orteils sont matelassés, et qui tendent constamment à recouvrir l'ongle.

Quelques médecins, parmi lesquels je crois MM. Levrat-Perroton et Brachet, proposent au lieu du bistouri l'application de potasse caustique sur les chairs dépassant le bord de l'ongle. C'est le procédé que je préfère, et que j'ai employé quelquefois avec succès.

3° M. Faye a perfectionné un procédé très-imparfait de Dionis : il amincit le dos de l'ongle dans le sens de la longueur, en le raclant avec un grattoir ou la lame d'un instrument tranchant; il fait ensuite une incision en V avec perte de substance, sur le bord libre de l'ongle, plus près du côté malade que du côté sain ; perce celui-ci, de chaque côté de l'incision , passe dans chaque trou un fil métallique, pour le tordre ensuite graduellement, de manière à rapprocher les bords de l'incision. La portion d'ongle incarné s'éloigne de l'ulcération dont la guérison a lieu. Ce procédé est bon dans quelques cas où la maladie est peu ancienne; je l'ai employé avec succès. Je ne dirai rien de quelques autres procédés qui agissent sur l'ongle principalement, pour en venir à celui qui, dans ce genre, est sans contredit le plus efficace; je veux parler de l'arrachement de l'ongle. Ce procédé est encore employé aujourd'hui tel que Dupuytren l'a créé et décrit : « J'engage, dit ce chirurgien, sous la partie moyenne du bord libre de l'ongle, la pointe d'une branche de ciseaux droits, solides, bien effilés: je les fais glisser par un mouvement rapide jusqu'à la racine, et divise d'un seul coup cette partie en deux moitiés à peu près égales; saisissant alors avec une pince à disséquer la moitié correspondante à l'ulcération, je l'arrache en la roulant sur elle-même de dedans en dehors; si l'autre côté est malade, je l'enlève de la même manière. Dans le cas où les chairs fongueuses qui avoisinent la plaie sont très-élevées, je passe sur elles un cautère olivaire qui les consume, et assure ainsi autant que possible la cure de la maladie. A la suite de cet arrachement, la peau placée sous l'ongle se dessèche, la partie ulcérée s'affaisse, et se cicatrise en vingt-quatre ou quarante-huit heures; de sorte qu'au bout de cinq à six jours le malade peut reprendre ses exercices accoutumés. Ordinairement l'ongle ne se reproduit pas chez les vieillards, mais quelquefois il reparaît chez les jeunes gens. On serait tenté, au premier abord, de regarder ce moyen comme fort douloureux, il est rare cependant de voir les malades jeter des cris. » (*Leç. or. de Dupuytren*, 2ᵉ édit., t. IV, p. 392.)

Sur ce dernier point, bien des chirurgiens comme moi diront, je crois, le contraire. Tous les malades, sans distinction, que j'ai vu ainsi opérer autrefois à l'Hôtel-Dieu de Lyon par Bouchet, Mortier, M. Janson, ont horriblement souffert et n'ont pas manqué de *crier*, quoique l'opération eût été faite très-promptement et bien. Il est possible que des malades étouffent la douleur et ne disent rien, mais ils n'en éprouvent pas moins une douleur au dessus de toute expression. M. Velpeau, en faisant serrer fortement l'orteil immédiatement au dessus de la phalange unguéale au moyen d'une petite bande très-étroite, amortit sans doute ainsi un peu la douleur. Du reste, M. Velpeau, en enlevant les deux bords de l'ongle, au lieu d'un seul, et M. Larrey, en détruisant ensuite les fongosités voisines avec le fer rouge, n'ont rien changé au fond du procédé.

En définitive, l'arrachement de l'ongle est toujours excessivement douloureux, et, quoique certainement facile, je n'ai jamais pu consentir à le pratiquer. J'ai préféré dans tous les cas la cautérisation avec la pâte de Vienne de tout le bord charnu exubérant, cautérisation qu'on peut effectuer d'une manière complète, à plusieurs reprises, si c'est nécessaire.

ALTÉRATIONS DES CHEVEUX ET DES POILS.

Nous comprendrons généralement sous le titre d'altérations des poils ce qui regarde tout à la fois les cheveux et les poils. Nous ne ferons que mentionner en passant l'absence congénitale ou accidentelle des poils, les poils surnuméraires, leur allongement extraordinaire et autres accidents semblables, qui ne constituent qu'un objet de simple curiosité, et nous ne nous occuperons que de trois genres d'altération touchant de plus près aux maladies de la peau, savoir : 1° de la plique; 2° de l'alopécie; 3° de la canitie.

1° *Plique.*

L'on appelle *plique*, une maladie dont le phénomène saillant est l'agglutination partielle ou générale, comme une sorte de feutrage des cheveux, et quelquefois aussi d'une partie des poils qui sont ordinairement imprégnés d'une humeur visqueuse, gluante, et deviennent très-sensibles à leur racine.

Cette maladie est particulière à la Pologne, quoique quelques-uns prétendent qu'on l'a aussi observée dans quelques parties de l'Inde. Elle paraît avoir été plus fréquente sur les bords de la Vistule et du Borysthène, dans les lieux humides et marécageux, que dans les autres parties de la Pologne. Les auteurs ont singulièrement varié sur son origine et sa nature. Les uns y ont vu une maladie *sui generis*, due à une disposition humorale particulière; non seulement elle a été comparée ainsi à une de ces teignes qui annoncent de la part de l'organisme un besoin de *dépuration*, mais on a supposé encore l'existence d'un *virus trichomatique* qui se faisait jour généralement par les cheveux; dans cette hypothèse, on a tour-à-tour admis et nié la propriété héréditaire, la propriété contagieuse de cette maladie. D'autres, au contraire, pensent que la plique n'est pas une affection *sui generis*, qu'il n'y a point de diathèse *trichomatique*, encore moins de virus *trichomatique*, que cette maladie est purement factice, qu'elle provient de la négligence absolue des soins de propreté chez beaucoup de gens du peuple en Pologne, de l'habitude de se couvrir

la tête en tout temps avec des bonnets fourrés, de certains préjugés superstitieux d'après
lesquels la plique étant regardée comme une
crise favorable, on s'attache à solliciter son
développement ou à l'entretenir, quand elle
existe, par des applications extérieures plus
ou moins dégoûtantes; de certaines conditions d'habitations basses, humides, insalubres, etc., etc. L'hypothèse de M. Larrey, qui
regarde la plique comme une dégénérescence
de la syphilis n'est guère admissible. Dans la
discussion longue et chaude à laquelle on s'est
livré sur ces diverses hypothèses, et qui s'est
refroidie sans être terminée, discussion dans
laquelle, comme à l'ordinaire, chacun a apporté des arguments en apparence irrésisti-
bles et concluants, les médecins et chirurgiens des armées françaises qui ont pu étudier
cette maladie en Pologne, pendant les guerres
de l'empire, ou ceux qui y sont allés pour se
livrer à cette étude, sans faire partie des armées,
n'ont pas toujours été d'accord avec les médecins ou chirurgiens du pays. Les médecins
et chirurgiens français eux-mêmes ont été
souvent en opposition formelle là dessus.
C'est ainsi que Roussille-Chamseru, l'un des
plus forts et des plus opiniâtres partisans de
l'hypothèse qui regarde la plique comme l'ef-

fet simplement de la malpropreté, de causes externes, et qui conclut en conséquence sur le parti que l'on doit prendre sans crainte de couper les cheveux et de chercher à guérir un mal tout local, a été vigoureusement combattu par Chaumeton et autres médecins français, sans compter les médecins du pays, parmi lesquels il faut citer surtout Schuller, professeur à Cracovie, et Robin, ancien chirurgien du grand Frédéric. Celui-ci regarde la plique comme endémique dans certains villages de la Pologne, mais non pas comme contagieuse. Cette dernière propriété est au contraire affirmée par un grand nombre de médecins qui citent à l'appui des faits vraiment très-remarquables. Les faits d'inoculation du prétendu virus trichomatique, cités par M. de la Fontaine ou autres, inoculation au moyen de laquelle on aurait guéri des maladies graves, supposées dues au défaut de décharge de ce virus sur les cheveux ou les poils, ont grandement besoin d'être confirmés par de nouvelles expériences. Ce qu'il y a de remarquable aussi, c'est que des auteurs dignes de foi assurent que la plique a acquis le caractère dangereux que la plupart lui reconnaissent, seulement par sa complication avec le virus syphilitique. Du reste, plusieurs de ceux qui ne regardent pas la plique comme le résultat de causes externes, admettent cependant que ces causes externes, la malpropreté, etc., peuvent beaucoup favoriser le développement de cette maladie. Il est certain que, quoique elle se soit montrée aussi quelquefois chez les gens riches, elle atteint de préférence les gens pauvres, les paysans malheureux, les mendiants, les juifs malpropres, etc.

Parmi les médecins français qui, sans être allés étudier la plique en Pologne, ont cependant attentivement examiné la question, il faut distinguer le célèbre Alibert qui, après avoir exposé un tableau concis des discussions élevées à ce sujet, établit son opinion de cette manière (1) :

« Mais il est plus convenable d'établir que la plique est une affection *sui generis*, qui opère sa crise par le cuir chevelu, comme les teignes, dont nous avons déjà fait mention. La matière visqueuse qui colle et agglutine le système pileux, est une excrétion dont se purge l'économie animale. De là vient que cette excrétion est le plus souvent salutaire. Ceux qui en sont atteints la conservent quelquefois toute leur vie, sans qu'aucun trouble survienne dans les fonctions, excepté les accidents qui sont inséparables de l'existence du trichoma. Il est éga-

____

(1) *Précis théorique et pratique sur les maladies de la peau.* 2e édit., tome I, page 155.

lement constaté, par l'observation, que ceux qui éprouvent les effets dont il s'agit, sont exempts d'autres maladies qui tirent leur origine de la prédominance lymphatique ; ils sont également à l'abri des inconvénients attachés à la répercussion de la transpiration insensible , etc. Le peuple même n'ignore pas ces vérités.

Parmi les causes organiques qui favorisent le plus l'apparition des phénomènes de la plique, il faut surtout distinguer la disposition constitutionnelle et héréditaire de certains individus. En effet, on voit souvent cette maladie se transmettre de génération en génération, et les nouveau-nés présenter l'empreinte de ses symptômes les plus fâcheux. On observe même assez fréquemment qu'elle attaque le père et le petit-fils, tandis que le fils est épargné, caractère qui lui est commun avec d'autres maladies, particulièrement avec la goutte. Enfin, il n'est pas rare que le virus du trichoma subsiste dans l'intérieur de l'économie animale, sans donner, comme j'ai déjà eu occasion de le dire, des marques apparentes de son existence, et n'éclate que lorsque des circonstances favorables le développent. Parmi ces circonstances, il faut surtout distinguer le tempérament marqué par la fibre lâche et la prédominance muqueuse. »

Le même auteur décrit les phénomènes généraux qui caractérisent la marche des pliques, dans le tableau suivant que je présente ici, pour donner une idée de cette maladie, que je n'ai pas eu l'occasion d'observer moi-même (*ouvrage cité*, pag. 127, t. I) :

« L'invasion des différentes espèces de pliques commence ordinairement par un abattement universel, un engourdissement dans tous les membres du corps; des douleurs vagues se font d'abord ressentir dans les articulations des mains et des pieds, gagnent ensuite les omoplates, l'épine du dos, et s'étendent bientôt à la région postérieure du col et de la tête. Le soir, il se manifeste un accès fébrile qui se prolonge très-avant dans la nuit, et se termine par une sueur visqueuse, gluante et excessivement fétide. Le matin, le pouls est naturel : il y a une sorte de rémission dans les symptômes que je viens d'indiquer.

Aux douleurs arthritiques qui constituent presque toujours le début de cette singulière et déplorable affection, viennent se joindre des mouvements convulsifs dans les muscles, des soubresauts dans les tendons, un tintement d'oreilles très-pénible, une céphalalgie atroce que les malades cherchent vainement à calmer par des médicaments sédatifs ou narcotiques, des vertiges, une pesanteur autour des orbites, des picotements, et une sensation très-incommode de resserrement dans la partie postérieure du cuir chevelu.

Mais bientôt un phénomène externe, et très-surprenant pour le physiologiste observateur, se déclare. Les cheveux se mêlent, s'entortillent, s'agglutinent, se séparent en faisceaux; on les voit s'arranger en petites cordes tournées en spirale, en sorte que la tête paraît environnée d'un amas de couleuvres effrayantes qui rappellent l'image affreuse d'une Gorgone. On les voit aussi s'allonger comme des queues traînantes qui atteignent les jarrets, et quelquefois pendent jusqu'à terre; on les voit enfin se hérisser comme les poils d'une bête fauve, ou comme les soies qui se dressent le long du col des pourceaux.

Enfin, il arrive quelquefois que les cheveux s'entassent en globes ou en masses informes, qui deviennent de lourds fardeaux pour ceux qui les portent. Les poux fourmillent au milieu de ces touffes villeuses, en une multitude extrême, et avec une promptitude qu'on ne peut exprimer. A la base de ces touffes, on voit une grande quantité d'écailles furfuracées.

La plique n'attaque pas seulement le cuir chevelu; elle se manifeste également dans les autres parties du corps humain qui sont pourvues de poils. Elle survient quelquefois au menton, aux aisselles, à la région sternale, et surtout aux organes de la génération des deux sexes. Le professeur Kaltschmid, à Iéna, conservait dans son cabinet le pénil d'une femme, duquel, sortait une plique si monstrueuse, qu'elle aurait fait aisément le tour du ventre de la personne à qui elle avait appartenu.

Le virus trichomatique s'introduit souvent jusque dans les ongles des mains et des pieds, particulièrement chez les individus qui sont chauves. L'analogie de structure de ces organes avec les cheveux explique facilement cette dégénération hideuse. Tantôt ils prennent un accroissement prodigieux, tantôt ils s'épaississent, et offrent beaucoup d'aspérités au toucher. Ils deviennent jaunâtres, livides, noirs comme la corne d'un bouc, ou quelquefois même ils sont crochus comme les griffes des quadrupèdes carnassiers. On observe, du reste, que l'altération des ongles n'arrive que longtemps après l'altération des cheveux ou des poils.

Toutes ces déformations physiques et extérieures que nous venons de signaler, sont causées et entretenues par la sécrétion extraordinairement abondante qui suinte des parties couvertes de villosités, et qui constitue la plique proprement dite. Cette excrétion, qui afflue surtout vers la tête, ne s'échappe pas uniquement des pores de la peau du crâne, mais encore des cheveux eux-mêmes, ainsi que l'ont constaté des observations microscopiques. On a vu, en effet, que les extrémités des canaux capillaires exhalaient une espèce de vapeur qui se déposait et se condensait ensuite dans leurs interstices.

Quelques auteurs assurent que cette matière est d'une nature ichoreuse et sanguinolente. Mais on a beaucoup exagéré les idées sur cet objet. Si le dépôt qui s'en fait dans les cheveux est si copieux que ceux-ci ne puissent la contenir, alors ils se rompent dans leur milieu, et la matière s'écoule au dehors en très-grande quantité. Elle exhale une odeur *sui generis*, qui est très-repoussante pour l'odorat. Cette odeur a beaucoup de rapport avec celle de la graisse rancie, comme il m'a été facile de m'en convaincre sur les malades que j'ai observés à Paris, et sur les échantillons de plique qui m'ont été envoyés par M. de Lafontaine. Il est vrai que cette odeur varie dans quelques circonstances. M. le docteur Nizkouski a vu chez une jeune demoiselle une plique des aisselles qui était très-aromatique, et qui répandait le parfum de l'ambre.

Il paraît que la plique étend particulièrement ses ravages sur les cheveux châtains. Elle affecte néanmoins assez fréquemment les cheveux les plus noirs, et même ceux qui sont d'une couleur rougeâtre, comme par exemple, chez certains juifs. L'expérience prouve aussi que les cheveux blancs ne sont point à l'abri de l'infection, quoiqu'ils jouissent d'une vitalité moins active que les précédents.

Il faut ajouter à ce tableau que quelquefois les cheveux n'ont pas cette humidité visqueuse, gluante dont parle Alibert, qu'ils sont beaucoup plus secs, se séparent plus promptement de la tête, tombent plus tôt; et que les tiraillements exercés par les masses pliquées sur les racines des cheveux, déterminent une sensibilité très-vive du cuir chevelu. De plus, pour les auteurs qui regardent la plique comme le résultats de causes externes, auteurs parmi lesquels il faut compter M. Gasc (*Prix de la Soc. de Méd.*, Paris, 1817), les symptômes généraux dont parle Alibert, ou du moins des symptômes généraux analogues, ne viennent que plus tard. Ils ne sont que le résultat de la réaction exercée par le mal local sur l'ensemble de l'organisme. Le plus ordinairement même, selon eux, la plique ne dérange en aucune manière la santé. S'il arrive que la guérison prompte de cette maladie amène des accidents graves, c'est parce qu'elle était devenue une habitude de l'organisme, et qu'il se passe alors ce qui se passe lors de la suppression brusque d'un vieil ulcère ou d'un exutoire. Pour Alibert qui, avec un grand nombre de médecins et d'auteurs, et j'avoue que j'incline vers leur avis, regarde la vraie plique comme le résultat d'une disposition morbide générale, les idées précédentes se rapporteraient à ce qu'il appelle *fausse plique* ou *faux trichoma* qui n'est qu'une sorte de feutrage des cheveux, suite de la négligence. On observe principalement ce feutrage chez des personnes qui, depuis plusieurs semaines ou plusieurs années, ne prenaient aucun soin de leur chevelure. On le remarque souvent chez les femmes, à la suite de maladies graves et de longue durée, et chez les vieillards indigents recueillis dans les hospices. Ce feutrage qui est également commun en Pologne a peut-être été confondu par quelques-uns avec la véritable plique. Il existe indépendamment de toute altération des cheveux ou des poils et de leurs bulbes. Il ne s'accompagne point de sensibilité vive à la racine des cheveux, du gonflement de leurs bulbes, de l'humidité visqueuse, gluante, ni des autres caractères ci-devant signalés. Il peut se former chez des individus atteints de maladies chroniques du cuir chevelu, surtout lorsque les cheveux ont acquis une assez grande dimension. Les cheveux feutrés peuvent également offrir des formes très-variées.

On a vu la plique tomber d'elle-même et guérir spontanément; mais ordinairement cela n'a pas lieu ainsi. D'après ce qui précède, on doit établir que la vraie plique est généralement une maladie grave, que sans la regarder dans tous les cas comme une maladie nécessaire, indispensable à la santé, ce qui serait absurde, on doit la considérer comme se rattachant souvent à un besoin de *dépuration*, ainsi que cela a lieu dans les teignes, et que, s'il est des cas et certaines époques de sa durée où l'on peut chercher à la détruire comme une affection uniquement locale, il en est d'autres où il faut agir avec beaucoup de prudence et ne chercher à la guérir qu'en employant en même temps un traitement général, après avoir attentivement examiné toutes les circonstances antérieures ou actuelles offertes par les malades, manière de voir qui est justifiée par les accidents graves qu'on a vus suivre souvent la guérison de certaines pliques.

Le traitement est prophylactique ou curatif. Pour prévenir le mal il est facile de conclure de ce qui précède, qu'il faut tenir les cheveux courts, ne pas tenir la tête constamment couverte de bonnets chauds ouatés ou fourrés, ne pas négliger le peigne et les soins de propreté. Mais il faut dire que dans quelques cas, lorsqu'il y a une disposition à cette maladie comme à une teigne, ce que bien des auteurs admettent et ce que je suis disposé à admettre avec eux, tous les soins de propreté n'empêcheront pas plus le développement d'une plique, qu'ils n'empêcheraient le développement d'une teigne à laquelle il y aurait également une disposition. Mais ils empêcheront toujours cette maladie d'avoir l'intensité, la gravité et les suites qu'elle pourrait avoir sans cela.

Relativement au traitement curatif, d'abord pour ce qui regarde les moyens internes, quelques remèdes qui avaient été plus ou moins vantés, en vue de leur action favorable sur un prétendu virus trichomatique, ou du moins une diathèse trichomatique, ont été regardés par bien des médecins comme n'ayant qu'une petite ou même nulle efficacité. Cependant Alibert recommande fortement le soufre doré d'antimoine qui, dit-il, d'après l'avis de sages praticiens (*ouvrage cité*, pag. 181) est, dans le traitement de la plique, presque aussi utile que le mercure dans la maladie vénérienne. Ce qui me semblerait résulter de plus rationnel de toutes les recherches qui ont été faites là dessus, c'est qu'en cherchant à guérir la plique par le traitement externe, il faut administrer à chacun un traitement général en raison de son tempérament, de ses idiosyncrasies, des circonstances qui ont paru présider au développement de cette maladie , absolument comme on le fait pour la teigne, et ici peuvent trouver leur place les tisanes amères ou non , la plupart dites dépuratives, et dont nous avons parlé déjà plusieurs fois, les boissons diaphorétiques, les sirops amers, toniques , antiscorbutiques, laxatifs, purgatifs, les autres préparations à propriétés analogues , les fortifiants, les ferrugineux , les vésicatoires, les sétons à la nuque , les cautères aux membres, etc.

Quant au traitement externe , il n'y a guère que les lotions émollientes , calmantes, qui puissent être de quelque utilité, lorsque l'irritation est forte au cuir chevelu. Mais le véritable traitement externe curatif consiste dans la section des cheveux pliqués , en temps opportun du moins ; car tous les praticiens s'accordent à regarder cette section comme pouvant être suivie de désordre dans certains cas. Il paraît y avoir là dessus une opinion assez généralement répandue en Pologne parmi le peuple et les médecins dont Chaumeton n'a été que l'interprète, lorsqu'il dit que si les cheveux pliqués sont déjà desséchés et ne conservent aucune mauvaise odeur, s'ils ne sont point collés à la tête, et s'ils tiennent à des cheveux sains nouvellement survenus depuis la cessation des symptômes généraux de cette affection, on peut et on doit même en délivrer le malade par la section ; mais que si la plique est fraîche et si son odeur est nauséabonde, si les accidents ordinaires persistent, il est imprudent d'opérer cette section. Tous les médecins, quelle qu'ait été leur opinion sur la nature de la maladie, ont recommandé la même pratique. On pourrait même, pour plus de sûreté, couper les cheveux pliqués à plusieurs reprises, à différents intervalles. Si une plique trop tôt coupée, guérie et rentrée en quelque sorte, donnait lieu à des accidents graves, il faudrait, pour la ramener, en supposant cela possible, faire usage de moyens analogues à ceux avec lesquels on cherche à ramener la teigne dans des circonstances semblables. Si on avait à côté de soi d'autres individus affectés de plique, on ne risquerait rien d'essayer aussi sur le cuir chevelu l'inoculation de l'humeur s'exhalant de la chevelure de l'individu affecté.

2° *Alopécie.*

L'alopécie, ou chute des cheveux, des poils, ne peut provenir que d'une affection des bulbes pileux qui en sont en quelque sorte la matrice. Or, ces petits organes peuvent

avoir subi une altération dans leur organisation , dans leurs fonctions , et cette
altération peut aller jusqu'à la cessation complète de leurs fonctions, jusqu'à leur atrophie. Mais cette atrophie se montre aussi
naturellement, comme une suite des lois de
la vie, des progrès de l'âge, ainsi que cela
arrive chez les vieillards, et même à un âge
moins avancé, selon les dispositions natives;
c'est la *calvitie* proprement dite dont nous
ne nous occuperons pas ici. Elle dépend,
selon Bichat, de la diminution progressive de
la cavité des bulbes, ainsi que de l'oblitération
du petit canal qui monte le long de la racine
des cheveux.

La chute des cheveux ou poils, considérée
comme phénomène morbide, ou l'alopécie,
peut être le résultat d'une altération des bulbes
qui permet le retour des cheveux ou poils, ou
qui rend ce retour impossible. Cette alopécie
peut se montrer comme faisant partie d'une
maladie de la peau visible, appréciable, d'une
teigne, d'une dartre, comme une suite des
progrès de cette maladie, comme entrant dans
le champ primitif de la fluxion qui constitue
cette maladie, ainsi que cela a lieu pour les
teignes faveuses, granulées, pour une variété
dont nous avons parlé de la teigne furfuracée,

pour certaines dartres squammeuses, furfuracées, et alors la chute des cheveux ou poils ne peut pas être considérée indépendamment des diverses éruptions cutanées dont elle fait partie, auxquelles elle se rattache, et desquelles nous ne devons pas nous occuper ici; ou bien cette alopécie consiste dans une altération essentielle, indépendante, isolée des bulbes pileux, sans apparence d'aucune autre maladie de la peau, et c'est cette dernière altération, née dans ces circonstances, que nous devrions principalement considérer ici; mais l'obscurité de la question, envisagée de cette manière, et le défaut presque complet de recherches exactes à cet égard, ne nous permettent de présenter qu'un tableau incomplet de cette affection.

Il peut arriver quelquefois que les bulbes ne soient pas détruits, atrophiés, que les racines des cheveux commencent même à se développer, mais qu'elles restent en quelque sorte renfermées dans les bulbes, que les cheveux, avortés par une cause inappréciable quelconque, ne dépassent pas le niveau de la peau, de manière à simuler une calvitie complète. Tel est le cas cité par Bichat, dans son *Anatomie descriptive*, d'un individu affecté d'alopécie dont le cadavre montra à l'autopsie, par une dissection attentive, non seulement l'existence des bulbes dans le tissu de la peau, mais aussi des gaînes membraneuses qui paraissaient saines, et de petits troncs des nouvelles tiges capillaires qui n'avaient pas franchi le derme. Peut-être plus tard le derme aurait été franchi et les cheveux auraient reparu au dehors ; mais il y a eu un temps d'arrêt qui se serait peut-être prolongé longtemps chez le vivant, ce qui très-probablement se présente quelquefois dans des circonstances semblables.

J'ai vu, comme M. Rayer et bien d'autres praticiens sans doute, quelques cas d'alopécie par plaques circulaires sur le cuir chevelu, avec une teinte blanc de lait de la peau dépouillée de cheveux, sans aucune apparence d'éruption cutanée, se rapportant très-bien à ce que Willan a décrit mal à propos, selon nous, sous le nom de *porrigo decalvans* ; car, d'après ses idées et ses définitions mêmes, il ne pouvait pas rapporter le phénomène en question au genre *porrigo*.

« Cette maladie, dit Bateman, est caractérisée par des
« plaques plus ou moins circulaires, dépourvues com-
« plètement de cheveux et autour desquelles la cheve-
« lure est aussi touffue qu'à l'ordinaire. La peau de la
« tête dans ces plaques est rude et d'une blancheur

« remarquable. On a rencontré cette maladie dans une
« grande réunion d'enfants où régnaient les autres
« formes du *porrigo;* mais d'autres fois elle a apparu
« sans qu'aucune cause de communication ait pu être
« saisie ou même supposée. Les places s'élargissent gra-
« duellement et deviennent confluentes. La calvitie qui
« en résulte peut durer plusieurs semaines ; quand les
« cheveux commencent à repousser, ils sont moins
« résistants et de couleur plus claire ; chez les person-
« nes mêmes qui ont passé l'âge moyen, ils sont gris. »

Il paraît, en effet, que les premiers cheveux
qui repoussent sur les plaques circulaires
à peau lisse, blanche dont il est question,
sont généralement plus fins, moins foncés en
couleur que les cheveux voisins. Cependant
parfois ils ne tardent pas à se confondre avec
les autres. C'est ce que j'ai pu bien observer
chez trois enfants, l'un à la consultation
gratuite de l'hospice de la Guillotière, l'autre
en ville, le troisième à l'Antiquaille. Les
plaques blanches et quelquefois rougeâtres,
polies où manquaient les cheveux, n'avaient
pas, les plus grandes, plus du diamètre d'un
écu de cinq francs. Elles occupaient particulièrement le dessus des oreilles, le sommet et les parties latérales de la tête. Quand
les cheveux commençaient à venir sur les
unes, d'autres plaques se présentaient. La plus
longue durée de cette affection a été de onze

mois. Les trois enfants dont le plus âgé avait neuf ans, jouissaient d'ailleurs d'une bonne santé. L'un était blond et lymphatique, les deux autres étaient bruns et d'une constitution sèche. Un seul, le blond, avait eu jusqu'à trois ans la *rache*, c'est-à-dire une teigne muqueuse. Les deux bruns n'avaient rien eu. Le premier était chez ses parents toute la journée; les deux autres allaient à des écoles différentes où aucun autre enfant n'offrait la même affection. Le premier fut traité par des vésicatoires au bras, du sirop de Portal et de la tisane de scabieuse et de houblon. Les deux autres furent traités par la même tisane, des bols soufrés et des lotions avec de l'eau mitigée de Barèges.

Voici une observation d'une affection analogue présentée par M. Rayer (*Traité des maladies de la peau.* tom. III, pag. 744. 2ᵉ édit):

Alopécie du cuir chevelu sous forme de plaques circulaires.

« Doucet (Auguste-Théodore), âgé de 8 ans et demi, « fut présenté à la consultation de l'hôpital de la Cha-« rité, le 16 juin 1827. Cet enfant assez bien développé « pour son âge, était atteint depuis plusieurs mois « d'une alopécie partielle, en plaques circulaires, irré-« gulièrement circonscrites. L'une d'elles, la plus an-

« cienne et la plus considérable, s'est formée à la partie
« postérieure et supérieure de la tête. Apparue, il y a
« sept mois environ, elle a acquis progressivement un
« pouce et demi de diamètre ; vue de face, elle semble
« tout-à-fait dépourvue de cheveux ; mais lorsqu'on
« l'examine obliquement, on aperçoit à sa surface un
« assez grand nombre de poils fins, déliés et incolores.
« Les trois autres plaques dépilées se sont formées
« depuis trois ou quatre mois ; l'une, d'un pouce de
« diamètre, est située au-dessus de l'oreille gauche ; les
« deux autres, moins considérables, sont dans la région
« occipitale. Il n'y a aucune trace d'inflammation à la
« peau, point de rougeurs ni de squammes furfuracées
« sur les points affectés. Cette membrane est lisse, et
« paraît un peu plus pâle que sur le reste du cuir
« chevelu ; les poils qui entourent les taches dépilées
« sont assez épais et adhèrent à la peau comme dans
« l'état sain. La chute des poils s'opère circulairement,
« et sans que leur couleur soit altérée ; cette chute est
« certainement le résultat d'une altération de leur
« bulbe, dont il est impossible de préciser la nature.
« Il existait une assez grande quantité de poux à la
« surface du cuir chevelu, sur lequel je ne pus décou-
« vrir de traces de vésicules, de pustules, de croûtes,
« etc. La maladie n'intéressait que le système pileux.
« Le père de cet enfant nous assura que son fils n'avait
« jamais eu de *gourme* (expression vulgaire, par laquelle
« on désigne indistinctement les inflammations vési-
« culeuses et pustuleuses développées sur le cuir che-
« velu). Les ganglions cervicaux et les glandes sublin-
« guales et sous-maxillaires n'étaient ni douloureux,
« ni tuméfiés ; les principales fonctions étaient régu-

« lières. Le père de cet enfant nous ayant affirmé que
« le duvet que nous observions à la surface des plaques
« s'était formé depuis qu'il avait pratiqué sur la peau
« des onctions avec du beurre, je l'engageai à continuer
« l'emploi de ce moyen. »

Il paraîtrait que quelquefois cette affection se montre d'une manière contagieuse, comme l'avait déjà annoncé Bateman. Dans ces derniers temps, M. le docteur Gilette a cité un fait vraiment très-remarquable sous ce rapport. C'est pourquoi je ne craindrai pas d'allonger cet article, en le citant avec quelques réflexions qu'il a suggérées à l'auteur. (*Gazette médicale*, 1839, p. 573.)

« Je viens d'avoir l'occasion d'observer cette affection
« du cuir chevelu dans un des colléges royaux de Paris,
« où sont pris les soins les plus minutieux de propreté
« et où, certes, une seule pustule de teigne ne
« pourrait se montrer sans que l'élève fût sur le
« champ séparé des autres. Il y a quatre mois un élève
« de douze à treize ans arriva de province. Dans le
« village où il vivait habituellement existait-il des
« teigneux ? c'est ce que je n'ai pu savoir. Le lende-
« main de son arrivée, on reconnut qu'il portait sur
« un des côtés de la tête, au-devant de l'oreille, une
« place dégarnie de cheveux, ayant à peu près
« trois centimètres de diamètre. Le médecin de l'éta-
« blissement l'examina, n'y vit rien de suspect, et pensa
« qu'il pouvait impunément habiter avec les autres

« élèves. Au bout de quinze jours le voisin d'études de
« celui-ci eut également la tête dépouillée d'une lar-
« geur un peu moins grande sans qu'aucun signe
« précurseur eût pu avertir. Depuis ce temps, et dans
« la même étude, six autres élèves au moins ont été
« atteints, et toujours brusquement, mais jamais dans
« une étendue plus grande que celle que je viens
« d'indiquer.

« Chez tous il ne s'est montré qu'une seule place
« qui s'est peu élargie. J'ai examiné avec soin plusieurs
« fois les places mêmes quand elles commençaient à se
« former, et je n'ai rien remarqué que cette blancheur
« indiquée par Bateman chez les six derniers. Chez le
« premier atteint, il y avait quelques pustules épaisses
« d'*impetigo* ; chez le second, un peu de desquam-
» mation furfuracée était mêlé aux cheveux environ-
« nants. L'auteur anglais ajoute à sa description que
« c'est une maladie obstinée qui ne cède que lente-
« ment. Cette assertion s'est encore vérifiée dans le
« cas présent : on a pendant longtemps fait frotter la
« place malade avec une pommade soufrée; ces onctions
« n'ont produit aucun résultat.

« Chez l'un on s'est abstenu de tout traitement et les
« cheveux ont repoussé au bout de trois semaines, plus
« rares et plus soyeux, mais sans avoir changé de cou-
« leur ; chez les autres, sans que je veuille en rien
« accuser le traitement, les cheveux manquent encore.
« Du reste, si j'étais appelé pour un cas semblable, je
« me contenterais, selon le précepte donné par Celse,
« de faire raser fréquemment la tête aux environs de
« cette place, et je ferais laver fréquemment la surface
« avec quelque liquide un peu stimulant, de l'eau

« de savon ou bien avec de l'acohol aromatisé étendu.

« De cette observation je crois devoir conclure :
« 1° que les auteurs anglais ont eu raison de faire de
« cette affection une espèce particulière, quoiqu'ils ne
« me paraissent pas avoir du reste prouvé qu'elle appar-
« tient au genre *porrigo;* 2° qu'elle semble être conta-
« gieuse et qu'il serait prudent d'isoler les premiers sujets
« chez lesquels elle se manifeste, dans une grande
« réunion d'enfants. »

Le pronostic de cette maladie est peu grave. Cependant abandonnée à elle-même, elle pourrait quelquefois dépouiller de cheveux une grande partie du cuir chevelu.

Le traitement non local de cette affection doit, comme celui des teignes, être fondé sur la connaissance des antécédents, de la constitution, des idiosyncrasies de l'individu affecté. Le traitement local doit simplement consister en lotions avec de l'eau de guimauve, de l'eau de son, de l'eau de savon, de l'eau de Barèges, de l'eau alcoholisée, une décoction même de quinquina selon les cas. Je doute qu'il fût nécessaire ici comme dans d'autres genres d'alopécie, de faire raser souvent la tête, selon le précepte de Celse.

L'alopécie partielle ou même générale a été souvent remarquée par un assez grand nombre de praticiens à la suite de maladies graves, de couches laborieuses, de pertes de sang considérables, de fièvres de mauvais caractère, etc. Ce n'est pas toujours alors, comme on l'a dit, un phénomène d'atonie, de faiblesse, pas plus que la chute des ongles, que la chute, la séparation de l'épiderme, phénomènes du même ordre qui peuvent arriver dans les mêmes circonstances. C'est plutôt souvent un phénomène de véritable décharge fluxionnaire, un phénomène critique dans lequel va s'épuiser le reste d'une maladie plus ou moins grave. (Et je ne parle ici toujours que de l'alopécie sans apparence d'aucune espèce d'éruption cutanée, car s'il y avait une éruption furfuracée, par exemple, la chose serait encore plus évidente). Dans tous les cas précédents, les cheveux repoussent comme reviennent les ongles et l'épiderme, dans les mêmes circonstances. J'ai été témoin plusieurs fois de faits comme celui-ci :

Une femme de la Guillotière, en proie, depuis quelque temps, à des chagrins domestiques qui lui avaient fait perdre l'appétit, se trouve affectée, à la suite d'une légère indigestion, d'une violente gastro-entérite. Malgré un traitement antiphlogistique convenable, la maladie marche et s'accompagne de plusieurs symptômes *adynamiques* et *ataxiques* dans l'exposé desquels il est inutile d'entrer. Au vingt-deuxième jour, la malade allant déjà un peu mieux, il survient des douleurs intenses dans les jambes avec quelques plaques rouges

sur la peau de ces extrémités. L'amélioration intérieure
se confirme et augmente. Le lendemain tout-à-coup, à
la suite d'une légère frayeur, les symptômes offerts par
les jambes cessent complètement, et il survient une
céphalalgie violente. Je crains alors le retour de tous
les premiers accidents; mais, deux jours après, la céphalalgie qui avait déjà un peu diminué la veille cesse
complètement, et ce jour là la malade, en voulant porter la main à sa tête pour se coiffer, enlève avec la
coiffe et sans le moindre effort un grand nombre de
cheveux. Les cheveux continuent de tomber en abondance les jours suivants, et alors la santé va se raffer-
missant avec rapidité. J'examine attentivement le cuir
chevelu, croyant d'avance y trouver une desquammation furfuracée, mais je n'aperçois pas la trace de la
moindre éruption. Presque toute la chevelure auparavant fort épaisse de cette femme est tombée en moins
de dix jours ainsi que plusieurs poils des sourcils. Ce
n'est que deux mois après que tout a repoussé, mais
la chevelure moins épaisse, quoique aussi noire
qu'auparavant.

Il paraîtrait que parfois, après des alopécies de ce
genre, quand les cheveux reviennent, ils n'ont plus la
même couleur qu'auparavant. Tels sont ces deux cas
cités par Alibert (*Précis sur les maladies de la peau,*
t. i, pag. 165) :

« Mad. P.... dans une fièvre adynamique, qui a suivi
« des couches très-laborieuses, a perdu la plus belle
« chevelure blonde, au milieu d'un fluide visqueux qui
« inondait sa tête de toutes parts, et cette chevelure a
« repoussé très-noire, après son entier rétablissement.
« Jérome B.... était né avec des cheveux bruns ; il les

« perdit dans une maladie, et il lui en vint d'autres
« d'un rouge ardent. »

D'autres fois les cheveux repoussent d'abord blonds
ou blancs, et ce n'est que quand on les a coupés
plusieurs fois qu'ils reprennent leur teinte primitive ; ou bien les cheveux et les poils ne repoussent
pas partout de la même manière, d'une manière égale
en beauté, en épaisseur ; ou bien ils sont tout à la
fois altérés dans leur épaisseur, leur distribution, leur
couleur, etc.

L'alopécie, partielle surtout, peut accompagner, comme phénomène sympathique, des
maladies plus ou moins graves ; mais c'est à
l'occasion des maladies du cerveau ou des méninges que l'on a fait principalement cette
observation. A Lyon, par exemple, où les mé-
ningites aiguës et chroniques confondues quelquefois avec l'hydrocéphale, et appelées vulgairement fièvre cérébrale, épanchement cérébral,
etc., sont très-communes dans certaines années
et à certaines époques de l'année, j'ai vu chez
trois enfants affectés de cette maladie, dont
deux sont morts et un seul s'est à la longue
guéri, tomber dès le commencement la plupart
des cheveux. C'est très-probablement à ce genre
de faits qu'appartient le cas cité par M. Rayer
(*ouvr. cit.*, t. II, pag. 739), où M. Elliotson,
médecin anglais, a vu un *porrigo decalvans*
très-considérable du cuir chevelu chez un en-

fant qui présentait des symptômes cérébraux.

L'alopécie partielle ou générale peut avoir lieu quelquefois sous l'influence d'une cause capable, en agissant sur le système nerveux, sur l'ensemble de l'économie, de déterminer des mouvements fluxionnaires à la peau comme ailleurs. C'est ainsi qu'on l'a vue se présenter sous l'influence de révolutions morales, de chagrins domestiques chez des individus dont la santé était d'ailleurs satisfaisante. Parfois c'est sous l'influence de la pléthore sanguine que ce phénomène paraît s'opérer.

Ainsi j'ai vu une dame, à l'âge critique, fatiguée par le sang, après avoir éprouvé passagèrement quelques étourdissements, des palpitations, des douleurs vagues dans les membres, ne plus se plaindre pendant quelque temps et voir tomber alors la plupart des cheveux et même des poils des sourcils et des parties génitales. Une simple saignée arrêta cette alopécie et permit aux cheveux et aux poils de revenir. C'est à ce genre de faits que se rapporte certainement l'observation remarquable suivante :

« En 1825 et 1826, un homme âgé de 55 ans perdit
« dans l'espace d'un mois tous les poils du corps. Les
« cheveux, la barbe, les cils et les sourcils tombèrent
« les uns après les autres. Il resta dans cet état d'épila-
« tion jusqu'en 1828. A cette époque, il fut saisi de
« pneumonie intense pour laquelle il dut être saigné,
« soumis à la diète, etc. *Chose remarquable*, aussitôt
« entré en convalescence, cet homme vit ses cheveux

« reparaître, d'abord faibles, puis épais et beaux comme
« auparavant. (*Journal des Progrès*, t. XXIV).

Il est infiniment probable que cet homme était sous
l'influence d'une excitation générale due à la pléthore
ou à diverses causes qu'on n'a pas cherché à apprécier,
et que s'il eût été saigné, soumis à un traitement antiphlogistique plus tôt, il eût vu aussi plus tôt revenir ses
cheveux et ses poils.

On voit d'après ce qui précède que si les
cheveux, les poils semblent parfois pouvoir
tomber par atonie, par faiblesse des bulbes,
comme on serait porté à le supposer après les
pertes abondantes de sang, par exemple, après
des excès de masturbation, chose que pour ma
part je n'admets que très-rarement se passer
de cette manière, le plus souvent les conditions morbides sous l'influence desquelles
cette chute s'effectue, annoncent que c'est à de
véritables mouvements fluxionnaires , à la
fluxion que cette chute doit être généralement
rattachée. L'on vient de voir qu'elle pouvait
être rangée, sous ce rapport, dans les catégories de la *fluxion réfléchie*, de la *fluxion déplacée*, de la *fluxion excentrique*. Il n'est pas
douteux non plus qu'elle ne vienne aussi assez
souvent se ranger dans la catégorie de la *fluxion
par diathèse*. L'alopécie par diathèse syphilitique, par exemple, n'est pas rare en effet ; ce

qui se trouve indiqué là dessus, dans le chapitre des éruptions cutanées par diathèse syphilitique me paraît suffisant. Enfin l'alopécie se
présente peu fréquemment sans pouvoir être
rapportée à des causes, des circonstances, des
conditions morbides de l'organisme appréciables, connues, c'est-à-dire qu'elle n'appartient
que peu fréquemment à la catégorie de la
fluxion idiopathique.

Dans tous les cas, excepté parfois pour l'alopécie syphilitique, les cheveux et les poils
reviennent, plus ou moins longtemps, de quelques mois à quelques années après. Mais ils
n'ont pas toujours exactement la même couleur
et surtout la même épaisseur, la même longueur
qu'auparavant. Ils se détériorent encore plus,
sous tous les rapports, lorsqu'ils sont tombés
et revenus à plusieurs reprises. Ils finissent
même alors par ne plus revenir, ou du moins
ils n'existent plus qu'en germe, en duvet.

Le traitement est local ou non local. Le
premier se réduit malheureusement à fort peu
de chose de positif, malgré le nombre immense de recettes qui sont passées et se sont
accumulées d'âge en âge, depuis qu'on a
observé l'alopécie, ce qui est certainement
bien ancien. Entre les lotions adoucissantes,
légèrement détersives (eau de guimauve, de

son, de graines de lin, de savon, etc.), les huiles ou onguents doux (axonge, pommade de concombre, cérat simple, crême de lait fraîche, huile d'amandes douces, etc.), par lesquels il faut commencer, et les lotions toniques, stimulantes, aromatiques (eau alcoholisée, eau de sauge, de lavande, de Cologne mitigée, etc., décoction de quinquina, eau minérale sulfureuse de Barèges, etc.), ainsi que les pommades excitantes, toniques (la moelle de bœuf avec le vin, avec la poudre de quina, les huiles excitantes aromatiques, les teintures, etc. etc.), par lesquelles il faut généralement finir, on trouvera un grand nombre d'eaux, d'huiles, d'onguents, de pommades dont les propriétés *infaillibles* sont en dépôt chez les coiffeurs, parfumeurs, etc.

Le fait est qu'en envisageant sérieusement la question, nous croyons, avec bien d'autres sans doute, que le seul moyen de guérir l'alopécie est de détruire la condition morbide interne à laquelle elle se rattache, en ayant égard aux considérations auxquelles nous venons de nous livrer, relativement aux causes qui la déterminent. Quand l'alopécie se présente à la fin d'une maladie grave aiguë ou chronique, et qu'elle semble jouer le rôle de phénomène critique, les cheveux reviennent à peu près toujours plus tard, et l'on peut alors surtout faire usage du moyen recommandé par Celse, c'est-à-dire raser la tête souvent, ce qui semble donner une nouvelle activité aux bulbes pileux, mais il faut pour cela qu'il n'y ait aucune apparence d'éruption cutanée furfuracée, squammeuse ou autre, aucun symptôme d'irritation; car ce moyen deviendrait plus nuisible qu'utile, sans cette condition. De même, dans l'absence de ces symptômes de fluxion, d'irritation, on aurait recours au moyen précédent, si après un examen attentif l'alopécie ne paraissait se rattacher à aucune des conditions morbides internes signalées, à aucune diathèse. Enfin, on peut encore mettre cette pratique en usage, lorsque l'alopécie paraîtra s'être réellement effectuée sous l'influence d'une faiblesse générale, comme après de fortes pertes sanguines, par exemple, ou quelquefois après des excès de masturbation, tout en administrant alors des toniques, des ferrugineux; mais raser la tête, lorsque l'alopécie est un phénomène sympathique de la maladie de quelque organe interne, ou lorsqu'elle est sous l'influence d'un état général d'excitation dû à la pléthore sanguine, à des révolutions morales brusques ou lentes, à des travaux excessifs de l'esprit, ou lorsqu'elle se rattache à quelque diathèse, c'est ajouter, je crois, par l'action irritante du rasoir, à l'intensité du mouvement fluxionnaire dont les bulbes sont déjà le siége. Ce qu'il y a de plus rationnel dans ce cas, c'est de faire simplement sur le cuir chevelu des applications douces, émollientes, mucilagineuses, huileuses ; on sera toujours à temps plus tard, quand on aura des raisons de penser que la disposition générale morbide n'existe plus, si l'alopécie persiste, à faire usage de l'action du rasoir et de lotions, ou de pommades toniques, excitantes.

En finissant, je ne ferai que rappeler un phénomène bizarre extrêmement rare ; c'est l'absence congénitale des cheveux, des poils, et le défaut ou l'imperfection extrême de leur développement ultérieur. M. Rayer dit l'avoir plusieurs fois observé, et il cite là dessus un fait assez curieux (*ouvr. cité*, t. III, pag. 735).

3° *Canitie.*

Je ne m'occuperai pas ici de toutes les altérations plus ou moins bizarres que présente dans diverses circonstances, la couleur des cheveux et des poils, et dont j'ai eu l'occasion précédemment de citer quelques exemples.

Je ne parlerai que de la *canitie*, ou blancheur des cheveux et des poils, phénomène de ce genre le plus fréquent et le plus important à considérer. La canitie elle-même, dans un traité des maladie de la peau, ne doit être considérée que quand elle constitue un phénomène pathologique, et non point quand elle est le résultat naturel des progrès de l'âge, des lois de la vie, comme la *canitie sénile,* ni quand elle constitue un accident de coloration congénital, sans importance aucune pour la santé, comme quand un enfant naît avec quelques touffes de cheveux blancs par exemple. Si cependant, la plupart des cheveux et poils, ou tous les cheveux et poils naissent blancs chez l'enfant, cela se rattache généralement à une constitution faible, délicate, et se rapporte à ce que nous avons dit en parlant de l'*albinisme*, du *vitiligo*.

La *canitie accidentelle*, résultat d'une maladie générale ou locale, que nous avons principalement à envisager ici, est un phénomène bien moins fréquent que l'*alopécie*, et sur lequel nous avons peu de chose à dire.

Il est remarquable que les mêmes causes pathogéniques, les mêmes conditions morbides internes qui produisent l'*alopécie* peuvent aussi produire la *canitie*, mais la première en est bien plus souvent le résultat que la seconde. Le même trouble vital qui arrête la nutrition des bulbes et fait tomber les cheveux et poils, y empêche l'abord de la matière colorante, ou altère la composition de celle-ci; et ce même trouble vital, né à l'occasion des mêmes causes, dans les mêmes circonstances, détermine d'autres fois de véritables éruptions cutanées. L'ignorance profonde où nous sommes du mécanisme de la nutrition dans les cheveux comme ailleurs, rend tout cela inexplicable. Il nous suffit d'apprécier les résultats et les rapports des résultats aux circonstances qui les ont produits.

1° La *canitie* comme l'*alopécie* survient mais moins fréquemment que cette dernière, là où des éruptions cutanées, des dartres, des teignes ont altéré la vitalité des bulbes pileux. Quelquefois les cheveux ou poils blanchissent sans tomber; c'est ce que j'ai vu dans certains cas d'éruptions furfuracées au cuir chevelu et aux parties génitales chez les adultes, et rarement sur le cuir chevelu des enfants affectés de teigne faveuse ou granulée; dans ce dernier cas les cheveux sont tombés d'abord sur les lieux affectés et sont revenus blancs ensuite. C'est à la fois l'alopécie et la canitie. La même chose arrive parfois avec ou sans chute des cheveux d'abord, sur les parties de la surface du corps qui ont été le siége de blessures, de contusions, d'ulcérations, de brûlures, d'inflammations chroniques. Le pigment peut alors tout à la fois manquer dans la cicatrice et dans les cheveux ou poils, ce qui se rapporte au vitiligo ou à l'albinisme partiel; ou bien il peut manquer dans les cheveux ou poils seulement, la cicatrice offrant la couleur normale de la peau, ce qui est plus rare. Quand les bulbes ont été détruits, il est clair que les cheveux ne sauraient repousser. Tous ces cas ainsi que ceux, bien rares, où l'on voit la canitie partielle ou générale arriver dans la jeunesse, sans pouvoir la rapporter à aucune condition morbide ou générale ou locale appréciable, peuvent être assimilés aux cas d'alopécie que nous avons rapportés à la catégorie de la *fluxion idiopathique.*

La canitie semble ne se montrer que rarement comme phénomène sympathique de l'affection de quelque organe interne. Cependant j'ai vu chez un homme de 32 ans, de violentes céphalalgies n'augmentant pas par la pression du cuir chevelu, sans aucune sensibilité de ce cuir chevelu, paraissant avoir leur siége non dans les os du crâne mais dans les méninges, à la surface du cerveau, s'accompagner d'une canitie presque générale des cheveux seulement, qui gagna assez rapidement les cheveux du sommet à la base. Ces céphalalgies étaient survenues à l'époque de l'année, mois de novembre, où avaient coutume de survenir d'assez violentes douleurs de rhumatisme dans les membres. Elles durèrent, comme les douleurs, jusque fin décembre. La plupart des cheveux redevinrent noirs ensuite, d'autres sont restés blancs depuis lors.

On peut rapporter à ce genre de canitie ce que dit Lorry (1): que les douleurs violentes des dents s'accom

(1) *Tract. de morb. cutan.,* p. 402.

pagnent quelquefois de la canitie du côté des dents affectées.

On peut encore rapporter au même genre le fait suivant : « Un jeune homme de 20 ans était traité à l'hôpital de Milan pour une affection tuberculeuse de la poitrine. Vers les derniers temps de sa vie, ses cheveux, de noirs qu'ils étaient, avaient acquis un degré tellement prononcé de blancheur qu'on allait le voir comme une curiosité. (*Opuscules choisis de Milan.*)

Les annales de la science renferment encore quelques faits semblables, et on trouverait, si l'on faisait bien attention, que la canitie se rattache comme l'alopécie, plus souvent que ne semblent l'annoncer le très-petit nombre de faits recueillis, à la maladie chronique de quelque organe interne , notamment des voies gastriques et du cerveau , ou des membranes cérébrales. Ces faits peuvent être assimilés aux faits d'alopécie que nous avons rapportés à la catégorie de la *fluxion réfléchie.*

3° La canitie partielle ou générale se présente encore parfois, à la suite d'une maladie aiguë ou chronique. Elle se manifeste alors pendant la convalescence de cette maladie, et tient à l'atteinte profonde que cette dernière a portée à la vitalité de la peau ; mais elle semble aussi quelquefois, comme l'alopécie, dans les cas semblables, terminer en quelque sorte la maladie, jouer à son égard le rôle de phénomène critique. Cela se voit à la suite de fièvres graves, de mauvais caractère, à la suite de couches laborieuses, de diarrhées chroniques, etc. Les recueils périodiques, les mémoires ou ouvrages relatifs à l'anatomie, à la physiologie, à la physiologie pathologique des cheveux et des poils, fournissent plusieurs exemples de ce genre qu'il est inutile de citer, et il est peu de médecins, anciens dans la pratique de leur art, qui n'aient pas été témoins de faits semblables. Ces faits, correspondent ainsi quelquefois aux faits d'alopécie qui, s'étant montrés dans les mêmes circonstances, appartiennent à la catégorie de la *fluxion déplacée.*

4° La canitie se manifeste aussi sous l'influence de causes qui brusquement ou plus ou moins lentement portent le trouble dans l'innervation, agissent sur l'ensemble de l'économie, comme les fortes révolutions morales, les violentes passions, la jalousie, la colère, les chagrins domestiques, les travaux excessifs de l'esprit, les pertes de sang considérables, l'abus de la masturbation, les excès vénériens, etc. Ici les faits ne manquent pas non plus. Ainsi, « dans le temps sinistre, dit Alibert, où la terreur, réduite en système politique, plongea la France dans un abîme de calamités, un malheureux jeune homme, qui devait être supplicié le lendemain, vit ses cheveux blanchir entièrement dans l'espace d'une seule nuit. »

« Un homme, âgé de 30 ans, dit Moreau de la Sarthe, (*Mém. de la soc. méd. d'émul.*), vit ses cheveux blanchir en peu de jours, après la mort de sa femme. »

Pechlin parle d'un jeune marin dont les cheveux devinrent blancs en quelques heures, à l'occasion d'un danger affreux qu'il avait couru dans un naufrage. Arata, (*Osservazioni anatomico-fisiologiche sopra i peli*) dit que la même chose arriva à un individu en proie à une grande frayeur, pour avoir été poursuivi par des assassins. On raconte que Henri de Navarre, à la nouvelle de l'émission de l'édit de Nantes, qui était favorable aux ligueurs, conçut un violent chagrin qui lui fit blanchir en peu d'heures une partie de sa moustache. La terreur, les accès de violentes passions produisent ordinairement brusquement ce phénomène, tandis que les chagrins domestiques, les travaux excessifs de l'esprit, les pertes abondantes de sang, les excès vénériens, etc., amènent le même résultat avec plus de lenteur. Nous avons vu précédemment que l'alopécie se manifestait aussi assez souvent sous l'influence des mêmes causes et dans les mêmes circonstances. Or, les faits d'alopécie de ce genre, auxquels semblent correspondre les faits précédents de canitie, appartiennent à la catégorie de la *fluxion excentrique*.

5° Enfin, on a dit que la canitie se rattachait quelquefois à l'existence d'une diathèse, surtout de la diathèse syphilitique. J'avoue que quoique j'ai observé bien des syphilitiques, je n'ai jamais été témoin d'un semblable fait; je serais même disposé à croire, d'après l'effet que produit la diathèse syphilitique sur la matière colorante de la peau, dans la généralité des syphilides, que ce n'est pas la couleur blanche que présenterait le système pileux, si cette diathèse agissait sur les bulbes autrement qu'en les atrophiant, et en faisant détacher les cheveux et les poils, résultat de cette diathèse que nous avons dit ne pas être rare.

La couleur blanche du système pileux paraît tenir à l'absence de matière colorante dans ce système, comme cela a lieu dans l'albinisme soit général soit partiel, où cette matière colorante manque également dans la peau. Cependant il y a là quelque chose de plus, d'inexplicable, se passant peut-être dans la structure si peu connue encore des cheveux et des poils. Ainsi les cheveux des vieillards grisonnent avant de devenir blancs; dans les divers cas de canitie, la décoloration commence quelquefois par le sommet, quelquefois par la base des cheveux; ils sont noirs ou d'une autre couleur dans une partie de leur longueur, pendant qu'ils sont blancs dans l'autre, et ils persévèrent quelquefois longtemps dans cet état. On a vu précédemment un cas, chez une demoiselle de 16 ans, où les cheveux étaient mi-partie blancs et mi-partie châtains. Lagneau, en parlant de la vitalité du système pileux, s'exprime ainsi (*Dict. de Méd.*, 2ᵉ éd., p. 327) : « J'ajouterai une remarque en preuve de cette vitalité, c'est qu'il est notoire que les cheveux qui paraissent après la guérison de la teigne, croissent, quoique blancs, faibles et très-déliés, et qu'ils sont ordinairement remplacés par d'autre tout-à-fait noirs; en les rasant, on retient pendant quelque temps une plus grande quantité de molécules nutritives dans leurs bulbes. D'après ces considérations, il est aisé de voir qu'une chose seule paraît changée dans la composition des poils ainsi blanchis, c'est qu'ils manquent de cette huile animale, tantôt noire, verdâtre, tantôt plus ou moins rouge, qui leur donne la couleur dans leur état ordinaire, et dont Vauquelin avait reconnu l'existence dès 1806. »

Nous ajouterons ici quelques observations de M. Boucheron sur la canitie sénile.

« Par les progrès de l'âge, toutes les sécrétions subissent, comme on sait, un certain degré d'altération ; elles sont, pour ainsi dire, plus aqueuses, plus fluides, moins animalisées. L'état de la graisse, des muscles, des os, de l'encéphale même et des nerfs chez les vieillards, suffit pour en donner la preuve. L'organe cutané surtout ressent vivement cette espèce de décadence ; il se ride , perd son vernis juvénile et s'atrophie par degrés : ses sécrétions doivent par conséquent participer de cet état. Aussi n'y a-t-il rien d'étonnant que l'huile animale que les bulbes tiraient de la substance de cet organe, devienne de moins en moins colorée , et qu'elle finisse par blanchir tout-à-fait avec les tiges capillaires qu'elle pénètre. C'est ainsi que , par suite du même principe , les cornées s'obscurcissent de la circonférence vers le centre , les séreuses deviennent opaques et s'ossifient. Faisons cependant remarquer : 1° que la décoloration sénile des poils choisit de préférence les régions temporales pour débuter ; 2° qu'elle a le plus souvent lieu du sommet vers le tronc pilaire ; 3° que l'épaisseur de la tige ne diminue pas sensiblement par le blanchissement. J'ai même cru remarquer que chez certains sujets les cheveux blancs étaient plus gros que les autres; 4° enfin que les cheveux blancs deviennent de moins en moins longs par la diminution de la force de sécrétion du bulbe. » (Boucheron , *Traité anat. physiol. et path. du système pileux*, pag. 41. Paris 1837.)

Quant au traitement, il consiste uniquement ou presque uniquement à détruire la cause ou la condition morbide interne à laquelle la canitie se rattache. Comme je n'ai jamais tenté de combattre autrement la canitie, excepté dans les suites de teigne , et que je n'ai aucune expérience faite sur les moyens extérieurs applicables à cette altération du système pileux, en mettant de côté l'art de teindre les cheveux dont il ne peut être question ici, je me contenterai de citer les opinions qui m'ont paru là dessus les plus raisonnables.

1° L'arrachement, avec les doigts ou des pinces, des

cheveux ou poils blanchis paraît être une mauvaise pratique ; car cet arrachement ébranle les bulbes voisins,
altère leur vitalité et hâte par conséquent leur dégénérescence. On en juge d'après l'exemple des maqui-
gnons qui, par l'arrachement répété de touffes de poils,
obtiennent des taches blanches généralement recher-
chées par les amateurs sur le front de leurs chevaux.

2° Relativement à la section des cheveux et aux frictions sur le cuir chevelu avec des corps gras appropriés,
M. Boucheron (*ouv. cit.*, pag. 102) s'exprime ainsi : « En
coupant souvent le même cheveu et en frictionnant
fréquemment avec le bout du doigt l'endroit du derme
qui leur donne naissance, au moyen de quelque corps
gras approprié, comme l'axonge simple lavé dans de
l'eau de rose, par exemple, on réussit souvent à arrêter
les progrès du grisonnement, et même quelquefois à
tonifier tellement le cuir chevelu, que la sécrétion bul-
bienne reprend sa couleur primordiale. Rien n'est plus
ordinaire que d'observer ce phénomène sur des chevaux qui ont des touffes blanches accidentelles sur le
dos et qu'on traite de cette manière. »

3° Enfin, relativement à la pratique de raser souvent la
partie, siége de la canitie, elle conduirait plutôt à un résultat opposé à celui que l'on se proposerait d'obtenir
de cette manière. On observe en effet que le plus souvent, parmi les poils de la barbe, ce sont ceux qu'on
rase habituellement qui grisonnent les premiers; l'action
du rasoir paraîtrait généralement plutôt nuisible qu'utile
sous ce rapport.

De tout cela je conclus que, relativement aux moyens
externes, dans le traitement de la canitie, l'on peut
avoir quelquefois recours à la section des cheveux blan-

chis et à des frictions avec diverses pommades excitantes, comme le propose M. Boucheron, d'autres fois, surtout après les teignes, à la pratique de raser souvent la partie où ont poussé les cheveux blancs ; mais que généralement il faut peu compter sur l'efficacité de ces moyens.

Chapitre Douzième.

CLASSIFICATION DERMATOGRAPHIQUE
DES MALADIES DE LA PEAU.

ÉRUPTIONS CUTANÉES PAR FLUXION DIATHÉSIQUE.

DIATHÈSE SYPHILITIQUE.

Des diverses formes que la syphilis peut revêtir à la peau, ulcère, éruption proprement dite, excroissances ou végétations, altération des dépendances de la peau, etc., je ne dois, dans un traité de la nature de celui-ci, considérer principalement que les éruptions syphilitiques proprement dites, ce qu'on appelle particulièrement *syphilides*, en laissant de côté la forme ulcérative, et en exposant brièvement tout ce qui est relatif aux excroissances ou végétations, ainsi qu'aux altérations des dépendances de la peau, ongles, épidermes, cheveux et poils. D'un autre côté, mes idées, relativement à ce qui regarde cette partie de mon sujet, n'ayant pas changé depuis la publication récente de mon ouvrage sur les maladies vénériennes, je serai obligé de répéter en partie ici à peu près textuellement ce que renferme déjà cet ouvrage sur le même sujet; car il serait au moins inutile d'employer d'autres mots et une autre forme de style pour dire absolument la même chose. Du reste, dans le tableau concis que j'ai déjà tracé sur les syphilides, j'ai usé surtout de ma propre expérience, sans négliger les travaux remarquables en assez grand nombre qui ont été publiés sur cette matière dans ces derniers temps. Tout récemment, M. Legendre, dans une très-bonne thèse (1), a présenté les résultats de faits assez nom-

(1) *Nouvelles recherches sur les syphilides* (dissertation inaugurale, Paris, décembre 1841).

Je partage entièrement l'avis de M. Legendre, lorsqu'il dit, en parlant de l'opinion émise par MM. Ratier et Cullerier dans l'article *syphilides* du *Dictionnaire de médecine et de chirurgie pratiques* : « C'est pour avoir cherché à simplifier l'étude des syphilides que les auteurs de l'article du *Dictionnaire de médecine et de chirurgie pratique,* MM. Ratier et Cullerier, sont tombés dans des rapprochements forcés et en opposition évidente avec l'observation rigoureuse des faits. Après avoir entrevu une grande vérité, celle de l'existence de la syphilide tuberculeuse plate avec les caractères différents, suivant les points du corps où elle se développe, ils ont voulu remplacer la plupart des espèces admises de syphilides, par des modifications d'une seule lésion anatomique, la papule (tuber-

breux dont il a été témoin, en s'appuyant en partie avec raison sur le remarquable mémoire de M. Martins, relativement aux *causes des syphilides*. On dit que M. Cazenave doit publier incessamment un travail très-étendu sur les syphilides, et j'avoue que je regrette de ne pouvoir profiter ici des nouvelles idées d'un praticien aussi distingué. Du reste, je le répète, le chapitre des syphilides doit occuper bien moins de place dans un traité des maladies de la peau que dans un traité de la syphilis ; y attacher la même importance et y donner la même étendue dans l'un et l'autre traité, ce serait véritablement faire un double emploi. Il s'agit ici principalement de peindre les traits les plus caractéristiques de la physionomie des syphilides, de manière à leur assigner leur place comme éruptions cutanées, et à empêcher de les confondre avec les autres espèces d'éruptions. Ce ne serait pas non plus ici le lieu d'entrer de nouveau dans des considérations relativement à l'absorption

cule plat), et appliquer aux syphilides en général ce qui n'est vrai que pour une seule de ses variétes, la syphilide tuberculeuse plate. »

Je ne suis pas porté à partager de la même manière son avis, lorsqu'il semble approuver l'opinion de M. Lagneau, qui regarde les variétés connues sous le nom de *syphilides papuleuses et tuberculeuses, comme formées par l'infiltration du sang dans des espaces plus ou moins circonscrits de la peau.*

du virus syphilitique, à ce qu'on doit entendre par *syphilis constitutionnelle*, à l'époque de l'apparition des syphilides, aux circonstances qui semblent favoriser leur développement en général, ou le développement de telle forme plutôt que de telle autre, aux rapports existants entre l'apparition des syphilides ou de telle forme de syphilides et les symptômes primitifs, chancres, blennorrhagie, etc., etc. Je renvoie pour cela à ce que j'ai déjà dit dans le premier volume, en parlant de la catégorie de la *fluxion par diathèse*, ainsi qu'à mon traité ou aux autres traités des maladies syphilitiques, aux monographies sur les syphilides, etc. Je me bornerai donc à faire la description et à indiquer le traitement des formes éruptives dues à la diathèse dont il est question, en répétant en partie, comme je l'ai annoncé, ce que renferme déjà mon *Traité des maladies vénériennes* sur ce sujet.

Il est quelques caractères généraux, communs à la plupart des syphilides, qui peuvent permettre, une éruption cutanée étant donnée, d'arriver, relativement à l'existence actuelle dans l'organisation de la diathèse syphilitique à laquelle cette éruption serait due, d'arriver, dis-je, à la certitude, ou du moins à de très-grandes probabilités. Le plus

important et le plus sûr de ces caractères,
c'est : 1° la couleur ; cette couleur spéciale,
véritablement *sui generis*, qui a fixé constamment l'attention des médecins, qui a été signalée dans tous les ouvrages sur la syphilis, que
chacun a cherché à peindre à sa manière, a
été comparée enfin avec plus de justesse que
jamais à la couleur du cuivre rouge ; mais il
faut dire que, selon la région affectée, la constitution, le tempérament sanguin ou lymphatique, la couleur naturelle de la peau, l'âge,
et autres conditions présentées par les malades, cette couleur *cuivre rouge*, en conservant
d'ailleurs toujours quelque chose de spécial
au fond, et qui ne saurait tromper un œil un
peu exercé, peut revêtir une teinte violacée,
brunâtre, jaunâtre, rouge vif. Je renvoie à ce
que j'ai dit dans mon *Traité des maladies
vénériennes* (article *syphilides*), relativement
à la partie de l'organisation de la peau, qui
me paraît jouer le principal rôle dans ce
phénomène d'altération de la couleur ; je ferai
remarquer de plus, que cette couleur spéciale
n'est pas un caractère tellement constant,
qu'il se trouve indistinctement dans toutes
les éruptions cutanées syphilitiques. Il est
notamment des éruptions vésiculeuses qui
manquent de ce caractère, et que des faits

cependant pour moi bien positifs, m'ont montrées se rapportant réellement à la diathèse syphilitique, comme on le verra tout-à-l'heure.

2° La forme généralement *circulaire* des syphilides est une circonstance à laquelle on a trop attaché, à laquelle il ne faut pas trop attacher de valeur; car cette forme est propre à beaucoup d'autres éruptions cutanées. Elle ne tire le plus souvent sa valeur que de sa coïncidence avec l'existence du caractère distinctif précédent, l'altération de la couleur.

3° L'*absence du prurit* signalée par quelques-uns est une circonstance qui a encore bien moins de valeur comme signe diagnostique que la précédente; car s'il est vrai que beaucoup d'éruptions syphilitiques existent sans prurit, il est tout aussi vrai, comme je l'ai vu un grand nombre de fois, que beaucoup d'autres éruptions syphilitiques s'accompagnent d'un prurit plus ou moins marqué. Dans tous les cas, le *prurit* est une modification vitale pouvant se rattacher à tant de circonstances diverses de l'organisation, qu'on ne saurait arriver, par la seule circonstance de sa présence ou de son absence, qu'à une très-faible probabilité.

4° Quant aux caractères présentés par les

croûtes, les squammes, les ulcérations, les cicatrices, ce sont des caractères particuliers appartenant seulement à quelques genres d'éruptions syphilitiques dont il va être question. Nous remarquerons seulement, relativement aux cicatrices, que, sans avoir précisément dans tous les cas quelque chose de spécial qui les fasse à coup sûr reconnaître comme suite d'affections syphilitiques, elles offrent cependant en général, surtout quand elles sont anciennes, un aspect qui les fait différer des cicatrices appartenant aux autres genres des éruptions cutanées. Ainsi elles sont généralement arrondies, déprimées, d'un blanc mat, ordinairement lisses, polies, unies, quelquefois plus ou moins ridées, sans rien de remarquable relativement à une modification de la couleur vers leur circonférence. On les a comparées avec quelque raison aux cicatrices de la vaccine.

Les syphilides peuvent se présenter sous plusieurs formes :

1° Forme *maculeuse érythémateuse* ou *non érythémateuse*. Ce sont des plaques irrégulièrement circulaires, ayant depuis une à deux lignes jusqu'à un à deux pouces et même plus de diamètre, affectant quelquefois une grande partie de la surface du corps, mais paraissant principalement sur le col, le cuir chevelu, le visage,

aux commissures des ailes du nez, des lèvres, sur le
front. Souvent le rouge de la congestion inflammatoire,
qui disparaît momentanément sous la pression du doigt,
masque, dès le début, la nuance cuivrée. Celle-ci ne
paraît que plus tard, et la pression du doigt ne la fait
plus que difficilement disparaître. Quelquefois ces plaques couvrent une grande partie de la surface du corps;
se disposent, s'arrangent comme les plaques de la rougeole ou de la roséole ordinaire, et constituent alors ce
qu'on a appelé *roséole syphilitique.*

D'autres fois l'éruption apparaît dès le début sous
forme de taches circulaires ou irrégulières, sans cuisson,
sans démangeaisons, sans aucun symptôme inflammatoire, et, dans quelques cas, très-légèrement furfuracées. Il faut distinguer ce genre de taches, formant le
début même de la syphilide en question, des taches
d'un jaune bien plus foncé ou jaune-brun succédant
aux autres genres de syphilides, et formant sur la
peau, avec plus ou moins de dépression, des marques
longtemps persistantes ou indélébiles. L'espace occupé
par les premières taches est généralement plus borné
que dans le cas de roséole syphilitique. Ainsi on les voit
seulement ou aux membres inférieurs ou aux membres
supérieurs, ou sur le front, le cuir chevelu, etc. Ces
deux espèces d'éruption syphilitique, surtout la première, *roséole syphilitique,* apparaissent le plus souvent
pendant l'existence même des symptômes primitifs ou
peu de temps après. Il ne faut pas confondre, et l'inat-
tention seule pourrait le faire, la roséole syphilitique
avec l'espèce de roséole que détermine quelquefois le
baume de copahu administré pendant l'existence de la
blennorrhagie. Ces éruptions syphilitiques peuvent dis-

paraître spontanément; d'autres fois elles ne cèdent qu'à un traitement convenablement adapté.

2° Forme *vésiculeuse*. Elle est rare, comme l'ont déjà remarqué tous les auteurs; mais il est probable que c'est parce que l'on a voulu toujours trouver l'auréole cuivrée, qu'elle a paru si rare. J'ai vu très-évidemment cette syphilide revêtir la forme eczémateuse, mêlée çà et là avec de petites vésicules coniques, à fluide transparent, sans aucun changement de couleur à la peau, comme dans le fait suivant :

« Un individu affecté autrefois de chancres aux parties génitales, avait été traité par moi à l'hospice de l'Antiquaille au moyen du traitement simple. Sorti guéri, au bout de peu de temps, il se livra aussitôt de nouveau à ses travaux, à la boisson, à l'influence du froid, sans prendre aucune des précautions que je lui avais recommandées. Deux mois après, il vint à la consultation gratuite de l'hospice de l'Antiquaille. Il était affecté de douleurs ostéocopes et présentait des ulcérations à aspect syphilitique dans la gorge. Je lui prescrivis un traitement mercuriel; mais le malade, croyant avoir pris un refroidissement, se fit d'abord transpirer. Deux jours après, il se trouva couvert d'une éruption cutanée, et les douleurs ainsi que les ulcères à la gorge disparurent. Il vint me consulter de nouveau dans mon cabinet. Je reconnus une syphilide papuleuse parfaitement caractérisée ; je lui prescrivis de nouveau un traitement mercuriel ; mais, entraîné par un de ses camarades, il s'abandonna à un pharmacien qui lui fit prendre trois à quatre bouteilles de sirop concentré de salsepareille. Le temps étant devenu assez chaud, il prit alors, selon son habitude, des bains froids du

Rhône. L'éruption disparut, et, pendant les fortes chaleurs de l'été, le malade ne se plaignit pas de grand'
chose. Au mois de septembre il vit tout-à-coup reparaître une autre éruption sur presque tout le corps,
excepté le visage. Il revint alors chez moi, se plaignant
aussi de l'anus et de la gorge : je le trouvai affecté de
trois à quatre tubercules plats, larges et peu élevés à
l'anus, d'ulcérations semblables à celles qu'il avait déjà
offertes dans la gorge, et d'une éruption abondante,
surtout sur les membres supérieurs et inférieurs, formée
par de petites vésicules enflammées, disposées par plaques rapprochées, à fond légèrement rouge, sans
aucune espèce de teinte brunâtre, violacée, livide,
cuivrée. Çà et là se trouvaient des vésicules un peu plus
grosses, transparentes, sans aucune inflammation à
leur base, ressemblant assez aux vésicules de certaines varicelles. Pour cette fois il voulut bien se soumettre
à un traitement mercuriel, qui consista en sirop de
Cuisinier de troisième cuite et en tisane de salsepareille.
Mais, comme le malade continuait à se livrer à ses travaux de commissionnaire, il reçut un jour, pendant assez
longtemps, une pluie froide et humide qui dans moins
de deux jours fit disparaître l'éruption. Il survint de
nouvelles douleurs ostéocopes et une douleur fixe, extrêmement aiguë sur le tibia droit, qui fut bientôt
suivie d'un gonflement inflammatoire et devint une pé-
riostose. Alors le malade étant rentré, par mes conseils,
à l'hospice de l'Antiquaille, il y subit le même traitement mercuriel qui, avec des vésicatoires sur la tumeur
du tibia, et quelques bains de vapeur, amena la guérison
deux mois après. »

Il est évident que cette éruption était syphilitique, que c'était une véritable syphilide vésiculeuse.

J'ai vu aussi la syphilide vésiculeuse, comme quelques auteurs disent l'avoir observée, sous une forme ressemblant à la varicelle, avec une auréole brunâtre ou cuivrée, mais très-peu marquée et manquant tout-à-fait dans beaucoup de points. Cette éruption existait principalement sur les membres, le visage, la partie antérieure du tronc. Le liquide séreux se résorbait dans quelques vésicules, formait de petites croûtes sèches dans d'autres, et il restait généralement, à la place des vésicules, des taches brunâtres qui ne persistaient pas longtemps.

3° Forme *puro-vésiculeuse* ou *pustuleuse*. Il n'est pas question ici des pustules primitives, de celles par lesquelles débutent quelquefois les chancres primitifs, soit à la suite du simple contact, soit à la suite de l'inoculation artificielle du virus. Les pustules consécutives, la syphilide pustuleuse constitutionnelle, se présentent sous quatre aspects différents, dont deux appartiennent aux pustules psydraciées (petites pustules), et deux aux pustules phlysaciées (grosses pustules).

Premièrement : ce sont de petites puro-vésicules entées sur de petits tubercules, ou plutôt sur des papules, qui présentent une couleur brun violacé ou rouge cuivré. Il résulte de là une variété de la syphilide pustuleuse, plus ou moins analogue à l'acné simple. Ces tubercules ou papulo-pustules présentent, après l'ulcération qui suit la rupture de la pustule une croûte brunâtre. Elles siégent sur le dos, sur les épaules, sur le visage, principalement sur le front. Elles affectent moins souvent et en moins grand nombre les autres parties. Il s'en forme ordinairement de nouvelles dans un point, quand les anciennes guérissent dans un autre. Elles ne cèdent guère qu'à un traitement approprié et laissent après elles pendant quelque temps de petites cicatrices déprimées brunâtres.

Secondement : ce sont de petites puro-vésicules répandues en grande quantité sur la surface du corps, mais ordinairement groupées de différentes manières, formant quelquefois des segments de cercle, se rapportant à ce qu'Alibert appelait *syphilide pustuleuse ortiée*, environnées d'une auréole cuivrée, s'excavant à la rupture de la pustule, pour présenter une ulcération grisâtre, à fond un peu induré, dont la cicatrice d'abord brunâtre, puis blanche, légèrement déprimée, laisse longtemps une petite trace visible. Cette variété occupe surtout le visage, les ailes du nez, les commissures des lèvres, le menton, le front, le cuir chevelu.

Troisièmement : ce sont de larges puro-vésicules (*pustules phlysaciées*) environnées d'un cercle brunâtre, ordinairement isolées, répandues çà et là sur la peau, pas en très-grand nombre. Ces pustules sont quelquefois aplaties, suivies d'une altération peu profonde, se recouvrant d'une croûte peu épaisse noirâtre, comme on le voit chez les enfants qui sont nés avec une syphilis constitutionnelle, et chez lesquels elles se remarquent principalement sur les fesses, à la partie interne et supérieure des cuisses, sur les organes génitaux, etc.

D'autres fois ce sont des puro-vésicules, plus ou moins larges également, précédées de taches foncées, environnées d'une auréole rembrunie, qui se développent sur un fond légèrement induré. Le liquide de la pustule coagulé forme une croûte brunâtre, noirâtre, qui est bientôt suivie d'une autre couche coagulée, formant une autre croûte au-dessous de la première, et ainsi de suite, de manière à présenter une croûte totale épaisse et souvent conique, à la chute de laquelle on trouve un ulcère creux, ne dépassant guère cependant l'épaisseur de la peau, à fond grisâtre, à bords indurés, taillés à pic, quelquefois décollés : c'est la syphilide puro-vésiculeuse éparse à grosses vésicules (*ecthyma syphilitique*). Parfois au dessous de la croûte, une cicatrice partielle ou même générale se forme, et paraît formée quand la croûte tombe. D'autres fois au contraire, le fond se creuse, s'étend de plus en plus, ou bien il s'élève, prend une forme granulée ou végète. Cette affection, assez commune, qui laisse dans beaucoup de cas après elle une cicatrice d'abord violacée, puis blanche, long-temps ou toujours visible, est ordinairement tenace et ne cède qu'a une bonne médication.

On voit aussi des puro-vésicules appartenant à la syphilide puro-vésiculeuse éparse à grosses vésicules, à l'ecthyma syphilitique, se rapprocher, se grouper, au lieu de rester comme à l'ordinaire séparées, iso-lées; former des segments de cercle, et, semblables aux tubercules que nous avons appelés serpigineux, déterminer des ulcères de mauvais aspect, couverts ou non de croûtes noirâtres, formant des sinuosités, se cicatrisant dans un point pendant qu'ils s'agrandissent dans l'autre, et laissant aussi des traces ineffaçables sur le visage, le tronc.

4° Forme *papuleuse*. La syphilide papuleuse commence par des taches d'un petit diamètre, d'un rouge cuivré, plus ou moins vif, sur lesquelles s'élèvent bientôt des papules soit petites, coniques, et alors groupées comme celles du lichen, soit plus larges, plus sphériques, et alors plus disséminées. Ces papules sont d'une couleur gris foncé ou brunes, ou brun violacé, ne se confondant pas avec la tache cuivrée, ou d'un rouge assez vif au début, sur laquelle elles paraissent assises. Ces papules se terminent assez souvent par résolution; mais il n'est pas rare de les voir présenter une petite ulcération à leur sommet; il est plus fréquent d'y re-marquer un léger soulèvement de l'épiderme par de la sérosité purulente, qui fait place à une croûte sèche, tom-bant et se renouvelant comme une écaille. On y observe aussi, parfois, de véritables écailles, des squammes, de manière que la papule en s'élargissant et s'affaissant, semble servir de transition de la tache rouge cuivré à l'éruption squammeuse. D'autres fois, enfin, les papules s'agrandissent, s'arrondissent, et deviennent ce qu'on a appelé des *tubercules*. Mais en général, les papules conservant leur forme conique ou légèrement aplatie, après avoir duré un temps qu'il est difficile de limiter, quelquefois très-court, quelquefois très-long, ce qui dépend surtout des moyens thérapeutiques qu'on leur oppose, se terminent par une légère desquammation, ou, sans cela, se rident, se flétrissent, s'affaissent et laissent à leur place une tache brun violacé, avec ou sans dépression de la peau, qui finit par disparaître complètement. Cette éruption se développe assez sou-vent pendant l'existence des symptômes primitifs. Elle paraît généralement d'autant plus grave, d'autant plus rebelle qu'elle se développe plus longtemps après la dis-parition de ces symptômes, surtout si le malade a déjà subi un ou plusieurs traitements mercuriels. Elle est bornée seulement à quelques parties du corps comme les membres supérieurs, le dos, les épaules, le front, le cuir chevelu, ou elle couvre indistinctement toutes les parties. Quand les papules sont petites, en nombre considérable, groupées ou également disséminées sur les membres supérieurs surtout, on lui a donné le nom impropre de *scabies venerea* ou gale vénérienne; ce qu'il y a de certain c'est que cette éruption est tellement mêlée quelquefois à de petites vésicules, de petites pustules, des papules mêmes de purigo, qu'il faut un examen attentif pour la reconnaître.

5° Forme *tuberculeuse*. Les tubercules sont formés par le développement morbide, par une sorte d'hypertrophie des mêmes éléments de la peau qui constituent les papules. Ce ne sont, dans le fond, que des papules qui deviennent seulement plus volumineuses, s'aplatissent ensuite ou s'arrondissent, tendent à devenir sémi-sphériques, quelquefois même pédiculées, ont la même tendance à s'ulcérer ou à se couvrir de croûtes, de squammes. On doit distinguer :

Premièrement, une des formes les plus caractéristiques, c'est le *tubercule plat* (pustule humide, etc.), qui peut être un symptôme primitif comme un symptôme consécutif. Ce tubercule plat est constitué par une partie de l'épaisseur du derme, qui s'élève d'une à deux lignes au dessus du niveau du reste de la peau, s'aplatit, prend une forme circulaire ou ovalaire, et quelquefois un peu irrégulière; offre le volume d'une petite lentille jusqu'au volume d'une pièce de dix sous; se réunit souvent sur les bords, se confond même avec d'autres saillies semblables voisines, pour donner lieu à des plaques plus ou moins étendues; offre ses bords, son pourtour bien distincts, taillés à pic, perpendiculaires ou légèrement obliques à la surface de la peau;

sécrète à sa surface, qui ne ressemble précisément ni à celle d'une muqueuse ni à une surface ulcérée, une matière séreuse , séropurulente quelquefois , d'une odeur caractéristique, *sui generis* ; présente assez souvent une couleur rouge obscur ou cuivreux, et affecte pour son siége la muqueuse des parties génitales externes, chez les deux sexes, la muqueuse de l'anus, de la bouche, la peau du scrotum, de la verge, de la partie supérieure et interne des cuisses, du périnée, de l'anus, du nombril, du mamelon, du derrière des oreilles, etc.

Les tubercules plats ne sauraient être confondus avec les chancres élevés, ni, quand ils sont à l'anus, avec les hémorrhoïdes qui sont violacées, plus ou moins sphériques, lâches ou élastiques, ramassées par groupes; ni avec d'autres végétations syphilitiques , ni avec aucune autre affection. Ils ne sont pas généralement enflammés, quoique quelquefois très-douloureux. Par la malpropreté cependant, circonstance déjà très-favorable à leur développement, ils s'agrandissent, s'excorient, s'enflamment, se gercent, et présentent alors surtout l'odeur caractéristique en question. Il y en a quelquefois comme des masses au périnée, au scrotum , à l'anus. Ils occasionnent rarement des phénomènes de réaction générale , et ne laissent guère après eux de cicatrices visibles.

Secondement, ce ne sont que des papules un peu plus volumineuses qu'à l'ordinaire, sémi-sphériques , d'un rouge violacé ou d'un rouge cuivré , parfois avec peu d'altération dans la couleur, qui se présentent par petits groupes, aux ailes du nez, aux commissures des lèvres, sur le front, etc. Elles tendent à s'ulcérer, à se fendre à leur sommet, à se couvrir de petites croûtes, ou ne présentent que de petites squammes. C'est ce qu'on a appelé *tubercules granulés*.

Troisièmement, ce sont de petits tubercules comme dans le cas précédent, mais qui présentent constamment à leur sommet, avec ou sans soulèvement préalable de l'épiderme par une sérosité purulente, de petites croûtes très-adhérentes. Ils sont rangés en petits cercles ou en portion de cercles principalement sur le front, le cuir chevelu, etc. C'est ce que l'on a appelé *tubercules herpétiformes*.

Quatrièmement, j'ai observé plusieurs fois une forme de tubercules que l'on pourrait appeler *tubercules squammeux*, que leur aspect cuivré, la considération des circonstances antécédentes et concomitantes, quelquefois même la coïncidence d'autres symptômes syphilitiques constitutionnels, forçaient de rapporter à une syphilide : ce sont des tubercules ovalaires, quelquefois un peu aplatis, de la grosseur d'un pois à celle d'une noisette, se couvrant de squammes grisâtres, épaisses, se terminant par résolution, après la chute successive de plusieurs couches d'écailles.

Cinquièmement, dans une autre variété de la syphilide tuberculeuse, les tubercules ont un volume plus considérable, égal ou même supérieur à celui d'une noisette, avec une forme arrondie, avec la même couleur rouge sombre livide ou rouge cuivré, caractéristique. Ils sont isolés ou groupés en petit nombre, surtout vers les parties supérieures du corps, le col et le visage, quelquefois à l'ouverture des muqueuses. Ces tubercules sont fort rebelles, restent longtemps stationnaires, et ne se résolvent guère que par l'emploi des moyens de l'art. Ils laissent après eux une dépression qui persévère longtemps d'une couleur plus foncée que le reste de la peau, sans qu'il y ait de cicatrice proprement dite. C'est ce qn'on a appelé *tubercules mérisés.*

Sixièmement, des tubercules aussi gros ou plus gros que des pois, rangés en demi-cercle, en segments de cercle, et figurant comme des chiffres sur la peau, s'ulcèrent, se couvrent de croûtes noirâtres, qui, à leur chute, laissent voir des ulcères ayant fait des progrès, ayant creusé en quelque sorte les tubercules et pris un mauvais aspect. Pendant que ces tubercules et ces ulcères guérissent d'un côté ; il s'en forme de l'autre, de manière qu'ils semblent aller en serpentant. De là le nom de *tubercules serpigineux.*

Cette variété de la syphilide tuberculeuse annonce une affection syphilitique invétérée, un mauvais état de la constitution; elle laisse des cicatrices enfoncées, adhérentes, difformes, qui sillonnent désagréablement surtout la partie antérieure du tronc, le visage.

Septièmement, la syphilide tuberculeuse se présente quelquefois, quoique rarement, sous forme d'une petite tumeur cutanée indurée, isolée, n'ayant rien de bien caractéristique dans sa couleur, à marche essentiellement chronique, n'étant le siége d'aucune démangeaison ou cuisson, s'ulcérant à la longue, offrant l'aspect du *lupus* ou dartre rongeante, lorsqu'elle siége sur le visage, sur l'aile du nez, sur la lèvre; devenant alors plus ou moins douloureuse, mais facile à distinguer du cancer, tendant moins à envahir les tissus sous-jacents que les autres espèces de dartre rongeante. C'est la *dartre rongeante syphilitique* d'Alibert. On pourrait appeler ce tubercule, *tubercule rongeant.*

6° Forme *squammeuse.* Tantôt ce sont de petites plaques circulaires d'un rouge cuivré, de la grandeur d'une lentille (syphilide lenticulaire de quelques-uns), apparaissant çà et là sur la surface de la peau, s'élevant un peu au dessus du niveau de cette dernière, se couvrant ensuite de petites écailles comme crustacées, d'un aspect généralement moins châtoyant que dans les éruptions squammeuses ordinaires. C'est une éruption semblable, à la couleur de la tache et à l'aspect des squammes près, à ce que les auteurs ont appelé *psoriasis guttata*. Elle affecte presque toujours le cuir chevelu en même temps que d'autres parties de la peau. C'est une des formes les plus fréquentes et les plus caractéristiques des éruptions cutanées dues à la syphilis.

A la chute des petites squammes ordinairement d'un blanc terne ou grisâtre, la légère élévation de la peau, en forme de plaque, qui la portait, paraît d'un rouge foncé, et ce n'est pas toujours, à beaucoup près, que j'ai pu distinguer autour de ces plaques, pas plus qu'autour des autres formes de syphilides squammeuses, ce liseré blanc, adhérent, dont, d'après M. Biett, on a trop voulu faire un signe caractéristique de l'affection cutanée syphilitique.

D'autres fois les plaques jaunâtres, rouge éteint, rouge cuivré, qui se couvrent de squammes, sont beaucoup plus grandes, circulaires ou irrégulièrement circulaires, ou tout-à-fait irrégulières, composées souvent de petites plaques comme les précédentes, qui se touchent, empiètent les unes sur les autres, recouvrant ainsi d'assez larges surfaces sur le tronc, sur les membres, sur le scrotum, à la partie supérieure et interne des cuisses, près de l'anus, derrière les oreilles, sur le cuir chevelu, où elles forment quelquefois comme une calotte. Je les ai vues cà et là, et surtout dans le centre des plaques circulaires, présenter parfois une légère ulcération et puis une croûte noirâtre, même avec quelques fissures peu profondes, parcourant la plaque squammeuse dans divers sens. Si ces plaques occupent des régions de la peau naturellement et habituellement humides, comme le pli génito-crural, les environs des ouvertures des muqueuses, etc., lorsque les premières écailles sont tombées, il reste une surface rouge jaunâtre laissant suinter une sérosité claire, offrant même des ulcérations superficielles, et ne se recouvrant que difficilement de nouvelles écailles. Cette forme correspond au *psoriasis diffusa* des auteurs de pathologie cutanée.

Une autre forme de syphilide squammeuse très-remarquable est celle que l'on observe assez souvent à la plante des pieds et surtout dans la paume des mains. Quelquefois ce sont de très-petites plaques circulaires, comme cornées, reposant sur un fond à peine coloré en rouge sombre, ou même sans aucune couleur remarquable. Les squammes sont saillantes, dures, gris sale ou noirâtres, ressemblant en quelque sorte à des croûtes; c'est sans doute à la nature de l'épiderme de ces parties que ces squammes doivent leur aspect particulier. D'autres fois ce sont des cercles concentriques d'écailles moins épaisses, également grisâtres qui se forment et se détachent successivement du centre à la circonférence, de manière à laisser une aire centrale nette, sèche, sans couleur remarquable ou d'une couleur rouge sombre ou brun violacé.

Enfin une forme non moins remarquable, mais plus rare que les précédentes, c'est cette variété de la lèpre squammeuse qu'on a appelée *lepra nigricans* (syphilide squammeuse annulaire, livide ou noirâtre); je ne l'ai vue que deux fois dans ma pratique. Elle consiste dans des plaques circulaires de grandeur variable, de couleur terne ou noirâtre, déprimées à leur centre, qui bientôt, lorsque la petite écaille centrale s'est détachée, offre la couleur de la peau presque naturelle, tandis que les écailles concentriques environnantes sont noirâtres et forment comme une espèce de bourrelet autour du centre. A la chute de ces écailles qui peuvent d'ailleurs tomber et se renouveler plusieurs fois, il reste quelquefois une surface légèrement gonflée de même couleur que les écailles, et qui conserve long-temps cette couleur.

Il y a aussi une sorte d'éruption analogue à la précédente, que j'ai observée quelquefois et qui semble tenir le milieu entre la syphilide squammeuse et la syphilide pustuleuse crustacée. Dans cette variété, au lieu de squammes ce sont d'abord de petites élévations comme papuleuses, brunes ou violacées, plus ou moins aplaties, qui circonscrivent le centre déprimé de la plaque, et qui, avec ou sans ulcération préalable, présentent à leur sommet une croûte noirâtre.Ces croûtes sèches se réunissent et forment comme une anneau inégalement gonflé autour du centre.

Parfois ce genre d'éruption forme, au lieu de cercles entiers, des portions de cercles plus ou moins irrégulièrement enlacées ou liées les unes aux autres. Toutes ces variétés de la syphilide squammeuse ont la marche essentiellement chronique, excepté la syphilide lenticulaire qui semble suivre quelquefois une marche aiguë. Cette dernière variété de syphilide laisse après elle pendant assez longtemps, de petites cicatrices déprimées, brunâtres, semblables à celles de la petite vérole. Dans les autres variétés ce sont des macules, avec peu de dépression ou sans dépression, qui persistent pendant un temps plus ou moins long, et il n'y a pas de véritable cicatrice, à moins qu'il ne se soit formé à leur surface ces exulcérations dont nous avons parlé.

Les dépendances de la peau, épiderme, ongles, cheveux, poils, peuvent être aussi plus ou moins altérés par la maladie syphilitique.

D'abord, pour l'épiderme, l'on a déjà vu toutes les altérations qu'il présente dans les diverses formes que nous venons de considérer. Mais, dans certains cas, on dirait qu'il est la seule partie de la peau qui ne se trouve pas dans l'état normal, bien que la véritable cause de cette altération ne puisse être qu'une maladie de la couche papillaire, productrice de l'épiderme, maladie cependant qui n'est pas alors appréciable. C'est ainsi que, sans compter une des variétés de la syphilide squammeuse où nous avons déjà remarqué que les choses se passaient à peu près ainsi, l'on voit quelquefois l'épiderme, surtout dans la paume des mains, s'épaissir légèrement, devenir plus blanchâtre, grisâtre, se détacher par petites plaques circulaires, et laisser le corps papillaire comme à nu, recouvert cependant d'une nouvelle pellicule épidermique extrêmement mince. Ces plaques, en se confondant les unes avec les autres, peuvent donner lieu à la chute de l'épiderme sur un grand espace, le long des doigts, vers la matrice des ongles qui se détachent aussi quelquefois en même temps, après avoir subi quelques changements dans leur contexture, leur couleur. Quelques-uns ont donné le nom de *pelade* à cette chute de l'épiderme qui s'effectue dans la paume des mains, à la plante des pieds et même ailleurs. Au reste, tout cela peut se passer avec rapidité et durer longtemps, de manière que quand l'épiderme renaît sur un point il se détache sur un autre.

Les ongles peuvent aussi être, à la suite de la syphilis, véritablement altérés dans leur couleur, leur épaisseur, leur contexture ; cela a rarement lieu, sans que l'altération de leur matrice qui en est cause ne soit appréciable à l'œil. Mais la chute de l'ongle, l'*onglade* syphilitique qui mérite le plus d'attention, c'est celle qui provient d'une affection pustulo-ulcéreuse ou tuberculo-ulcéreuse de la matrice de cet appendice cutané. La surface ulcérée existe à la base de l'ongle, sur les côtés, souvent au dessous de l'ongle. Le pus assez abondant est quelquefois fétide, l'ongle est ou ramolli ou desséché, raccorni, rougeâtre d'abord vers la base, puis grisâtre, noirâtre.

Il tombe par lambeaux ou d'une pièce. L'ongle nouveau ne vient que plus ou moins de temps après la chute de l'ongle altéré, ou bien il ne paraît qu'à mesure que l'autre se détache; ou bien même, au lieu d'un ongle normal, c'est une sorte de production cornée qui naît entre la pulpe cutanée et l'ongle altéré non encore détaché, et qui ne se régularise que plus tard, ou bien enfin c'est par poussées irrégulières que se développe l'ongle nouveau. Tous ces phénomènes s'accompagnent ordinairement, dans le début surtout, de plus ou moins d'inflammation, de douleur.

La chute des cheveux, des poils, l'*alopécie*, a été toujours mise par les bons observateurs au nombre des effets produits par l'influence du virus syphilitique. Le traitement mercuriel que les *hydrargyrophobes* ont voulu accuser de la production de cet accident, en est certainement innocent. L'expérience la plus positive a parlé là dessus. Ce qui m'étonne seulement, c'est que des hommes aussi expérimentés que Lagneau, par exemple, disent cet accident extrêmement rare. Je le crois ainsi, s'il s'agissait d'une alopécie générale; mais je puis certifier, avec bien d'autres praticiens, que l'alopécie partielle, la chute partielle des cheveux surtout, est un accident au contraire assez commun. Il a lieu non seulement, ce qui est le plus fréquent, dans les affections syphilitiques anciennes invétérées, mais encore après des affections toutes récentes, chancre ou blennorrhagie. Bien qu'on remarque le plus souvent alors une éruption furfuracée, une légère desquammation de l'épiderme sur la racine des cheveux ou poils qui se détachent, cependant cette chute peut s'effectuer sans aucune apparence de cette altération épidermique. Les cheveux tombent par le frottement, une légère traction, l'usage du peigne.

La même chose a lieu, mais plus rarement, pour les poils; quelquefois cheveux et poils, tout se détache, et l'alopécie est complète, mais cela est extrêmement rare. Il existe ordinairement en même temps d'autres symptômes constitutionnels qui ne permettent aucune incertitude sur la véritable cause de l'alopécie. Les bulbes pileux ne sont pas toujours attaqués dans cette maladie, de manière à empêcher le retour des cheveux et des poils; mais ce retour devient d'autant plus difficile, le mal d'autant plus au dessus de toute ressource, que la syphilis constitutionnelle est plus intense, plus invétérée, qu'on tarde plus à administrer au malade un traitement antisyphilitique convenablement appliqué, que le sujet est dans un âge plus avancé. Toujours est-il que si les cheveux peuvent encore repousser dans la plupart des cas, les poils au contraire reviennent très-difficilement, même dans le jeune âge ou l'âge adulte.

Enfin, en laissant de côté, comme nous l'avons déjà dit, tout ce qui regarde la forme ulcéreuse, l'ulcération proprement dite, nous signalerons très-brièvement la forme d'excroissance ou de végétation que la syphilis prend encore à la peau.

Les condylomes qui se rapportent plus particulièrement à ce qu'on appelle excroissances (voyez pag. 278) la différence qu'il semble y avoir entre excroissance proprement dite et excroissance végétative ou végétation), les condylomes, dis-je, sont de petites tumeurs allongées, aplaties, souvent douloureuses, ayant le plus ordinairement leur siége autour et à l'intérieur même de l'anus, au périnée et aux parties génitales de l'un et de l'autre sexe. Elles consistent le plus ordinairement dans le gonflement inflammatoire d'un des plis de l'anus ou des parties génitales externes, avec induration du tissu cellulaire sous-cutané. Ils sont quelquefois ronds et pédiculés, mais le plus souvent leur base est large et oblongue, et ils forment ainsi une petite tumeur aplatie qui s'arrondit à son extrémité libre. Ces tumeurs avaient aussi reçu autrefois le noms de *fics*, de *marisques*, etc.

Quoique quelques auteurs aient rapporté les crêtes de coq aux excroissances proprement dites, nous les rapportons plutôt aux excroissances végétatives ou végétations, qui comprennent les chou-fleurs, les poireaux, les verrues, les crêtes de coq.

Les *chou-fleurs* sont des végétations fongueuses, spongieuses, cellulaires, vasculaires, formées de branches comme charnues qui, ou, semblables au végétal dont elles ont reçu le nom, se rendent à un tronc commun formant leur pédicule, ou s'implantent l'une à côté de l'autre sur la muqueuse, de manière à avoir une base d'insertion plus ou moins large, de manière à être sessiles. Dans tous les cas elles s'arrondissent à leur extrémité où elles présentent des sillons dans divers sens. Elles sont souvent saignantes.

Quelquefois elles exhalent ou sécrètent un liquide séro-purulent qui peut être plus ou moins fétide. De toutes les végétations ce sont les plus douloureuses. Parfois les végétations de ce genre, par leur extrémité libre, s'arrondissent, se granulent, se façonnent, se colorent même de manière à imiter certains fruits dont elles ont reçu le nom, comme mûres, fraises, framboises.

Les *verrues* sont de petites éminences aplaties ou légèrement arrondies, coniques, allongées, recouvertes par un épiderme calleux, mais non constituées par une altération de l'épiderme seulement. Leur base, qui est assise dans l'épaisseur même du derme, reçoit une foule de petits vaisseaux dont le sang s'échappe par gouttelettes extrêmement petites, lorsque l'on excise ces petits corps au niveau de la peau. La surface des verrues est raboteuse, fendillée, comme chagrinée : quelquefois cependant presque unie. Elles n'ont jamais la couleur rougeâtre ou rouge violet des chou-fleurs. Elles sont peu ou point douloureuses au contact.

Les *poireaux* se présentent sous la forme ou de granulations grosses comme des têtes d'épingles, à aspect verruqueux, ou de petites tiges ou filaments portant ces granulations à leur extrémité libre, et isolées les unes des autres. Ce sont comme des verrues partielles très-petites ou minces, longues, placées les unes à côté des autres.

Les *crêtes de coq* sont de petits prolongements de la muqueuse ou de la peau qui l'avoisine, dont la forme est telle que ce nom de crêtes de coq paraît leur avoir été convenablement adapté. Ces prolongements ont quelquefois l'aspect comme verruqueux; mais ils sont plus vasculaires, plus charnus, généralement plus colorés en rouge que les verrues. Ils paraissent un peu plus douloureux au contact que ces dernières, quoique ordinairement ils ne soient pas douloureux du tout.

Je ne reviendrai au reste pas ici sur tout ce que j'ai dit dans mon traité des maladies vénériennes, relativement aux végétations considérées comme symptômes primitif ou consécutif, comme ayant ou n'ayant pas dans certains cas une propriété contagieuse, comme se rattachant à la blennorrhagie ou au chancre, ou comme provenant quelquefois d'autres causes d'irritation. Je renvoie pour tout cela à l'ouvrage en question.

Traitement des syphilides.

Les syphilides appartenant en général à la syphilis constitutionnelle, c'est d'abord à un traitement général capable de guérir la diathèse qu'il faut s'adresser. Or, comme il ne s'agit pas ici d'un traité de la syphilis, il est clair que je ne saurais entrer dans toutes les considérations qui se rattachent à ce traitement général, sans dépasser tout-à-fait les limites de mon sujet. Je renvoie donc encore pour cela à mon précis sur les maladies vénériennes ou à tous les ouvrages écrits *ex-professo* sur les mêmes maladies. Je dois me borner à énoncer ici ce qui est relatif au traitement, surtout local, de chaque genre de syphilide; je dirai la même chose des altérations syphilitiques des dépendances de la peau et des excroissances ou végétations.

1° *Syphilide exanthématique* ou *maculeuse avec ou sans congestion inflammatoire*. Si cette congestion existe, s'il y a chaleur à la peau, accélération de la circulation, une saignée du bras, quelques bains entiers amènent bientôt une amélioration notable ou la guérison de la syphilide, pourvu qu'un traitement interne soit en même temps convenablement administré. Lorsqu'il n'y a pas d'inflammation à la peau, quelques bains avec une petite dose de sublimé (2 à 4 grammes par bains) suffisent pour obtenir la guérison. Dans cette variété de syphilide, c'est souvent un état d'irritation des voies gastriques qui a déterminé le mouvement fluxionnaire à la peau. Il faut savoir préalablement détruire cet état, sans quoi le traitement spécial ne ferait qu'ajouter à l'intensité de l'affection. Ceci est applicable à toutes les syphilides comme à toutes les affections syphilitiques en général.

2° *Syphilide vésiculeuse*. Cette syphilide peu commune, très-peu grave et se terminant d'une manière très-simple, n'exige aucun traitement externe particulier. Quelques bains simples suffisent. Si, paraissant sous forme d'eczéma, elle causait quelques démangeaisons et simulait la gale, quelques bains avec l'amidon, avec la gélatine, puis avec l'acide sulfurique (30 grammes d'acide pour un bain), ne tardent pas à amener une modification avantageuse.

3° *Syphilide puro-vésiculeuse ou pustuleuse.* Tant que l'affection est à l'état de pustules non ouvertes ou de pustules crustacées, à croûtes plus ou moins sèches, le traitement externe doit être presque nul ou très-simple. Il se borne à des bains entiers, et si quelque part l'inflammation est intense à la base des pustules, il faut appliquer des cataplasmes émollients, même laudanisés, quand les douleurs locales sont fortes. Quand les pustules sont remplacées par des ulcères, il faut panser ceux-ci comme les ulcères syphilitiques en général. Dans cette forme de syphilide, le traitement interne que j'ai trouvé le plus efficace, consiste dans l'administration du sirop de Cuisinier conjointement avec la liqueur de Van-Swiéten et les tisanes sudorifiques concentrées. On peut remplacer le sirop de Cuisinier par le sirop de Larrey.

4° *Syphilide papuleuse.* Avec le traitement interne, les bains de sublimé réussissent très-bien dans cette forme de syphilides. Cette éruption étant à peu près toujours indolente, peu disposée à s'enflammer, on doit augmenter progressivement la quantité de sublimé jusqu'à quarante, soixante grammes, et même plus, par bain. Lorsque les voies gastriques sont irritables ou irritées, que le malade se sent *échauffé*, qu'il est sujet au rhumatisme, que des transpirations antérieurement habituelles chez lui ont cessé, que les fonctions de la peau se font généralement mal, il vaut mieux avoir recours à des bains de vapeur cinabrés. Sur le visage et le cuir chevelu, j'ai vu les lotions avec la solution de cyanure de mercure amener une prompte disparition de l'éruption. On peut aussi très-avantageusement frictionner cette éruption avec la pommade au calomel ou avec la pommade de proto-iodure de mercure ; quand il reste des taches sur la peau après cette éruption, comme après les autres, la pommade qui m'a le mieux réussi pour les faire disparaître promptement, est une pommade composée de cérat, d'extrait de saturne et de camphre.

5° *Syphilide tuberculeuse*. Quand ce sont des tubercules plats (pustules humides , larges papules plates), les bains de sublimé, des lotions avec de l'eau blanche fortement chargée de sous-acétate de plomb, avec les solutions de sous-carbonate de potasse, de soude, et mieux avec les solutions de chlorure de soude, de chaux, des frictions avec la pommade au calomel amènent ordinairement une guérison très-prompte. Mais lorsque ces tubercules plats sont douloureux, ce qui arrive assez souvent, il faut commencer par des lotions avec une forte décoction de tête de pavot, et des applications de cérat opiacé ou de cérat opiacé calomélé (une partie de calomel sur quatre de cérat opiacé). Lorsque les tubercules répandent une mauvaise odeur par le liquide qui se forme à leur surface, les lotions avec la solution de chlorure de chaux ou de soude ont bientôt détruit cette complication.

Pour les autres genres de tubercule, j'ai vu généralement les bains de vapeur simples et surtout cinabrés réussir mieux que les bains de sublimé. Quand les tubercules sont trop rebelles, on favorise leur résolution au moyen de frictions avec la pommade au calomel , avec la pommade de proto-iodure de mercure , d'hydrochlorate d'or, avec l'application de petits emplâtres de *vigo cum mercurio* sur les tubercules les plus volu-

mineux. S'ils passent à la suppuration , on les panse
comme les ulcères syphilitiques en général. Chez les
personnes d'un tempérament lymphatique , affectées
de tubercules indolents, volumineux, le traitement
interne par le proto-iodure de mercure et les tisanes
sudorifiques m'a paru généralement préférable aux
autres traitements internes.

6° *Syphilide squammeuse.* Si les bains de sublimé
conviennent ici et produisent des résultats favorables,
c'est surtout pour les petites formes squammeuses
(syphilide lenticulaire, *psoriasis guttata*). Les formes à
grandes plaques éparses (*psoriasis diffusa*) , s'en
trouvent généralement moins bien, et la peau, dans
ces cas, est plus disposée à s'enflammer. J'ai retiré des
effets avantageux, ainsi que d'autres praticiens, contre
ce genre d'éruption, de la pommade au goudron , mais
beaucoup mieux en la modifiant par une addition de
calomel et de camphre. (Voyez le formulaire.) Là
où la peau est élevée, gonflée, rouge, congestionnée,
les écailles épaisses, j'ai vu une grande amélioration résulter de l'application de cataplasmes émollients, immédiatement après les frictions. Les individus qui m'ont
paru le plus souvent affectés de cette forme squamm-
meuse, sont ceux qui étaient antérieurement disposés à
présenter sur le visage ou ailleurs ce qu'on appelle des
dartres farineuses, et cela rentre dans la remarque que j'ai
faite ailleurs, en parlant des syphilides en général. Or c'est
chez ces individus et dans ce genre d'éruption que j'ai
vu le plus de tendance de la part des syphilides à devenir, lorsque toute disposition syphilitique est à peu près
éteinte, de véritables dartres. Aussi à une époque
avancée et quelquefois même dès le début de l'affection,

j'ai employé avec beaucoup de succès, pendant que j'administrais un traitement interne ou après l'avoir administré, des bains avec le sulfure de potasse, la gélatine, le sous-carbonate de potasse, des bains de vapeur simples ou sulfureux.

Traitement des altérations des dépendances de la peau, épiderme, ongles, cheveux, poils.

1° *Épiderme.* L'altération de l'épiderme n'étant que le résultat d'une maladie de l'élément organique cutané qui le produit, c'est à cette maladie plus ou moins visible qu'il faut s'adresser. Le traitement des syphilides squammeuses, furfuracées, est celui que l'on doit ici généralement employer.

2° *Ongles.* La véritable onglade syphilitique étant généralement le résultat de la syphilide pustulo-ulcéreuse ou tuberculo-ulcéreuse, c'est au traitement de cette dernière qu'il faut avoir recours; cependant il y a ici quelques précautions particulières à prendre. S'il y a ulcération, suppuration sous l'ongle plus ou moins ebranlé, il faut pratiquer sous cet ongle des injections ou adoucissantes, calmantes, ou toniques, excitantes selon l'état de la partie ulcérée. Si l'ongle est altéré, en partie détaché, sa présence entretient l'irritation, l'ulcération, empêche de panser convenablement la surface ulcérée, et son arrachement devient alors assez souvent indispensable. S'il y a mauvais aspect de l'ulcère, suppuration fétide, le meilleur pansement se fait avec la solution de chlorure de soude ou de chlorure de chaux.

Au reste, relativement aux injections et lotions avec

les solutions de nitrate d'argent cristallisé, aux cautérisations avec le nitrate d'argent sec, avec le nitrate acide
de mercure, etc. , il faut appliquer ici les mêmes considérations qu'aux ulcérations syphilitiques en général.

3° *Cheveux, poils.* Le meilleur moyen pour empêcher,
pour arrêter la chute des cheveux et des poils, est
d'avoir recours promptement au traitement mercuriel ,
à un traitement anti syphilitique convenablement
adapté. Quant aux applications locales, s'il y a éruption
furfuracée avec irritation, c'est de topiques adoucissants
en cataplasmes, en lotions, qu'il faut faire usage. Les
frictions avec des pommades adoucissantes telles que la
pommade de concombres, le cérat de Galien, le mucilage de coings, etc., sont également utiles. Si aucune
éruption, aucune irritation n'existant à la peau, il s'agissait
seulement de favoriser le retour des cheveux ou poils ,
c'est à des topiques généralement toniques, stimulants,
qu'il faut avoir recours. Sans parler ici de toutes les
substances, de tous les composés secrets ou non qu'on
a plus ou moins vantés, et à un petit nombre desquels
l'expérience accorde en effet quelque efficacité, je dirai
que des frictions avec les pommades soufrées, les pommades mercurielles, des lotions avec les eaux ferrugineuses, avec l'eau de Barèges, sont les moyens simples
qui, dans ma pratique, m'ont fourni les résultats les
plus avantageux.

Traitement des excroissances ou végétations.

Indépendamment du traitement général que l'on mettra
en usage lorsque les excroissances ou végétations seront
considérées comme symptôme constitutionnel, il y a ici un

traitement local à appliquer extrêmement utile, souvent indispensable. Ce traitement local suffit seul d'ailleurs, lorsque, ce qui est fréquent, les végétations peuvent être considérées comme un symptôme uniquement local ou primitif. Pour les condylomes qui se rattachent généralement plutôt à la syphilis constitutionnelle, ce traitement local consiste en applications émollientes, calmantes, opiacées même, s'il y a forte douleur; ainsi cataplasmes émollients arrosés ou non de laudanum, lotions avec des décoctions de racine de guimauve, de tête de pavot; applications de cérat simple, de cérat opiacé, etc.; applications même de quelques sangsues aux environs des petites tumeurs, s'il y a forte inflammation; après cela frictions avec de l'onguent mercuriel ou avec les diverses pommades mercurielles résolutives déjà citées ailleurs, et autres lotions avec de l'eau de chaux, de l'eau d'alun, de l'eau phagédénique, une forte solution de deuto-chlorure, de cyanure de mercure, etc.; la compression à la fin peut être également utile.

Relativement au traitement local des végétations, Hunter, dans un article très-court où il considère, mais d'une manière incomplète, les diverses végétations, sous le nom de *porreaux*, avait déjà prescrit à peu près tout ce qu'il y a à faire dans ce cas. Ainsi il dit qu'il faut les exciser avec les ciseaux et puis les cautériser, ou bien, si le malade craint l'instrument, les lier avec un fil de soie, quand elles sont pédiculées, ou leur appliquer le nitrate d'argent, le vitriol bleu, le vert-de-gris mêlé avec la poudre de feuilles de sabine. En effet, le moyen le plus expéditif pour s'en débarrasser est de les exciser, en ayant soin d'extirper entièrement leur base et pour cela il faut souvent enlever avec cette base la partie de la muqueuse même où elle est implantée. Il est prudent aussi de cautériser avec le nitrate d'argent, la surface de la plaie de l'excision, pour mieux détruire toute racine. Malgré cela il arrive encore quelquefois que les végétations reparaissent à la même place ou dans le voisinage, et, comme le dit Hunter : « Il arrive que les porreaux se développent de « nouveau, non parce qu'on en a laissé une portion, « mais parce que la surface de la peau reste douée de « la même disposition. Il faut alors renouveler le même « traitement, afin de détruire cette surface. » C'est alors que les amateurs du mercure pourraient administrer le mercure, sinon à titre de spécifique, du moins à titre de modificateur local et général. On peut, au reste, faire disparaître quelquefois les végétations sans les exciser. Les topiques indiqués par Hunter peuvent remplir ce but. On peut y joindre les lotions avec une forte solution d'alun, les applications de poudre d'alun, de poudre de feuilles de sabine, ou de poudre de feuilles de sabine et de calomel, de poudre de sublimé, les cautérisations avec le nitrate acide de mercure. M. Déruelles emploie dans ces cas avec succès ce qu'il appelle de la bouillie d'opium, c'est-à-dire, une espèce de pâte faite avec de la poudre d'opium et de l'eau.

J'ai également fait usage et souvent avec succès d'une pommade composée d'axonge, de poudre de feuilles de sabine, de calomel et d'alun (voyez le form.). Cette pommade dont on frictionne deux fois par jour les végétations, détermine en elles et dans les surfaces sur lesquelles elles s'implantent un mouvement d'inflammation plus ou moins violente avec suppuration qui finit par les faire fondre, les détacher par lambeaux. Lorsqu'au bout de quelques jours cette inflammation et cette suppuration sont arrivées, comme les surfaces enflammées deviennent quelquefois très-douloureuses, il faut cesser l'usage de la pommade et appliquer des lotions ou des cataplasmes émollients. Mais en général, il faut le dire, il vaut mieux compter sur l'excision et la cautérisation que sur tout autre moyen.

DIATHÈSE SCROFULEUSE.

La seule forme d'éruption cutanée que l'on puisse positivement et directement placer sous l'influence de la diathèse scrofuleuse, c'est la forme tuberculeuse. Les tubercules ont en effet alors un aspect, une marche, une terminaison où vient se peindre, en traits spéciaux, l'état général de l'organisation en proie à la maladie scrofuleuse. Aucun autre genre d'affection de la peau n'offre des traits semblables, et l'on peut dire que la scrofule cutanée tuberculeuse a une physionomie tout-à-fait à part. Quoiqu'il puisse être vrai que, sous l'influence de la diathèse scrofuleuse, d'autres formes d'éruptions cutanées, érythémateuses, puro-vésiculeuses, papuleuses, squammeuses, etc., naissent également, cependant comme rien ne caractérise ces éruptions dans ce cas, ne les fait généralement différer en elles-mêmes des éruptions dues à d'autres causes, comme d'ailleurs une ou plusieurs de ces autres causes peuvent avoir agi chez un scrofuleux, pour produire ces éruptions cutanées, ce qui ne constituerait qu'une simple coïncidence, on ne saurait attribuer ces dernières spécialement aux scrofules ; et, dans l'impossibilité où l'on est d'apprécier l'effet, sur ces éruptions, de la diathèse en question, on ne peut tirer de leur apparition chez un scrofuleux que des conclusions relatives au traitement, quelques indications capitales à remplir.

Il n'entre pas dans mon objet de donner ici l'histoire des scrofules, de décrire avec détail la conformation remarquable, l'aspect spécial que cette diathèse imprime au physique de l'économie, la manière dont elle modifie les fonctions, etc. Je ne dois considérer que l'effet de cette diathèse sur la peau, pour y produire des éruptions, que nous avons dit être spécialement des éruptions tuberculeuses.

Je me contenterai de rappeler, quant à ce qui regarde le *facies spécial* offert par les individus affectés d'éruptions cutanées scrofuleuses, que ces individus sont généralement blonds, qu'ils ont généralement aussi, dans ce cas, la peau fine, blanche, molle, les yeux bleus,

la sclérotique bleuâtre également, les ailes du
nez gonflées, avec disposition de la part de la
muqueuse des narines à sécréter des fluides
muqueux qui se concrètent facilement en
croûtes molles, jaunâtres, les lèvres gonflées
et offrant facilement des gerçures, les dents
blanc de lait ou bleuâtres, la mâchoire inférieure large, la poitrine assez souvent étroite ;
le ventre au contraire et les articulations des
membres développés. Souvent aussi ils présentent en même temps d'autres affections
concomitantes qu'on peut rapporter facilement aux scrofules ; telles sont des phlegmasies chroniques avec un aspect particulier de diverses muqueuses, notamment des
muqueuses oculaire, palpébrale, auriculaire
externe, des engorgements des ganglions
lymphatiques ; ils contractent facilement des
engelures ; ils présentent aussi quelquefois
en même temps des tumeurs blanches, des
affections tuberculeuses des os et des autres
organes, des caries, etc., etc.

L'éruption tuberculeuse scrofuleuse se montre sous deux formes principales, et le plus
souvent c'est au visage, au cou, aux membres supérieurs qu'on les remarque.

Tantôt ce sont de petits points de la peau
qui s'engorgent, s'hypertrophient, se dessinent

mieux ensuite, s'arrondissent, prennent une forme plus ou moins globuleuse, ont la grosseur d'abord d'un petit pois ou d'une noisette, et peuvent acquérir plus tard un volume bien plus considérable, surtout lorsqu'ils passent à l'état de suppuration. Les tubercules, dans la variété que nous considérons, sont en petit nombre et isolés. Ils sont d'abord légèrement rouges ou violacés ou quelquefois incolores ; mais plus tard la couleur rouge violacée devient beaucoup plus marquée ; c'est lorsque ces tubercules commencent à se ramollir. Cependant le ramollissement se manifeste parfois avant ce changement, cette modification, dans la couleur. Ce ramollissement commence ordinairement par plusieurs points ; ce sont comme autant de petits abcès séparés qui s'ouvrent isolément à différentes époques et se recouvrent parfois de petites croûtes. Les ouvertures des abcès forment comme des trous creusés dans le tubercule, qui n'a plus alors la forme globuleuse, qui est bosselé, inégal, ramolli, ou abcédé dans quelques points, tandis qu'il est encore dur dans d'autres. D'autres fois le tubercule s'abcède à la fois dans tous les sens, et la fluctuation se montre en même temps dans presque toute l'étendue de la tumeur; mais pour arriver là, la marche est toujours lente. Ce n'est même ordinairement que très-tard après cette époque, quoique la peau soit rouge-violet, qu'une ouverture spontanée s'effectue, laisse échapper une humeur séreuse, demeure longtemps béante, et lorsque la cicatrisation a lieu, est toujours suivie d'une petite induration.

Dans la seconde variété, plusieurs tubercules s'agglomèrent pour former des plaques quelquefois de deux à trois pouces de diamètre. Ici s'offre encore la couleur rouge violacée; la surface est bosselée, mamelonnée; ici encore se présentent la même lenteur dans la marche de la tumeur, le même ramollissement dans quelques-unes des petites tumeurs agglomérées, tandis que d'autres sont encore dures, les ouvertures des abcès également séparées, avec une sérosité trouble, quelquefois sanguinolente qui en sort, avec des croûtes lamelleuses qui se forment sur quelques-unes de ces ouvertures. Il arrive parfois que la tumeur dans son ensemble reste molle, comme fongueuse, sans fluctuation bien marquée, d'un rouge violacé pendant un très-longtemps, et plus tard les mêmes phénomènes que précédemment se présentent, lorsque la suppuration arrive. Dans toutes les variétés précédentes, la cicatrisation s'o-père plus ou moins lentement, mais les tubercules ne se terminent pas par de véritables ulcères scrofuleux.

Cette terminaison en ulcères interminables se présente plutôt, quand au lieu de véritables tubercules cutanés, nés dans l'épaisseur même de la peau, la maladie commence par de petites tumeurs du volume de très-petits pois, se développant dans le tissu cellulaire sous-cutané, non adhérentes à la peau d'abord qui n'offre aucun changement dans sa sensibilité, sa chaleur, sa couleur. Plus tard, à mesure que ces petites tumeurs prennent du développement, la peau y adhère, devient rouge-violet, s'amincit, et enfin il se forme de larges ulcères scrofuleux.

La même terminaison en ulcères arrive encore après les engorgements et les suppurations des glandes lymphatiques, ce dont je ne dois pas m'occuper ici.

Les tubercules ou isolés ou groupés sont cependant quelquefois suivis, au visage surtout, d'ulcères à marche rongeante, serpigineuse, de manière à former une variété de la dartre rongeante. Tout ce qui est relatif au *lupus* ou dartre rongeante a été précédemment développé.

On sait au reste que les ulcères scrofuleux, qu'ils aient succédé aux tumeurs sous-cutanées dont nous venons de parler ou aux tubercules cutanés eux-mêmes, ou aux abcès froids, aux engorgements des glandes lymphatiques, aux tumeurs blanches, aux caries, etc., offrent les circonstances suivantes : ils sont généralement indolents, souvent arrondis, quelquefois irréguliers, à bords rouge brun, rouge-violacé, amincis, décollés, parfois frangés, à fond grisâtre, inégal, fongueux, à suppuration séreuse, séro-sanguinolente, sanieuse, quelquefois fétide. Cette suppuration qui dure ordinairement fort longtemps entraîne parfois des morceaux mortifiés de tissu cellulaire et de matière tuberculeuse. L'inflammation devient rarement intense dans ces ulcères ; mais elle pourrait cependant aller jusqu'à entraîner à leur surface une légère gangrène. Les cicatrices de ces ulcères sont inégales, comme fongueuses, boursouflées, mamelonnées, violettes, présentent comme des brides ; ce n'est que plus tard qu'elles deviennent blanches, mais ces sortes de brides restent.

On peut aussi rapporter à l'influence des scrofules, une forme de maladie cutanée qui se présente vers la matrice, autour ou même au dessous des ongles. C'est un gonflement fongueux avec couleur violacée, livide, de toutes ces parties qui environnent l'ongle; il y a ensuite production d'une matière séro-sanguinolente, sanieuse; l'ongle noircit, se ramollit, tombe entièrement ou en partie, est remplacé par des productions cornées plus ou moins irrégulières épaissies. Mais souvent cette maladie de la peau et cette altération de l'ongle ne font qu'accompagner une maladie de l'os même de la phalange, et alors surtout le gonflement est considérable.

Pour ce qui regarde l'étiologie de la maladie scrofuleuse, je renvoie à l'exposé suffisant qui en a été tracé dans le chapitre renfermant l'histoire médicale de chaque catégorie de *fluxion.*

Quant au diagnostic différentiel, le tableau concis que nous venons de tracer de l'éruption tuberculeuse scrofuleuse ne permet pas de confondre cette forme d'éruption avec aucune autre forme d'éruption analogue.

On sait au reste que le pronostic des affections scrofuleuses est en général toujours grave, parce qu'il annonce un vice fondamental de la constitution très-difficile à guérir, sinon incurable.

Traitement. Le traitement est général,

adressé à la diathèse elle-même, et local, adressé à l'éruption tuberculeuse. Je ne dois pas m'étendre ici sur l'administration du traitement général. Il me suffira de rappeler les principaux moyens dont il se compose : 1° Relativement à l'hygiène, habitation saine, bien aérée, chaude, sèche, exercice actif au grand air ; régime tonique consistant en viandes bouillies, rôties, en œufs frais, en végétaux amers qu'on administre aussi contre le scorbut, en poissons médiocrement salés, en vins toniques non spiritueux, en usage d'eau gazeuse, d'eau ferrugineuse aux repas. Application de flanelle sur la peau, frictions sèches, bains de mer, etc. 2° Relativement aux moyens pharmaceutiques, usage des stimulants, mais surtout des toniques, ce qui n'empêche pas d'ailleurs qu'on ne commence par un traitement antiphlogistique local ou même général, si quelque organe se trouvait en proie à un mouvement de congestion sanguine, à quelque phlegmasie aiguë ou chronique ; c'est ce qui arrive assez souvent pour les voies gastriques. Les moyens stimulants, toniques, le plus généralement employés, sont les préparations ferrugineuses, sulfureuses, surtout iodurées, à l'intérieur et en même temps à l'extérieur en bains généraux, ou, quand il est possible, en bains et douches de vapeur, les plantes amères, les antiscorbutiques, le quinquina, les sudorifiques, etc., sans compter quelques remèdes qu'on avait vantés comme plus ou moins spéciaux, tels que le carbonate de potasse, le muriate de chaux, de barite, l'huile de morue surtout, diverses préparations mercurielles, etc. Mais le véritable remède spécial contre les scrofules, c'est l'iode, et on sait les applications extrêmement remarquables qu'a reçues ce médicament dans les beaux travaux de M. Lugeol.

Le traitement local, qui ne doit d'ailleurs jamais marcher sans le traitement général, consiste dans l'usage de frictions avec les pommades d'iodure de potassium, d'iodure de plomb, de proto ou deuto-iodure de mercure, d'iodure de soufre, d'onguent mercuriel et d'extrait de ciguë, dans l'application d'emplâtres fondants tels que l'emplâtre de vigo, de ciguë, dans l'emploi de lotions avec des solutions sulfureuses, iodurées, avec des solutions de chlorure de chaux, de soude de potasse, d'alun, d'hydrochlorate d'ammoniaque (voyez le formul.), ou de lotions avec une forte décoction de quinquina, d'écorce de chêne, de feuilles de noyer surtout, que j'emploie depuis bien longtemps avec avantage à l'hospice de l'Antiquaille et en ville. Je fais aussi usage souvent avec succès de cataplasmes de farine de lin et de feuilles de ciguë, arrosés avec une forte solution d'hydrochlorate d'ammoniaque. Quand on a à faire aux tubercules scrofuleux qui n'ont pas encore suppuré ou même qui ne sont ramollis qu'en détail, avec ou sans ces petites perforations fistuleuses dont nous avons parlé, une forte compression égale exercée sur ces tubercules avec une plaque de plomb, et des lotions iodurées que l'on pratique toutes les vingt-quatre heures en enlevant la compression pour la remettre ensuite, procurent des résultats très-avantageux. J'ai obtenu de cette manière plusieurs fois la résolution de tubercules scrofuleux au visage, au cou, lorsque la compression pouvait être pratiquée. J'ai aussi déterminé ou favorisé la cicatrisation des tubercules, en injectant dans leurs ouvertures fistuleuses, une forte solution de nitrate d'argent crystallisé, qui produisait une excitation salutaire dans l'intérieur de la tumeur, une suppuration plus rapide, de meilleure qualité, et la fonte plus prompte du tubercule; on peut d'ailleurs employer dans quelques cas des cautérisations dans les ouvertures et jusqu'au fond des trajets fistuleux avec le nitrate d'argent, le nitrate acide de mercure, la teinture concentrée d'iode, etc. Dans les cas où le tubercule ou l'ensemble des tubercules groupés sont suivis d'ulcères à marche serpigineuse, rongeante et constituant une variété de la forme rongeante, il faut avoir recours au beurre d'antimoine, à la pâte de Canquoin, aux poudres ou pâtes arsénicales; enfin, dans quelques circonstances on peut avoir recours à l'extirpation des tubercules.

Au reste, pendant le cours de ce traitement local ou même avant de l'entreprendre, s'il y a excitation, inflammation momentanée dans l'affection locale, il faut faire usage d'un traitement antiphlogistique local.

DIATHÈSE CANCÉREUSE.

La diathèse cancéreuse se manifeste à la peau par une éruption qu'on peut en général rapporter à la forme tuberculeuse.

Alibert, M. Rayer, etc., ont décrit un assez grand nombre d'espèces de cancers cutanés; mais sur l'inspection de quelque particularité extérieure qui ne se rattache à aucune différence remarquable dans l'étiologie, la marche, la terminaison, les suites, le fond de la maladie, on s'est trop hâté d'établir des espèces différentes. Beaucoup de petites tumeurs cutanées qui n'étaient en commençant que de simples hypertrophies, de simples engorgements avec plus ou moins de densité de tissu, qui ne pouvaient en aucune manière être distinguées des tubercules dus à bien d'autres causes, ni par leur aspect, ni par les douleurs dont ils étaient le siége, ni par les circonstances offertes par l'ensemble de l'économie, ne sont devenus de véritables cancers que sous l'action des irritants qui leur ont été continuellement appliqués. Ce n'est que dans ces cas et quelquefois après un très-long temps que ces tubercules dont la destination, si je puis ainsi parler, n'était pas cancéreuse, ont acquis le caractère ulcère, squirrheux, encéphaloïde, qui est propre aux cancers.

Les tubercules que l'expérience a généralement montrés comme acquérant tôt ou tard spontanément le véritable caractère cancéreux, se présentent sous la forme de petites tumeurs arrondies ou légèrement aplaties, comme lenticulaires d'abord, ayant depuis la grosseur d'une lentille ou d'un petit pois, jusqu'à la grosseur d'une noisette et plus. Ces tubercules sont tantôt uniques, solitaires, épars sur plusieurs points, et tantôt même réunis, agglomérés, formant ou un seul groupe, ou des groupes distincts. Ils se montrent le plus souvent au visage, surtout aux ailes du nez et aux lèvres, au cuir chevelu, au cou; quelquefois aux environs de l'anus, des parties génitales, etc. Ils sont généralement durs, ne s'accompagnent d'abord souvent d'aucun changement de couleur à la peau, mais parfois offrent dès le début une couleur rouge sombre. Développés dans l'épaisseur même de la peau, ils sont mobiles avec ce tissu sur les organes sous-cutanés; mais quelquefois, quand ils ont commencé à se développer dans le tissu cellulaire sous-cutané, la peau est mobile sur eux, et c'est plus tard seulement qu'ils adhèrent à ce tissu. Dans ce dernier cas, c'est-à-dire quand les petites tumeurs commencent à se développer dans le tissu cellulaire sous-cutané, elles présentent parfois, mais très-rarement, une densité très-grande, et faisant ensuite des progrès en étendue, envahissant plus tard la peau, elles forment des masses plus ou moins inégales, d'une densité comparée par Alibert à celle de l'ivoire, ce qui lui a fait créer l'espèce, *carcine éburnée.*

D'autres fois, mais rarement aussi, développés dans l'épaisseur ou sur la surface de la peau, comme des végétations, les tubercules offrent l'aspect de petites tumeurs globuleuses, de couleur rougeâtre ou violacée, ressemblant aux baies du cassis ou du genévrier.

D'autres fois enfin, mais plus rarement encore, développés dans le tissu cellulaire souscutané, gagnant la peau plus tard, ces tumeurs cancéreuses se présentent sous la forme de petites tumeurs d'abord, mobiles, à surface douce, molle, inégale, élastique et donnant la fausse sensation d'un liquide qui y serait contenu; c'est surtout à l'avant-bras, au poignet, au coude, à l'articulation de l'épaule, qu'on a observé ces tumeurs; mais on ne les a pas distinguées, et il n'est pas toujours facile de les distinguer du *fongus hematodes*.

Dans tous les cas précédents, les tumeurs ou tubercules peuvent être quelque temps sans douleur; mais ce qui se présente quelquefois dès le commencement, surtout pour les petits tubercules cutanés venant au visage, aux lèvres, aux ailes du nez, ce qui finit tôt ou tard par arriver, et arrive ordinairement d'assez bonne heure, ce qui caractérise la tumeur cancéreuse, ce sont des douleurs lancinantes, ou même une démangeaison très-vive qui porte le malade à se gratter. Cette circonstance, en déterminant l'excoriation de la petite tumeur, hâte le développement de l'ulcère cancéreux essentiellement caractéristique. Cet ulcère offre tantôt, surtout quand il succède aux petits boutons cancéreux de la face, une surface raboteuse, grisâtre, dans quelques points comme fongueuse, se recouvrant de croûtes brunâtres, par la dessication de l'humeur sanieuse qui s'en exhale. Les bords son hypertrophiés, durs, renversés, et les veines qui parcourent la peau environnante, tendue et gonflée, sont dilatées, saillantes, dessinant fortement à l'œil leur trajet. C'est alors surtout que règnent les douleurs lancinantes, s'accompagnant souvent d'une sensation de chaleur brûlante. Ces ulcères existent parfois assez longtemps sans faire des progrès bien marqués; d'autres fois ils deviennent rapidement rongeants et détruisent tous les organes situés profondément sous la peau. On a appelé ces petites tumeurs cancéreuses, ulcérées ou non, *noli me tangere*, parce qu'on avait remarqué que tous les topiques ne font généralement que les exaspérer.

Dans d'autres cas, l'ulcère au commencement ne creuse pas; il est superficiel, ressemble à une excoriation répandue sur presque toute la surface du tubercule, qui est alors inégal, bosselé, comme mamelonné, offrant l'aspect d'une mûre. La sanie recouvrant la surface de cette excoriation produit, par sa dessiccation, des croûtes plus ou moins saillantes, dont la chute est suivie, plus tôt ou plus tard, d'un ulcère chancreux, présentant alors les mêmes caractères que précédemment.

Enfin quelquefois, de la surface de l'excoriation, de l'ulcère, il s'élève des fongosités rougeâtres, à surface sanieuse, offrant l'aspect de champignons. C'est dans les formes des tubercules cancéreux que nous venons de décrire que se trouvent renfermés les cancers cutanés le plus généralement et le plus fréquemment observés partout.

Mais on a décrit encore plusieurs autres espèces de cancers cutanés, parmi lesquelles nous ne signalerons, comme méritant une mention, que deux formes indiquées particulièrement, l'une par M. Jurine, c'est le *cancer mélané*, qui règne fréquemment aux environs du lac de Genève; l'autre par les Anglais, c'est ce qu'ils ont appelé *soot-wart* (verrue de la suie), ce qu'Alibert a appelé *carcine verruqueuse*.

1° *Cancer mélané* (anthracine).

Il y a encore des recherches anatomico-pathologiques à faire sur cette espèce, où sembleraient être mêlées, d'après les apparences et les symptômes, la matière cancéreuse et la matière mélanique.

Cette maladie apparaît sous forme de taches noires ou bleuâtres, s'accompagnant ordinairement de prurit, suivies bientôt de petites tumeurs de la même couleur d'abord, qui perdent quelquefois, dans la suite, cette couleur pour offrir une teinte bistrée à la base et une couleur olivâtre au centre. Ce qui les a fait rapporter au cancer, ce sont les douleurs lancimantes dont elles sont communément le siége, quoique elles puissent d'ailleurs paraître indolentes au commencement; c'est leur tendance à s'ulcérer et surtout à repulluler, lorsqu'on les extirpe; car à la rigueur, quoique le tissu de ces tumeurs ait offert une densité et une dureté à crier sous le scalpel, on n'y a point précisément démontré l'existence du tissu squirrheux ou de la matière encéphaloïde, seul vrai caractère du cancer, selon bien des médecins.

Arrivées à une certaine grosseur, celle d'une

noisette, par exemple, ces tumeurs s'ulcèrent, et cette ulcération offre les bords inégaux, fongueux, le fond grisâtre, couvert d'une sanie sanguinolente, avec les douleurs caractéristiques lancinantes, avec la même ténacité, souvent la même tendance à ronger et la même difficulté de guérison que les ulcères cancéreux ordinaires.

2° *Cancer verruqueux, cancer des ramoneurs*
(soot-wart des Anglais).

C'est chez les ramoneurs qu'on a observé cette espèce de cancer. Elle paraît en partie se développer sous l'influence de l'irritation spéciale, due au contact et au séjour de la suie sur certaines régions, notamment sur le scrotum et quelquefois sur le visage. Il faut d'ailleurs qu'il y ait, soit par l'âge, soit par la constitution, soit par d'autres conditions inconnues, une prédisposition à contracter cette maladie; on l'observe, en effet, plus rarement chez les enfants que chez les individus de trente à quarante ans, quoique le métier de ramoneur soit principalement exercé par les enfants.

Ce cancer cutané commence par une excroissance verruqueuse, qui fait peu ou ne fait pas de progrès dans les premiers temps, pendant plusieurs mois ou quelques années. Lorsque l'ulcération se forme, elle ne tarde pas à prendre tout-à-fait l'aspect cancéreux. Elle gagne plutôt en surface qu'en profondeur, et offre ordinairement un grand nombre de fongosités sur ses bords et dans son fond. De vives douleurs lancinantes s'y font sentir. Si c'est au scrotum que la maladie s'est établie, comme cela arrive à peu près toujours, une grande partie ou la totalité du scrotum peuvent être envahies, le mal peut s'étendre aux enveloppes des testicules, aux testicules mêmes, au cordon spermatique, aux glandes de l'aine, au périnée, etc. Par les progrès de la maladie, la constitution s'altère; le malade s'affaiblit, tombe dans l'émaciation, la fièvre hectique, le marasme. On voit ordinairement une teinte plombée de la peau accompagner ce degré avancé de la maladie.

Les éruptions cutanées cancéreuses se remarquent plus souvent dans l'âge adulte et au delà, à l'âge critique chez les femmes, chez les tempéraments nerveux, les constitutions très-irritables, chez les gens à idiosyncrasie bilieuse, à dispositions mélancoliques, hypocondriaques. On l'observe cependant aussi chez les tempéraments lymphatiques ou lymphatico-sanguins;

certaines professions paraissent aussi en favoriser le développement; au reste, il n'y a rien
que de très-vague là dessus; ce qui paraît très-
probable, c'est que certains tubercules, certaines
petites hypertrophies ou tumeurs cutanées,
certains boutons, comme dit le vulgaire, qui,
selon toutes les apparences, n'avaient au commencement aucune tendance cancéreuse, ne
sont devenus de véritables cancers que sous
l'influence d'irritations réitérées qu'on leur a
fait éprouver. C'est ce qui semble arriver assez
souvent pour de petites tumeurs, des boutons,
des ulcérations, phénomènes d'abord tout-à-
fait bénins, qui apparaissent sur les lèvres, la
lèvre inférieure surtout, à la suite de l'irritation que déterminent le contact réitéré de
substances, de boissons, d'aliments âcres, irritants, des frottements réitérés, l'action du rasoir et du savon, l'action de se gratter, etc. Il
semblerait aussi que sur d'autres parties du
corps ce sont des coups violents, de fortes contusions, qui ont déterminé l'apparition des tubercules, devenus plus tard cancéreux, quand
ces tubercules ou les engorgements, les hypertrophies, les lésions de tissu, suite de causes
externes, ont été exaspérés par l'application
intempestive de répercussifs, d'excitants, par
un mauvais régime, l'abus des échauffants,

des boissons spiritueuses, du café, etc. Au
reste, relativement aux prédispositions à cette
maladie que le malade peut avoir, prédispositions qu'on ne sait précisément à quel signe
rattacher, à moins qu'il n'y ait la circonstance
de l'hérédité, en un mot, relativement à l'étiologie de cette maladie, je dois renvoyer à
l'article cancer de la pathologie générale. Je
me contenterai de citer ici des paroles fort
justes d'Alibert, dans son chapitre des *Dermatoses cancéreuses* :

« Tout est problème, tout est à résoudre
« dans la théorie des dermatoses cancéreuses;
« tout est occulte, tout est inconnu dans le dé-
« veloppement de ces *phlegmasies* désastreu-
« ses. Témoins journaliers de leurs affreux ra-
« vages, nous pourrons les peindre, mais
« nous ne saurions les expliquer.

Les petites tumeurs cutanées cancéreuses,
les tubercules cancéreux ne pourraient, dans
quelques cas, être confondus avec des tumeurs
et tubercules d'un autre genre, surtout avec
les tubercules scrofuleux, que dans le commencement de la maladie; mais lorsque les
douleurs et les autres traits que nous avons
signalés se manifestent, la confusion n'est plus
possible.

Quant au pronostic, il est toujours très-grave, moins cependant quand le mal ne paraît avoir pris l'allure cancéreuse que sous l'influence d'excitations réitérées venant du dehors, quand la petite tumeur qui en a été l'origine est survenue à la suite de l'action d'une cause externe, quand la santé d'ailleurs est bonne, quand la constitution n'est en aucune manière altérée, en un mot, quand la maladie peut être regardée comme entièrement locale. Hors de là le pronostic est infiniment grave ou mortel.

Traitement.— Ce n'est pas ici le lieu de faire l'énumération de tous les médicaments intérieurs que l'on a dirigés contre la diathèse cancéreuse. On peut avoir pour cela recours aux traités de pathologie générale. Il s'agit ici principalement du traitement local des affections cancéreuses cutanées. Si, au reste, la diathèse cancéreuse existe, ou le traitement local ne réussira pas, ou l'affection repullulera bientôt, soit dans le même lieu, soit ailleurs. Un traitement local ne peut être administré, avec quelque chance de succès, que lorsque rien n'annonce positivement l'existence de cette diathèse. Dans ces cas, il faut toujours seconder le traitement local par un traitement général antiphlogistique, adoucissant, calmant, par un régime doux et l'application convenable de toutes les lois de l'hygiène.

Ce traitement local se compose d'abord d'applications émollientes, calmantes, narcotiques, soit en cataplasmes, soit en lotions, d'applications de sangsues autour de la tumeur cancéreuse, après des évacuations sanguines générales, s'il y a lieu. Toutes les pommades employées en frictions, contenant des substances autres que des substances calmantes ou narcotiques ont été ou inutiles ou plutôt toujours nuisibles, en hâtant la marche de la tumeur vers le cancer ; aussi ne m'arrêterai-je pas à citer les préparations de ce genre qu'on a tour-à-tour vantées. Lorsque le tubercule n'est pas ulcéré, on peut tirer de grands avantages, même obtenir un succès complet de l'emploi de la compression méthodiquement appliquée, là où la compression est possible d'ailleurs ; cette méthode développée, perfectionnée, recommandée fortement par M. Récamier, contre les tumeurs cancéreuses, a procuré à cet habile praticien et à plusieurs autres de remarquables succès. Je m'en suis très-bien trouvé dans deux cas de tubercules cutanés, offrant déjà depuis quelque temps de vives douleurs lancinantes et tendant évidemment vers la dégénérescence cancéreuse, situés au visage, l'un vis-à-vis l'os de la pommette, l'autre sur le front. J'ai pratiqué la compression dans ces cas, comme je le fais généralement dans les cas de bubons indurés, avec une plaque flexible de plomb d'une ligne d'épaisseur, placée dans une compresse fixe, au dessus de laquelle j'entasse des compresses en pyramide contenues par des bandes. Ces deux tubercules existaient, l'un chez un individu de 35 ans, l'autre chez un individu de 50 ans. Ils étaient survenus à la suite de fortes contusions ; ces individus jouissaient d'ailleurs d'une bonne santé, et il n'y avait jamais eu de cancer dans leur famille. Le tubercule de l'individu de 35 ans, disparut au bout d'un mois et demi ; le tubercule de l'individu de 50 ans, ne s'affaissa qu'après un plus long espace de temps, la compression qui était devenue douloureuse étant tantôt reprise et tantôt laissée ; il est vrai que j'administrai en même temps à ces individus des pilules d'extrait de ciguë, à petite dose.

Mais les meilleurs moyens pour se débarrasser des cancers cutanés, ce sont l'extirpation ou l'amputation et la cautérisation. L'extirpation ou l'amputation doit être pratiquée de manière à ne laisser aucun tissu affecté, en suivant des règles dans le détail desquelles il ne m'appartient pas d'entrer ici. La cautérisation doit être faite de manière à emporter en une fois, ou en un très-petit nombre de fois, toute la tumeur cancéreuse ulcérée ou non. De toutes les substances caustiques, les préparations arsénicales, et notamment la poudre de Rousselot avaient été employées jusqu'à ces derniers temps avec le plus de succès ; mais ces caustiques ont le désavantage de ne pouvoir pas être assez bien mesurés, bornés dans leur effet, de déterminer une inflammation érysipélateuse et une réaction générale souvent considérables, de faire même courir au malade des chances d'absorption de l'arsenic ; il vaut mieux avoir recours à la pâte caustique de Vienne, et surtout à la pâte caustique de Canquoin ; celles-ci n'entraînent pas en effet ces inconvénients ; elles déterminent nettement une eschare que l'on peut mesurer à peu près exactement d'avance, relativement à la couche de ces pâtes que l'on applique. Deux ou trois applications au plus suffisent pour enlever la tumeur cancéreuse.

Lorsque des symptômes évidents de diathèse cancéreuse existent, il faut se borner à employer des palliatifs, des calmants, des narcotiques, des solutions d'extrait gommeux d'opium, du cérat opiacé, l'opium à l'intérieur et à l'extérieur, pour endormir un mal qu'on ne peut guérir.

DIATHÈSE SCORBUTIQUE.

Le scorbut, quoique s'accompagnant de symptômes généraux de prostration, d'affaissement, de symptômes d'altération, de dissolution du sang, peut être tantôt avec fièvre, tantôt sans fièvre et offre à la peau des taches sanguines, qui ne diffèrent souvent ni par leur aspect, ni par leur marche, leur terminaison, ni par aucune des circonstances qui les précèdent, les accompagnent ou les suivent, de ce qu'on a décrit sous le nom de *purpura hemorrhagica*, de *maladie tachetée* de Werlof.

Rappelons ici en peu de mots ce que nous avons dit ailleurs relativement au *purpura*. Ou bien cette maladie se compose uniquement de taches sanguines à la peau, de véritables petites hémorrhagies sous-épidermiques, intra-dermiques, ou même sous-cutanées, sans aucune espèce de dérangement dans le reste de l'économie, chose qui n'est pas plus étonnante que de voir un épistaxis, une forte injection dans les yeux, les hémorrhoïdes, etc., arriver au milieu des apparences de la santé, car c'est au fond le même phénomène fluxion‑naire; ou bien ces taches sanguines paraissent en même temps que des désordres généraux plus ou moins graves, des symptômes de congestion sanguine dans divers organes, des hémorrhagies considérables, parfois un état d'atonie dans l'ensemble de l'organisme, et alors c'est le *purpura hemorrhagica* dont nous avons parlé ailleurs, ou ce qu'on appelle *maladie tachetée* de Werlof, c'est-à-dire un degré plus ou moins avancé du scorbut, du scorbut chaud surtout, avec symptômes de réaction. Aussi sans attacher aucune importance à des distinctions souvent mal fondées qu'on a cherché à établir, nous nous bornerons à rappeler le tableau que Bateman a tracé, de ce qu'il appelle *purpura hemorrhagica*, qui n'est autre chose que la *maladie tachetée* de Werlof, et nous placerons à la suite l'exposé très-concis des taches sanguines et de la marche ordinaires du scorbut.

«Les taches sanguines, dit Bateman, (*Abrégé pratique des maladies de la peau*, trad. de Bertrand, pag. 148, etc.), paraissent ordinairement d'abord sur les jambes, et ensuite, mais à des périodes indéterminées, sur les cuisses, les bras et le tronc; les mains en sont plus rarement affectées, et la face en est en général à l'abri; les taches sont très-rouges dès leur apparition, mais bientôt elles deviennent pourprées ou livides, puis enfin brunes ou jaunes lorsqu'elles sont sur le point de disparaître, de manière qu'à mesure que de nouvelles taches ont lieu, et que la disparition des anciennes s'opère lentement, on aperçoit sur les différentes taches ces variations dans la couleur; l'épiderme ambiant est uni, il ne proémine pas d'une manière sensible; dans quelques cas cependant on l'a vu s'élever sous la forme d'ampoules remplies d'un sang noirâtre. Ces accidents arrivent plus fréquemment sur les taches qui se manifestent sur la langue, les gencives, le palais, l'intérieur des joues et des lèvres, et dans les endroits où l'épiderme est très-mince et se rompt par le plus léger effort. Dans ce cas, l'épiderme laisse écouler le sang qui était épanché sous lui. La plus légère pression sur la peau, même celle que l'on exerce en tâtant le pouls, produira souvent une tache pourprée, semblable à celle qui est déterminée par un coup violent.

« La même disposition morbide qui donne naissance aux épanchements sous l'épiderme, détermine des collections abondantes de sang dans les organes internes, dont le tissu est le plus délicat. Ces hémorrhagies sont souvent très-abondantes, difficiles à arrêter, et quelquefois promptement mortelles ; mais dans d'autres circonstances elles sont moins abondantes ; quelquefois elles reproduisent chaque jour à des époques déterminées ; dans quelques cas il se fait un suintement de sang lent et presque continuel. Le sang s'écoule des gencives, des narines, du gosier, de l'intérieur des joues, de la langue, des lèvres, de la conjonctive, de l'urètre, de l'oreille externe, des cavités internes des poumons, de l'estomac, des intestins, de l'utérus, des reins et de la vessie.

« Cette singulière maladie est accompagnée d'une extrême débilité et d'une grande prostration des forces ; le pouls est ordinairement faible et quelquefois fréquent ; la chaleur, la rougeur, la sueur et les autres symptômes caractéristiques d'une légère irritation fébrile ont lieu, comme dans les paroxismes de la fièvre hectique. Chez quelques malades des douleurs profondes se font sentir à la région précordiale, à la poitrine, aux lombes ou dans l'abdomen ; chez d'autres, une toux forte se manifeste, ou bien l'épigastre et les hypocondres sont proéminents et tendus, sensibles à la pression; il y a constipation, ou les fonctions intestinales se font d'une manière irrégulière; mais dans plusieurs cas il n'y a pas de fièvre, et les fonctions des intestins ne sont point dérangées. Quelquefois de fréquentes syncopes ont lieu. Lorsque la maladie a duré quelque temps, le teint du malade devient pâle et plombé, l'émaciation fait des progrès, les extrémités s'œdématient, et ces œdèmes s'étendent par la suite sur les autres parties du corps. »

Nous avons parlé, en traitant ailleurs du purpura en général, de l'étiologie souvent obscure de cette maladie, étiologie qui n'est du reste parfois que celle du scorbut ordinaire. Les désordres intérieurs montrés par l'autopsie sont ceux également que nous avons signalés très-brièvement, en parlant ailleurs du *purpura hemorrhagica*.

La durée de cette maladie est variable; elle peut être de quelques semaines, parfois de plusieurs mois et même d'un temps bien plus long.

Maintenant, si nous examinons rapidement les taches sanguines et la marche ordinaires du scorbut, nous voyons le malade éprouver les premiers symptômes de cette maladie : pâleur, bouffissure du visage, abattement,

tristesse, apathie, faiblesse musculaire, démangeaison, gonflement et saignement des gencives, qui deviennent molles, livides ; haleine
fétide, saignement par les muqueuses du nez,
des gencives, des poumons, de l'estomac, de
l'anus, des voies urinaires, etc. Cependant la
peau s'est couverte de taches irrégulières, le
plus souvent arrondies, les unes de la grandeur d'une lentille, les autres plus étendues,
de couleur d'un brun jaunâtre dans le commencement, devenant ensuite bleuâtres, noires, livides, ne disparaissant pas momentanément sous la pression du doigt, sans douleur,
sans chaleur, sans prurit. Ces taches paraissent surtout aux jambes, aux cuisses, sur les
bras, au cou, sur la poitrine et le tronc ; elles
durent ordinairement autant de temps que le
scorbut. Si celui-ci se termine favorablement,
elles disparaissent sans desquammation, en
perdant progressivement leur couleur, prenant une couleur jaunâtre, se comportant à
peu près comme les ecchymoses dans leur
disparition. Si le scorbut se prolonge ou augmente, les taches persévèrent ou disparaissent
en partie lentement, pour faire place à d'autres en plus grand nombre ; elles augmentent
d'étendue, ressemblent à de larges ecchymoses.
Elles existent ainsi avec le scorbut à l'état

chronique, et, si aucun remède n'est opposé aux progrès du mal, on voit arriver tous les symptômes graves et funestes du scorbut se terminant tôt ou tard par la mort. Le sang, dans ces cas, n'est pas seulement épanché sous l'épiderme, mais extravasé dans l'épaisseur du derme et dans le tissu cellulaire sous-cutané, comme, au reste, dans la plupart des autres organes.

Les symptômes généraux qui accompagnent les taches scorbutiques ne permettent pas de les confondre avec aucune autre espèce de taches. Quant à l'étiologie des taches scorbutiques, comme du scorbut, il y a encore bien des recherches à faire. Je n'ai rien à ajouter à ce que j'ai déjà dit là dessus, en parlant de la catégorie de la *fluxion par diathèse*.

Le pronostic est généralement toujours grave ou mortel, quand on n'oppose aux progrès du mal ni aucune ressource de l'hygiène, ni aucun médicament sanctionné par l'expérience.

Traitement. — Le traitement local ou non local de la maladie tachetée de Werlof est celui que nous avons dit ailleurs devoir être dirigé contre le *purpura hemorrhagica* (voyez à l'article *purpura*).

Le traitement local dirigé contre les taches ordinaires du scorbut peut être considéré comme tout-à-fait nul. Il s'agit de traiter la diathèse scorbutique ; or, on sait que quand le scorbut est peu avancé , les moyens tirés de l'hygiène peuvent seuls amener la guérison, en éloignant d'ailleurs toutes les causes qui paraissent avoir contribué au développement de la maladie. Ainsi, un air sec et chaud, des végétaux frais , des viandes fraîches et de bonne qualité, l'usage modéré du bon vin, la gaîté, la distraction, un exercice convenable au grand air, etc., voilà des moyens qui seuls suffiront dans ces circonstances. On y joindra l'usage de certains végétaux acides , comme l'oseille, le suc acide de certains fruits, comme le citron, l'orange, les groseilles, les framboises, les fraises ; des bouillons de veau, de poulet, et une nourriture convenable, composée de viandes bouillies, rôties, surtout de viandes tendres , de viandes blanches , le poisson, le lait, les œufs frais, les légumes frais, etc. On a beaucoup vanté le bouillon et la chair de tortue.

Si ces moyens hygiéniques ne suffisent pas, si le scorbut est trop avancé, il faut avoir recours à des moyens pharmaceutiques. Ce sont surtout le raifort sauvage, la roquette,

le cochléaria, le cresson de fontaine, le beccabunga, en infusions aqueuses ou vineuses
plutôt qu'en teintures, en conserves, en sirops,
le sirop antiscorbutique, les amers, les écorces
de chêne, de grenade, de quinquina, les racines de tormentille, de colombo, de bystorte;
mais surtout la racine de ratanhia, qui jouit
dans ces cas d'une efficacité incontestable.

Chapitre Treizième.

EXPOSÉ DE PRINCIPES GÉNÉRAUX POUVANT SERVIR DE GUIDE DANS LE CHOIX DES EAUX MINÉRALES NATURELLES APPLICABLES AU TRAITEMENT DES MALADIES DE LA PEAU.

Mon but n'est point d'écrire ici un traité des eaux minérales, de les considérer sous le rapport géologique, physique, chimique, sous le rapport des effets généraux qu'elles produisent dans l'état de santé et dans les diverses maladies, de la manière détaillée d'en faire usage, du temps à choisir, des précautions à prendre, etc. ; tout cela est suffisamment exposé dans les traités généraux des eaux minérales ; je veux seulement chercher à épargner autant que possible aux jeunes praticiens les perplexités, les incertitudes fâcheuses qu'ils pourraient éprouver dans le commencement de leur pratique, comme je les ai éprouvées moi-même, lorsqu'il s'agit de diriger un malade affecté d'une maladie chronique de la peau, vers telle ou telle source d'eau minérale naturelle. Malheureusement partout le vide de conseils profitables sous ce rapport se fait sentir; tout est d'un vague désespérant sur ce sujet. Si vous prenez les traités généraux, vous n'y trouvez sur les indications qui doivent guider dans le choix de telle ou telle source, relativement à telle maladie de la peau particulièrement, que des idées si souvent contradictoires, qu'elles dévoilent assez le défaut de principes arrêtés dans l'esprit de l'auteur sur cette partie importante de la thérapeutique. Si vous lisez les traités spéciaux, les monographies de différentes sources, vous y trouvez, dans la plupart du moins, le récit plus ou moins flatteur des propriétés de la source en question, d'abord en faveur d'une espèce donnée de maladie, ce qui forme à proprement parler la spécialité de cette source, et secondement en faveur de presque toutes les autres maladies, y compris aussi les maladies de la peau. Si vous joignez à cela l'opinion d'autres médecins ou auteurs qui, soit par conviction, soit par esprit de contradiction, soit par défaut d'étude convenable du sujet, soit par tout autre motif, n'accordent que très-peu de vertus curatives aux eaux minérales naturelles ou ne leur en accordent pas plus qu'aux eaux minérales artificielles, ou même mettent tous les résultats favorables sur le compte du voyage, de l'air, de la distraction, etc., vous aurez certainement un des plus tristes tableaux que puisse présenter l'incertitude médicale; et le jeune praticien dépourvu de guide, obligé de recommencer l'expérience, de tâtonner continuellement pour arriver plus souvent à des revers qu'à des succès, viendra plus tard lui-même mêler son opinion incertaine à l'incertitude des éléments dont se compose la question. Pour les maladies de la peau surtout cette incertitude sera grande ; car, comme j'ai cherché précédemment à le développer autant que cela m'a été possible, d'une manière claire, méthodique et précise, ces maladies qui ne sont presque toujours que des images de ce qui se passe à l'intérieur, se lient, avec la même forme, à tant de conditions morbides diverses, que les eaux les plus disparates par leur composition réussiront également contre elles, et malheureusement les raisons physiologico-pathologiques probables de l'identité des résultats thérapeutiques, sous l'influence cependant d'agents bien différents, sont ce qui manque dans les livres où ces résultats thérapeutiques sont consignés. De même l'identité des résultats thérapeutiques favorables obtenus à l'égard de maladies de la peau bien différentes, sous l'influence de la même source d'eau minérale, du même agent, n'est pas rationnellement, convenablement expliquée. Cependant, excepté la spécificité incontestable d'action favorable, directe, sur la peau, des eaux minérales naturelles qui renferment du soufre, ou du soufre et de l'iode, ou plutôt du soufre et du brôme, qui équivaut sous ce rapport à l'iode, spécificité qu'il faut accepter comme une certitude empirique, expérimentale, tout le reste peut être expliqué en grande partie d'après l'étude attentive de tous les antécédents du malade, de toutes les conditions qu'il présente actuellement, et d'après la connaissance des appareils d'organes sur lesquels telle source d'eau minérale donnée porte habituellement son action ; ce qui peut se déduire souvent à priori de la seule connaissance de la composition des eaux. S'il est possible de trouver une lumière pour se diriger dans ce champ de recherches délicates, j'ai la conviction, fondée sur bien des faits et des méditations, qu'elle doit être principalement empruntée à l'ordre de considérations précédemment développées, relatives aux diverses catégories de *fluxion* auxquelles se rattache la maladie de la peau qu'on veut soumettre à l'action des eaux minérales naturelles.

D'abord un fait général qui plane sur tous les faits particuliers offerts par l'action des différentes eaux, c'est que celles qui sont douées d'une chaleur supérieure ou égale à la température du corps, en vertu de cette seule qualité, prises en bains, appliquées d'une manière quelconque directement sur la peau, agissent en excitant fortement ce tissu dans sa fonction de transpiration ; elles peuvent par cela seul, indépendamment de tous les principes chimiques qu'elles contiennent, à plus forte raison par la réunion d'action de ces principes, mais sans que ceux-ci mettent en activité les appareils d'organes avec lesquels ils sont le plus en rapport, puisque les eaux ne sont pas prises à l'intérieur, elles peuvent, dis-je, amener un soulagement, une guérison, en échangeant en quelque sorte contre une activité nouvelle, contre une exagération de la fonction transpiratoire, le mouvement fluxionnaire qui, vicieusement concentré sur une région de la peau, produit la maladie cutanée. Aussi, si l'individu affecté de la maladie cutanée a naturellement la peau perméable, facile à transpirer, s'il n'est pas né avec une de ces peaux naturellement sèches, jamais destinées par les forces de l'organisme à devenir un lieu de *dépuration* diaphorétique, un théâtre de crises favorables, cet individu pourra guérir radicalement, ou pour quelque temps du moins, de dartres plus ou moins anciennes, par le seul effet des transpirations réitérées dues à la chaleur seule ou réunie aux propriétés stimulantes des eaux. Hors de là, ou les eaux minérales naturelles appliquées à l'extérieur, prises à l'intérieur, paraissent avoir quelque chose de spécial, qui va plus particulièrement agir sur la peau pour y modifier avantageusement les éruptions cutanées, comme diverses eaux sulfureuses; ou bien prises à l'intérieur, elles agissent en vertu de leur composition, plus particulièrement sur certains organes ou appareils d'organes, comme les eaux salines fortes thermales ou non thermales, sur le foie, les intestins, les reins, dont elles augmentent les sécrétions, sur les viscères hypertrophiés du bas-ventre en général qu'elles dégorgent; comme les eaux salines thermales douces, sur les irritations de l'utérus, sur diverses névroses, sur l'irritabilité trop grande du système nerveux qu'elles apaisent, sur la mobilité extrême dans la distribution des forces de l'innervation qu'elles fixent et régularisent ; comme les eaux acidules gazeuses froides, sur les affections nerveuses des voies gastriques, sur des traces de phlegmasie chronique de ces voies qu'elles détruisent, sur un état consécutif de relâchechement, d'atonie de ces voies qu'elles rehaussent ; comme plus particulièrement encore et par des voies plus difficiles encore à apprécier, certaines eaux de divers genres, les eaux acidules thermales du Mont-d'Or, les eaux sulfureuses thermales de Bonnes, de Cauterets, sur certaines affections mal définies des organes pectoraux, etc., etc. ; ou bien enfin ces eaux agissent sur la composition du sang, soit en le reconstituant, en le rendant plus plastique, comme les eaux ferrugineuses, soit au contraire en diminuant sa plasticité, en l'éclaircissant, le rendant plus fluide, comme les eaux alkalines gazeuses, etc., etc. ; et, sous tous ces rapports, ces eaux peuvent devenir palliatives ou curatives de bien des éruptions cutanées, de bien des dartres, en agissant sur les diverses circonstances précédentes de maladies des solides ou d'altérations de fluides auxquelles ces éruptions, ces dartres, se rattacheraient.

Mais pour que ces eaux produisent généralement les effets qu'on en attend sur divers organes, appareils d'organes, sur le sang, les humeurs, il faut qu'elles puissent aller en quelque sorte à leur adresse, que les voies gastriques par exemple, quand ce n'est pas à elles spécialement que s'adresse le remède par une idiosyncrasie spéciale, ou à cause d'une irritation, d'une affection chronique latente qu'on méconnaît, ne prennent pas pour elles le premier effet généralement excitant de ces eaux minérales, et n'empêchent pas ainsi ces dernières d'agir comme l'expérience démontre qu'elles agissent ordinairement, habituellement, ce qui les a fait ranger dans telle ou telle classe. Il ne faut pas que les forces de la vie, que l'habitude de grande activité vitale soient répandues sur les divers organes ou appareils d'organes, de manière à ce que celui de ces organes ou de ces appareils à qui s'adressent les eaux administrées, soit précisément celui de tous que l'organisme a le moins destiné à devenir facilement un centre de fluxion, une voie de *décharge dépurative*, un théâtre de crises favorables. Il ne faut pas, autant que possible, faute d'avoir reconnu ces dispositions antérieures acquises ou naturelles, qu'un dartreux, par exemple, qu'on envoie aux

eaux, pour y éprouver, d'après l'idée que l'on
a de la maladie et le plan curatif qu'on s'est
tracé, un effet diurétique ou un effet reconstituant du sang, ou modificateur de quelques humeurs, éprouve au contraire de ces
eaux un effet purgatif ou sudorifique, ou fortement excitant de tout le système nerveux,
de quelque organe important, de manière à
manquer ainsi l'action de ces eaux sur les voies
urinaires, sur le sang auxquels on les desti-
nait. Si malgré cela, un effet avantageux résulte
de leur usage, il faut chercher, en reve-
nant plus attentivement sur les antécédents
du malade, sur l'état où il se trouvait au moment de se rendre à ces eaux, pourquoi
celles-ci ont produit un effet excitant, révulsif, dérivatif sur des organes, des appareils
autres que ceux que l'on voulait mettre, que
l'on croyait rationnel de mettre en action. Si
l'on n'en trouve pas de raison plausible, le
fait en question est un fait presque perdu
dans l'intérêt des règles à suivre à l'avenir
pour diriger vers telle source d'eau minérale,
telle maladie donnée de la peau; car ce n'est
ni l'analogie, ni l'identité de forme d'une
autre maladie de la peau avec la précédente
chez un nouveau dartreux, qui peut servir de
règle au médecin pour diriger ce nouveau

dartreux vers la même source. Sans doute il y a dans ces recherches de grandes difficultés à vaincre; mais en étudiant attentivement toutes les circonstances physiologico-pathologiques que présentent les malades, en s'efforçant de suivre les traces malheureusement d'un trop petit nombre de médecins anciens, parmi lesquels, sur ce sujet comme sur tant d'autres, il faut placer Bordeu au premier rang, en s'appuyant sur l'expérience, sur les recherches analytiques modernes de quelques médecins inspecteurs, hommes d'un grand mérite, relativement aux propriétés bien appréciées des eaux minérales naturelles dont ils dirigent l'administration, en profitant des investigations thérapeutiques nombreuses auxquelles on s'est livré dans ces derniers temps, et des résultats d'une application plus raisonnable et mieux comprise des sciences accessoires à la médecine, on parviendra dans un grand nombre de cas à vaincre ces difficultés. D'ailleurs c'est uniquement dans cette voie qu'il faut marcher, sans négliger sans doute les faits que fournit l'empirisme, sans perdre de vue quelques effets spéciaux des eaux minérales qu'on ne saurait en aucune manière expliquer, si l'on veut jamais arriver à l'établissement de quelques principes, très-généraux peut-être, mais enfin des principes qui puissent diriger ceux qui débutent dans la pratique médicale.

De trois choses l'une : ou les eaux minérales naturelles ont un effet analogue dans les cas analogues pour l'aspect, la forme, la marche et les autres circonstances extérieures des maladies de la peau, indépendamment des conditions morbides internes auxquelles ces maladies peuvent se rattacher ; ou elles ont un effet spécial avantageux, reconnu par l'expérience, sur les maladies de la peau en général (nous avons dit qu'il ne s'agissait ici et qu'il ne pouvait s'agir que des maladies chroniques), ou enfin elles n'ont ni effet analogue dans les cas analogues de maladies de la peau, ni effet spécial dans aucun cas, et elles n'ont qu'un effet relatif aux conditions morbides internes qui ont fait naître et qui entretiennent ces maladies. La première hypothèse est fausse ; la seconde est en partie vraie ; la troisième est le plus généralement vraie. En effet :

1° Vous n'envoyez pas un dartreux aux eaux pour une éruption vésiculeuse, parce que ces eaux guérissent toutes les éruptions vésiculeuses à semblable forme et à semblable aspect, etc.; et de même pour les autres éruptions.

2° Vous pouvez envoyer un dartreux aux eaux, aux eaux sulfureuses, par exemple, pour les lui faire prendre ou à l'extérieur seulement, ou à l'extérieur et à l'intérieur à la fois. En les lui faisant prendre seulement à l'extérieur, vous voulez mettre à profit ce que l'expérience de plusieurs siècles a appris, que les eaux sulfureuses, quelques-unes plus particulièrement, ont réellement un effet modificateur avantageux sur la peau, dans les dartres; mais pour que cet effet devienne curatif, il faut que la dartre ne se rattache qu'à la *fluxion idiopathique*, c'est-à-dire qu'elle puisse être considérée comme une maladie propre à la peau, indépendamment de ce qui se passe dans le reste de l'économie. Si la dartre se rattache à quelqu'une des conditions morbides sur lesquelles nous avons appelé l'attention dans le courant de l'ouvrage, l'effet des eaux à l'extérieur ne sera pas curatif; il sera tout au plus palliatif, quelquefois nul ou même nuisible, en raison d'un certain rapport que l'organisme aura pu établir entre ce qui se passe à la peau et la condition morbide interne en question, en raison de l'excitation déterminée par un bain sulfureux, qui peut rendre plus intense la condition interne à laquelle la maladie cutanée se lie. Vous êtes donc forcé de faire une étude des conditions morbides internes, ce qui vous ramène dans la troisième hypothèse où je veux vous placer. Si vous administrez les eaux sulfureuses tout à la fois à l'extérieur et à l'intérieur, outre l'effet spécial de ces eaux, dû à leurs éléments chimiques, qui arrivent à la peau soit directement par les bains, soit par l'absorption intérieure, quand ces eaux sont ingérées, il y aura l'effet excitant de ces eaux prises à l'intérieur, effet qui pourra neutraliser leur action spéciale favorable sur la peau, et produire des résultats thérapeutiques tout différents de ceux que vous attendez, si la dartre ne tient pas encore uniquement à la *fluxion idiopathique,* si elle se rattache encore à des conditions morbides internes par vous méconnues, conditions que ces eaux ne seraient pas propres à combattre. Cette manière donc d'administrer les eaux extérieurement et intérieurement, vous ramène encore plus forcément à faire une étude de toutes les conditions morbides que présente le dartreux, et à vous placer par conséquent dans notre troisième hypothèse.

3° Vous pouvez envoyer un dartreux aux eaux, sans reconnaître précisément à ces eaux quelque chose de spécial contre les maladies de la peau, ou sans avoir en vue de faire usage de cette spécialité d'action, ou, tout en la mettant à profit, si vous la reconnaissez, vous pouvez envoyer, dis-je, un dartreux à ces eaux, principalement pour déterminer avec elles une modification générale de l'économie, une médication favorablement perturbatrice, un de ces effets sur lesquels s'appesantit Bordeu, un changement dans la crase des humeurs, la transformation avec fièvre d'une maladie chronique en une maladie aiguë, etc. Or, il est évident que vous vous laissez guider dans le choix des eaux que vous prescrivez au dartreux, d'un côté, par la considération des circonstances relatives à son état général et local; d'un autre côté, par ce que vous connaissez des effets généraux produits par ces eaux sur l'économie de l'homme, ou par ce que vous présumez de ces effets, relativement au degré de chaleur de ces eaux, à leur composition chimique, etc. ; car il est clair que vous n'envoyez pas un malade aux eaux sans examen. Vous ne vous confiez pas au hasard. Mais sur quoi fondez-vous votre examen et vos conclusions? Après avoir exclu d'abord tous les dartreux porteurs d'autres maladies ou dispositions morbides auxquelles les eaux minérales sont généralement nuisibles, comme, en général, les maladies du cœur, des gros vaisseaux, la tendance aux fortes hémorrhagies, aux congestions sanguines, à l'apoplexie, à l'hémoptysie, le cancer, l'existence de tubercules dans les poumons, un mouvement fébrile intense, etc., suivrez-vous seulement les indications de l'expérience, de l'empirisme, qui disent que telle source paraît généralement convenir à telle affection donnée; mais de pareilles données seules sont encore plus vagues, plus trompeuses pour les dartres que pour bien d'autres maladies. Or, pour ne parler que de celles-ci, quoique, suivant ces indications, on s'attache, par exemple, plus particulièrement à envoyer les malades à Bourbonne-les-Bains, à Bourbon-l'Archambaut, à Balaruc, pour les paralysies; au Mont-d'Or, à Bonnes et à Cauterets pour les affections chroniques de la poitrine; à Vichy, pour les engorgements du foie, des autres viscères abdominaux, et pour la dissolution des calculs; à Saint-Nectaire et à Contrexeville, pour la gravelle; à Saint-Sauveur, Néris, Ussat, Bains, Bagnères-de-Bigorre, pour les maladies nerveuses; à Barèges, Bourbonne, Bains près d'Arles, Ax, pour les plaies d'armes à feu, etc., etc., il arrive encore qu'on se trompe souvent, comme les résultats après toutes les saisons des eaux le démontrent. Recueillerez-vous tous les faits de succès et de revers, en suivant ces indications, et direz-vous aux malades : Sur dix dartreux qui sont allés à telles eaux pour des cas de dartres analogues aux vôtres, six sont revenus améliorés ou guéris; donc il y a à parier six contre quatre que vous serez amélioré ou guéri. Si le dartreux se trouve dans le nombre des six, tant mieux; s'il se trouve dans le nombre des quatre, tant pis. Il est certain que, dans l'intérêt de vos malades comme dans le vôtre, vous ne suivrez pas, ou vous finirez par ne pas suivre une conduite semblable, simplement empirique.

Je suppose donc que vous ferez comme font généralement les médecins instruits, que vous vous livrerez d'abord à des considérations tirées de l'état général, de l'état local du dartreux, et qu'ensuite, relativement aux eaux, vous vous proposerez, comme nous le disions, en les appliquant à ce dartreux, soit de les faire agir principalement par leurs propriétés spéciales contre les dartres, soit de faire servir leurs propriétés excitantes générales et excitantes locales de tel ou tel organe, système ou appareil, à déterminer une vaste dérivation ou révulsion, soit de modifier par leurs éléments chimiques la composition du sang, de certaines humeurs, et tout cela en raison des indications que vous aurez puisées dans l'étude que vous aurez faite de votre malade. Mais cette application des eaux minérales, pour remplir telle ou telle de ces indications, suppose la connaissance des effets qu'elles produisent le plus généralement.

Il s'agit donc de faire une étude préalable des eaux minérales, quant à leurs propriétés thérapeutiques, en mettant en rapport ces propriétés thérapeutiques avec leur composition chimique et leur degré de chaleur naturelle, dernières circonstances qui peuvent en grande partie faire prévoir les vertus des eaux dont vous n'aurez pas encore fait usage, par leur analogie de composition avec les eaux dont vous connaissez les effets. Nous allons par conséquent jeter un coup-d'œil rapide sur la composition et les propriétés des eaux minérales naturelles, en ne nous occupant du reste, ce qui nous intéresse le plus, que des eaux minérales de la France et de quelques-unes des sources les plus voisines de la France. Nous diviserons, avec M. Patissier et d'autres auteurs, les eaux minérales en : 1° eaux sulfureuses; 2° eaux salines; 3° eaux ferrugineuses; 4° eaux acidules gazeuses; 5° eaux alkalines gazeuses.

Les notions que l'on a dernièrement acquises sur un très-petit nombre d'eaux minérales en France, qui renferment du brôme assez analogue à l'iode par ses propriétés thérapeutiques, sont encore trop imparfaites pour qu'on puisse les prendre en considération dans le choix d'une classification établie dans un but uniquement pratique, relativement aux maladies cutanées, et en n'ayant particulièrement en vue que les eaux minérales de la France. Celles de ces eaux minérales qui servent principalement ou qui suffisent le plus souvent pour remplir toutes les indications offertes par les maladies de la peau, sont les eaux sulfureuses, les eaux salines, plutôt thermales que froides, et quelquefois aussi les eaux ferrugineuses.

Nous pouvons résumer en très-peu de mots, en suivant les données générales fournies par M. Patissier, la composition et les propriétés thérapeutiques de ces eaux; cela sera suffisant, relativement au but que nous nous proposons.

1° *Eaux sulfureuses.*

Elles sont minéralisées tantôt par le gaz acide hydro-sulfurique, tantôt par un hydro-sulfate alcalin; elles se rencontrent particulièrement dans les terrains granitiques; riches en principes élastiques, elles sont généralement peu chargées de substances fixes; cependant il y en a qui, comme les sources d'Uriage, d'Allevard, de Gréoulx, de Digne, de Cambo, contiennent une forte proportion de sulfate de chaux et de magnésie, avec des chlorhydrates de ces bases et quelquefois d'autres substances. Les vertus médicinales de ces dernières sources participent de celles des eaux salines et de celles des eaux sulfureuses. Les plus remarquables comme laxatives ou purgatives en même temps qu'excitantes, sulfureuses, sont celles d'Uriage. En général, les principes les plus saillants des eaux sulfureuses sont le sulfure de sodium, le carbonate et le sulfate de soude, un peu de silice, de gaz acide carbonique, de l'azote et une matière glaireuse (*barégine, glairine*), qu'on regarde comme très-propre à modérer l'action stimulante de ces eaux, et qui abonde surtout dans quelques eaux des Pyrénées. Les eaux sulfureuses sont en grande partie thermales, à degrés différents de chaleur, quelquefois pour différentes sources dans la même localité. Il est cependant quelques eaux sulfureuses froides. Les eaux thermales sulfureuses de la France sont : Barèges (Hautes-Pyrénées), St-Sauveur (*idem*), Cauterets *(idem)*, Bonnes (Basses-Pyrénées), Eaux-Chaudes *(idem)*, Bagnère-de-Luchon (Haute-Garonne), Escaldas (Pyrénées-Orientales), Vernet (*idem*), Molitg *(idem)*, Vinça *(idem)*, Bains près Arles (*idem*), La Preste *(idem)*, Ax (Arriège), Saint-Honoré (Nièvre), Gréoulx (Basses-Alpes), Digne (*idem*), Bagnols (Lozère), Cambo (Basses-Pyrénées), Castera-Verdusan (Gers), St-Antoine-de-Guagno (Corse), Piétrapola *(idem)*, Guittera (*idem*), Bagnoles (Orne), Evaux (Creuse), St-Amand (Nord), auxquelles nous joignons les eaux d'Aix en Savoie. Les eaux froides sont : Uriage (Isère), Allevard (*idem*), Enghien (Seine-et-Oise), Guillon (Doubs), La Roche-Pozai (Vienne), Cadéac (Hautes-Pyrénées), Labassère *(idem)*, Gamarde (Landes), Fonsanche (Gard), Euzet (*idem*).

Les eaux sulfureuses ont été, avec raison, divisées en fortes et faibles ou douces. Cette division repose en partie sur leur différence de composition chimique, de quantité de principe sulfureux qu'elles contiennent, de

degré de chaleur, quelquefois moins sur ces
circonstances que sur leur effet thérapeutique
démontré par l'expérience. Cette division est
utile surtout par rapport aux maladies de la
peau. Quelquefois les eaux sulfureuses fortes
et les eaux sulfureuses faibles se rencontrent
aux mêmes sources. C'est ainsi qu'à Cauterets,
à Bagnères-de-Luchon, à Ax, à Vernet, etc.,
il y a inégalité de force, d'énergie dans les
eaux des différentes fontaines, de manière
que le médecin peut choisir celle qui convient
le mieux aux dispositions actuelles des malades
et aux affections diverses dont il veut les soulager ou les guérir. On peut, en général, placer, parmi les eaux sulfureuses fortes, certaines
sources de Barèges, de Bagnères, de Cauterets,
d'Arles, de Vernet, d'Ax, les eaux d'Allevard,
de Bagnols, d'Enghien, de Bains près Arles,
d'Aix-en-Savoie, etc.

Les eaux sulfureuses fortes excitent, stimulent puissamment l'organisme, raniment la
sensibilité, dirigent l'action vitale du centre à
la circonférence, accélèrent le pouls, produisent un sentiment d'ardeur intérieure et une
agitation que Bordeu compare à celle du café;
elles suscitent un mouvement fébrile aussi salutaire lorsqu'il est modéré, que nuisible lorsqu'il est excessif; elles réagissent vivement sur

la peau, qui devient le siége d'une dérivation continuelle ; aussi les crises s'opèrent plutôt par des sueurs et des éruptions que par les urines. Par l'excitation qu'elles impriment au système circulatoire, ces eaux augmentent et rappellent le flux hémorrhoïdal, avancent l'apparition ainsi que le retour des règles ; des pertes peuvent même survenir, si on n'interrompt pas leur usage pendant le flux menstruel ; elles exaltent beaucoup les organes génitaux. Ces effets sont d'autant plus manifestes que les sources sont plus chaudes. Les sources sulfureuses *fortes* doivent être administrées avec la plus grande réserve, parce qu'elles font passer avec une extrême promptitude à un état aigu des affections indolentes ; elles sont favorables, lorsque l'action organique est faible, languissante, chez les individus à fibre molle, et peu irritables. Elles ne sont salutaires que dans les affections chroniques dépourvues de tout caractère inflammatoire, et leur efficacité ressort d'autant mieux que les maladies sont plus anciennes.

Les sources sulfureuses faibles ou douces sont en général moins chaudes et pourvues de principes moins excitants que celles de l'ordre précédent. Quoique leur action soit généralement lente, ce défaut devient une qualité dans les cas où une force plus active serait nuisible ; ne recélant que peu de principes minéraux, elles se prêtent facilement à l'absorption, et deviennent, par conséquent, plus aptes à modifier la composition des fluides et à rétablir le jeu des sécrétions dont le trouble est une cause fréquente de maladies chroniques. Presque toujours elles soulagent, rarement elles nuisent. On peut ranger parmi les eaux sulfureuses faibles quelques-unes des sources qui sont dans la même localité que la plupart des eaux fortes dont nous venons de parler, les eaux de St-Sauveur, de Bonnes, de Molitg, de Vinça, de Gréoulx, de Digne, d'Uriage ; mais ces dernières, à cause des sels laxatifs ou purgatifs qu'elles renferment, doivent, en quelque sorte, être mises à part. Ce sont des eaux mixtes sulfureuses et salines en même temps. Il semble aussi, d'après la remarque de M. Patissier. qu'il faut ranger dans les eaux sulfureuses faibles les sources de St-Amand, de Barbotan, d'Evaux, de Bagnoles (Orne), lesquelles exhalent une odeur hépatique, et n'ont fourni aux chimistes qu'une très-minime portion de gaz acide hydro-sulfurique. Ce sont probablement des sources *dégénérées* sulfureuses, c'est-à-dire des sources qui, dans les entrailles de la terre, étaient réellement sulfureuses, mais qui, dans leur trajet, ont perdu une grande partie de leur ingrédient sulfureux ; ou bien elles n'ont acquis le caractère hépatique qu'accidentellement, c'est-à-dire par la décomposition de sulfates qui ont été convertis en sulfures par une matière organique. Quoi qu'il en soit, l'observation clinique a fait reconnaître que toutes ces sources utilisées particulièrement en bains tempérés (32 à 34° cent.), calment, assouplissent, relâchent l'organisme trop exalté, agitent doucement et régularisent le système nerveux ; qu'elles sont souvent utiles comme moyens préparatoires aux sources plus énergiques; qu'on en use avec avantage pour prévenir des maladies chroniques ou arrêter quelque temps la marche de celles qui sont déclarées, et qu'elles sont très-salutaires aux femmes délicates, aux vieillards, aux enfants, aux adultes doués d'une grande mobilité nerveuse, ainsi qu'à ceux qui sont en proie à des irritations intérieures ou à ces divers états morbides qualifiés de névroses, névralgies.

2° *Eaux minérales salines.*

Ces eaux ont pour principes dominants des sels divers en proportion variable; s'il s'y trouve du soufre, du fer ou de l'acide car-

bonique, leur action est tout-à-fait secondaire.
La quantité plus ou moins considérable de
principes constituants que recèlent les sources
salines, et le degré différent d'énergie médi-
catrice qu'elles manifestent, doivent les faire
distinguer en *fortes* et en *faibles* ou douces ; la
plupart d'entre elles sont thermales, telles sont
les sources de Balaruc (Hérault), Bourbonne
(Haute-Marne), Bourbon-l'Archambault (Allier), Lamotte (Isère), La Bourboule (Puy-de-
Dôme), Audinac (Arriège), Châtel-Guyon
(Puy-de-Dôme), Plombières (Vosges), Bains
(*idem*), Luxeuil (Haute-Saône), Néris (Allier),
Bagnères-de-Bigorre (Hautes-Pyrénées), Bour-
bon-Lancy (Saône-et-Loire), Chaudes-Aigues
(Cantal), La Chaldette (Lozère), Rennes
(Aude), Sylvanès (Aveyron), Aix (Bouches-
du-Rhône), St-Laurent-les-Bains (Ardèche),
Monestier-de-Briançon (Hautes-Alpes), Ussat
(Ariége), Lamalou (Hérault), Dax (Landes),
Avène (Hérault), Capvern (Hautes-Pyrénées),
auxquelles nous joindrons les eaux de Leuk ou
Louesche (Suisse) et de St-Gervais (Savoie).

Quelques autres sources cependant sont
froides, telles sont : Niederbronn (Bas-Rhin),
Miers (Lot), Pouillon (Landes), Availles (Cha-
rente), eau de mer.

Les eaux salines *fortes* renferment une

quantité assez considérable de substances fixes, parmi lesquelles on remarque les chlorures de sodium, calcium, magnesium, le sulfate de soude, des bromures et des traces de fer. Ces substances se trouvent à la dose de cinq à neuf grammes par litre d'eau dans les sources de Balaruc, Bourbonne, Bourbon-l'Archambault, Lamotte, la Bourboule, Chatel-Guyon, etc., et à la dose de trente-sept à quarante grammes par litre dans l'eau de mer, qui peut être considérée comme l'eau minérale saline par excellence.

Les sources salines fortes sont éminemment stimulantes, perturbatrices, et leur action médicale est si énergique qu'elle peut être salutaire ou funeste, suivant que leur administration est dirigée par une sage expérience ou une pratique routinière. Elles conviennent aux individus flegmatiques, à fibre molle, et dans tous les cas où l'ordre des sécrétions est perverti sans qu'il y ait pléthore sanguine. Prises en boisson, elles activent la sécrétion urinaire et sont plus ou moins purgatives; telles sont l'eau de mer, les sources de Balaruc, de Chatel-Guyon. Ces eaux ont été assimilées à celles de Sedlitz, qu'elles peuvent généralement remplacer. Telles sont encore les eaux de Niederbronn, d'Audinac, de Lamotte, et la source Lasserre, à Bagnères-de-Bigorre. Elles accélèrent la circulation, stimulent la membrane muqueuse gastro-intestinale, impriment une plus grande activité à la sécrétion du foie et du pancréas ; mais on doit s'en abstenir lorsqu'il existe une trop grande susceptibilité nerveuse ou une irritation des organes gastriques ; elles réussissent d'autant mieux que ces organes sont moins irrités ou dans un état d'atonie ; elles nuisent aux individus qui ont la poitrine délicate ou qui sont sujets aux crachements de sang. En bains et en douches, ces eaux exercent une action tonique sur la peau qu'elles rendent momentanément un peu rude au toucher ; sous ces formes, elles sont spécialement invoquées dans tous les cas morbides où la nature est manifestement frappée d'inertie, où il est nécessaire d'aider puissamment la réaction vitale, et surtout lorsqu'il y a rétrocession d'un principe morbide, qu'il importe de rappeler à l'extérieur par l'action énergique de la révulsion.

Les eaux salines faibles ou douces sont celles de Plombières, de Luxeuil, de Bains, de Neris, de Rennes (Aude), de Bagnères-de-Bigorre, d'Ussat, de Chaudes-Aigues, de Château-neuf, de Bourbon-Lancy, de Sylvanès, de St-Laurent (Ardèche), d'Aix (Bouches-du-Rhône), d'Avène (Hérault), de Monestier. de Briançon, etc. Elles contiennent pour principes volatils, de l'acide carbonique, de l'azote, de l'oxygène, et pour principes fixes une petite quantité de carbonate de soude, de chaux, du sulfate de soude, de l'alumine, de la silice et une matière organique plus ou moins abondante, qui imprime à la main une douce sensation, et dont l'onctuosité assouplit agréablement la peau. Bien que ces sources ne fournissent rien de minéral au goût ainsi qu'à l'odorat et peu d'éléments médicamenteux à l'analyse chimique, elles n'en possèdent pas moins cependant des vertus thérapeutiques incontestables contre un grand nombre d'infirmités ; il faut le reconnaître, il y a quelque chose en elles de spécifique qui échappe à nos moyens vulgaires d'investigation et dont il est impossible de se rendre compte ; on dit souvent alors qu'elles agissent comme *altérantes*. C'est sans doute à ce principe inconnu qu'il faut attribuer l'allègement ou la guérison de maladies que l'inefficacité des autres remèdes portait à regarder comme incurables ou destinées à le devenir prochainement. Prises en boisson, les eaux qui nous occupent sont en général légères, douces, pénétrantes et se digèrent facilement malgré leur haute température, tandis que les mêmes doses d'eau commune chauffée au même degré nuisent singulièrement aux fonctions de l'estomac; elles exercent une excitation modérée, lentement graduée, et semblent agir autant par l'eau proprement dite qu'elles introduisent dans l'économie que par les substances qui les minéralisent. Cependant ces substances y sont si parfaitement dissoutes, si intimement unies au principe aqueux, qu'on ne peut se refuser à croire que, portées dans le système vasculaire, elles deviennent plus assimilables et modifient favorablement nos humeurs. Ces eaux sont légèrement diurétiques et diaphorétiques ; leur mode d'action n'est pas le même chez tous les individus; chez les uns, elles amènent la solution des maladies par un flux copieux d'urines, chez les autres par des sueurs abondantes. Ces deux excrétions étant physiologiquement opposées, il est rare qu'elles aient lieu en même temps; mais on les voit alterner chez le même malade sous l'influence du traitement thermal ; souvent aussi ces eaux ne provoquent pas de mouvement critique bien apparent; la guérison ou le soulagement s'effectue d'une manière insensible.

C'est particulièrement à la chaleur naturelle dont elles sont presque toutes imprégnées, qui est leur âme, comme dit Fourcroy, et qui, thérapeutiquement parlant, est loin d'être identique avec la chaleur artificielle, que les eaux salines faibles empruntent leurs propriétés générales, lorsqu'elles sont administrées en bains et en douches; aussi, dans les localités thermales, on a grand soin de régler avec précision leur température. Pendant l'immersion dans un bain tempéré (34° cent.), on ne remarque comme effets immédiats, qu'une légère accélération dans le pouls, un peu de rougeur à la peau et une transpiration un peu plus prononcée; on éprouve une plus grande souplesse dans les membres et un bien-être qui se prolonge une partie de la journée. Ces bains ne débilitent pas comme les bains d'eau commune, puisque par leur usage prolongé parfois pendant plusieurs heures et répété pendant un mois, les malades acquièrent, plus de force et leurs fonctions s'effectuent avec une nouvelle énergie; souvent ils provoquent à la peau des efflorescences qui sont le plus ordinairement avantageuses.

3° *Eaux ferrugineuses.*

On range dans cette classe les eaux minérales où le fer apparaît non comme ingrédien unique, mais comme le principe le plus important, celui qui leur donne les vertus particulières par lesquelles elles se distinguent des autres. Toutes les sources essentiellement martiales sont froides; telles sont celles de Forges (Seine-inférieure); Aumale (*idem*); Nointot (*idem*); Passy (Seine); Cransac (Aveyron); Orezza (Corse); Campagne (Aude); Celles (Ardèche); Dinan (Côtes-du-Nord); Castel-Jalloux (Lot-et-Garonne); Provins (Seine-et-Marne); Charbonnières (Rhône), etc. On trouve en outre des sources ferrugineuses froides dans différents établissements thermaux, tels qu'à Bagnères-de-Bigorre, Luxeuil, Plombières, Cambo, Castéra-Verduzan, Uriage, Rennes (Aude), Bagnoles (Orne), etc.

Les éléments qui constituent ces eaux sont des sels à base alcaline, terreuse et surtout du fer qui s'y trouve à l'état de sulfate, de carbonate, et le plus souvent de crénate.

Les eaux martiales étant très-limpides, sans odeur, d'une saveur acidule, saline et légèrement astringente, sont ordinairement bien supportées par l'estomac; elles réveillent l'appétit, et servent souvent de boisson habituelle aux habitants voisins des sources; leur action physiologique est à peu près la même que celle des préparations de fer; sous leur influence, les matières alvines se dessèchent, se durcissent et se teignent même en noir; le sang semble se condenser, et à la longue le pouls devient plus fort et acquiert plus de plénitude, les menstrues et les hémorrhoïdes coulent avec plus d'abondance; il résulte de là que les eaux ferrugineuses portent principalement leur action sur le système sanguin, qu'elles activent l'hématose, et que c'est avec raison qu'elles sont classées parmi les remèdes ou reconstituants du sang ou altérants.

Les eaux ferrugineuses opèrent la guérison ou le soulagement des maladies, tantôt par une recrudescence de tous les symptômes, c'est-à-dire en substituant un mode aigu à un mode chronique; tantôt par des évacuations qui ont lieu par différents émonctoires; d'autres fois, et c'est le plus ordinairement, en modifiant les humeurs animales, en imprimant au sang plus de consistance et de vitalité. Ces effets sont d'autant mieux appréciables, que le malade est plus faible et l'atonie plus prononcée.

4° *Eaux acidules gazeuses.*

On comprend dans cette classe les sources minérales dans lesquelles l'acide carbonique est le principe dominant; elles se reconnaissent à leur saveur piquante, aigrelette, à la quantité de bulles qui éclatent à leur surface et leur donnent une apparence d'ébullition, phénomène qui est dû au gaz acide carbonique qu'elles contiennent en grande proportion; outre ce gaz, elles recèlent plusieurs sels, tels que les carbonates de soude, de chaux de magnésie et de fer. La plupart sont froides, Saint-Alban (Loire), Contrexeville (Vosges), Pougues (Nièvre), Vic-sur-Cère (Cantal), Châteldon (Puy-de-Dôme), Camarès (Aveyron), Saint-Myon (Puy-de-Dôme), Pont-Gibaud (*idem*), Vic-le-Comte (*idem*), Saint-Galmier (Loire), Montbrison (*idem*), Sail-sous-Cousan (*idem*), Sainte-Marie (Cantal), Saint-Pardoux (Allier), etc. Quelques-unes seulement sont thermales, Mont-d'Or (Puy-de-Dôme), température des sources de 15° à 47° centigrade thermomètre.

De toutes les eaux minérales, les gazeuses acidules froides sont sans contredit celles qui excitent le moins l'organisme; prises à l'intétérieur dans l'état de santé, elles sont excellentes pour calmer la soif, restaurent sans irriter l'organisme et forment une boisson hygiénique rafraîchissante, très-salubre surtout pendant les chaleurs de l'été. Les habitants des lieux où elles jaillissent, en font leur boisson habituelle.

Si l'eau acidule, prise en quantité modérée, peut être bue sans inconvénient dans l'état de santé, il n'en est pas de même dans l'état de maladie; elle détermine alors des effets avantageux ou nuisibles, suivant le genre d'affections auxquelles on l'applique. En général, elle produit une excitation lente, modérée, qui convient précisément à la nature d'une foule de maladies diverses; elle ralentit et régularise la circulation, stimule légèrement les organes digestifs, et augmente la sécrétion urinaire; elle sollicite des évacuations critiques par les selles, et le plus ordinairement par les urines. Ses vertus médicinales sont dues particulièrement à la forte proportion de gaz acide carbonique qu'elle recèle; et, comme ce fluide élastique exerce une action sédative sur le système nerveux et modère la sensibilité, il en résulte que cette eau est généralement favorable aux personnes d'un tempérament sec, bilieux, et dans les maladies où il subsiste quelques traces d'irritation ou quelque disposition inflammatoire. L'usage de ces eaux en boissons et en bains (on les fait alors chauffer) étant le plus ordinairement suivi de sueurs abondantes et de la *poussée*, c'est-à-dire d'un prurit avec exanthème à la peau, on conçoit qu'elles peuvent modifier avantageusement les maladies dont le système cutané est le siége.

5° *Eaux minérales alkalines gazeuses.*

On avait d'abord confondu les eaux *alkalines* dans la classe des acidules gazeuses ; mais les propriétés physiques, chimiques et médicamenteuses des sources où prédomine le bi-carbonate de soude, sont tellement tranchées qu'il convient d'en faire un groupe à part. Ces eaux sont thermales, Vichy (Allier), Saint-Nectaire (Puy-de-Dôme), ou froides, Vals (Ardèche), Hauterive (Allier) ; elles sont limpides, inodores, douces au toucher, ont une saveur lixivielle très-légère, recèlent une plus ou moins grande quantité de gaz acide carbonique et plusieurs substances salines, parmi lesquelles on distingue la soude carbonatée qui s'y trouve en excès ; ainsi, les sources de Vals (Ardèche) en contiennent jusqu'à sept grammes, et celles de Vichy cinq grammes par litre d'eau.

Ces eaux sont éminemment *altérantes*, c'est-à-dire qu'elles ont la propriété de changer la constitution des liquides et des solides de l'économie; elles diminuent la plasticité du sang, éclaircissent et rendent plus fluides nos humeurs, impriment un caractère alkalin aux sécrétions acides, particulièrement aux urines et à la sueur; elles exercent une action spéciale sur le système glanduleux, sur la lymphe, la bile, et tendent à délayer, résoudre ces humeurs épaissies ou coagulées; aussi sont-elles préconisées comme *fondantes, apéritives*. Leur principale vertu se déploie dans les affections chroniques qui ont leur siége dans les viscères du bas-ventre, et particulièrement contre les engorgements du foie, de la rate, et les coliques hépatiques occasionnées par les calculs; mais il ne faut pas perdre de vue que ces eaux ne réussissent dans les maladies chroniques du foie, qu'autant que ces dernières consistent dans un dérangement fonctionnel, dans une congestion veineuse, ou dans une simple hypertrophie de cet organe.

Il est certain que de toutes les classes d'eaux minérales que nous venons d'examiner rapidement, ce sont les sulfureuses qui conviennent généralement le plus aux maladies de la peau, parce qu'elles ont tout à la fois leurs propriétés spéciales reconnues sur ces maladies, à cause des principes sulfureux qu'elles renferment, et que par leur vertu excitante, générale, prises à l'intérieur, elles peuvent agir dans différents sens, et produire en partie les effets des autres eaux, selon les cas auxquels on les applique. Mais en général, excepté un très-petit nombre d'eaux sulfureuses froides qu'on peut encore, en les faisant convenablement chauffer, mettre presque au niveau des autres, les vertus plus ou moins excitantes qu'elles présentent toutes, indépendamment de leurs vertus spéciales antidartreuses, agissent plutôt sur la diaphorèse, sont plutôt excitantes *sudorifiques*, qu'excitantes de tout autre genre. Ce n'est que par une exception peu commune que l'on voit des eaux sulfureuses, telles que celles d'Uriage (Isère), par exemple, déterminer généralement,, prises à l'intérieur, à cause des sels qu'elles renferment, des effets purgatifs. Ces dernières n'en deviennent pas moins précieuses pour cela, à cause du double effet des eaux salines et des eaux sulfureuses qu'elles peuvent produire, et auque ont été dus de très-remarquables résultats.

Les eaux acidules gazeuses peuvent produire, quand elles sont chaudes ou même quand on les a fait simplement chauffer, comme à Saint-Alban, par exemple, une excitation générale sudorifique, une sorte de *poussée*, c'est-à-dire de prurit avec exanthème à la peau, dont on peut tirer avantageusement parti contre les maladies dont le système cutané est le siége. Quand elles sont froides, elles agissent généralement comme diurétiques, et par conséquent permettent d'obtenir, relativement aux maladies cutanées, un théâtre d'une dérivation qu'on peut prolonger très longtemps et qui ne manque pas d'efficacité, sans compter d'ailleurs leur effet sédatif, calmant de l'irritabilité du système nerveux, leur effet salutaire, tonique sur les gastro-entérites chroniques sans trop forte irritation, etc., toutes circonstances auxquelles se rattachent parfois les maladies de la peau.

Les eaux alkalines gazeuses ont d'abord un effet remarquable, comme nous l'avons déjà dit, sur la composition du sang, qu'elles rendent moins plastique, moins épais, plus fluide, sur la composition des humeurs en général, qu'elles paraissent rendre alkalines, ce qui, au même titre que tout changement dans la crase du sang, des humeurs, obtenu par le régime ou de tout autre manière, peut déjà modifier avantageusement certaines maladies de la peau. Secondement, une de ces sources surtout, celle de Vichy, jouit d'une efficacité depuis longtemps célèbre pour résoudre les engorgements chroniques, les empâtements, les hypertrophies des viscères du bas-ventre, auxquels les maladies de la peau sont assez souvent liées.

Les eaux ferrugineuses, dans lesquelles on considère principalement les principes ferrugineux qu'elles contiennent à l'état de sulfate, de carbonate, de crénate, sont essentiellement toniques localement et généralement, parfois diurétiques, à cause de l'acide carbonique et des sels qui entrent dans la composition de quelques-unes. Mais c'est leur effet tonique et reconstituant du sang qui en fait surtout une classe à part. Or, ce sont ces vertus qu'on est obligé quelquefois de mettre à profit dans des maladies de la peau qui se lient à une atonie générale, à une altération du sang, à un défaut de menstruation convenable, etc.

Les eaux minérales salines se distinguent la plupart par leurs propriétés purgatives, parfois diurétiques, et, quand elles sont chaudes et prises à l'extérieur surtout, par des propriétés sudorifiques. Sous tous ces rapports, elles permettent déjà d'effectuer une utile révulsion ou dérivation dans les maladies de la peau. Quelques-unes, parmi les fortes, possèdent, par leurs propriétés purgatives surtout, le pouvoir de détruire certaines plénitudes, certains embarras sanguins, bilieux, muqueux, humoraux, de *fondre* certains engorgements chroniques des viscères du bas-ventre auxquels se rattachent quelquefois les maladies de la peau, et elles ressemblent, sous ce rapport, par leurs effets, quoique de composition différente, aux eaux de Vichy. Mais assez souvent les diverses eaux salines, sans purger, ont cet effet *altérant* dont on ne saurait se rendre compte, effet qui ressemble aux procédés de *dépuration* que la nature emploie elle-même dans l'enfance, par exemple, effet où toutes les voies de décharge plus ou moins appréciables qui s'ouvrent dans l'économie lors du développement des phénomènes critiques qui *jugent*, terminent les maladies, paraissent être mises en activité, où il paraît aussi se passer quelque chose d'inaperçu dans un changement de composition du sang, par l'absorption des principes renfermés dans l'eau minérale; effet enfin, de quelque manière qu'il se produise, d'où résulte souvent une grande amélioration ou la curation complète des maladies de la peau.

Les eaux salines thermales douces, surtout celles qui contiennent une matière grasse, onctueuse, plus ou moins semblable à la barégine, comme les eaux de Plombières ou de Luxeuil, par exemple, ont, quand on les prend en bains, une action directe adoucissante ou légèrement excitante qui améliore promptement certaines éruptions cutanées, en détachant les croûtes, les écailles plus ou moins adhérentes, en ranimant les surfaces enflammées, ulcérées, etc. Quelques eaux salines thermales, qu'elles agissent comme purgatives, diurétiques, sudorifiques ou *altérantes*, produisent une amélioration très-remarquable et quelquefois une cure complète dans plusieurs cas de maladies de la peau avec éréthysme local ou général, chez des personnes irritables, délicates, nerveuses, qui ne pourraient pas supporter l'excitation généralement inséparable de l'administration des eaux sulfureuses; chez qui d'ailleurs il n'y aurait ni véritable atonie à corriger, ni chlorose à détruire, ni sang à reconstituer, ni menstrues à ramener, ce qui pourrait préférablement indiquer les eaux ferrugineuses;

chez qui les eaux acidules gazeuses chaudes ou qu'on fait chauffer ne conviendraient pas non plus, comme trop excitantes.

Mais parmi les eaux salines thermales dont il vient d'être question, il en est peu qui jouissent de vertus plus efficaces, dans les circonstances dont il vient d'être parlé, par le phénomène de la *poussée* qu'elles déterminent, que les eaux de Louesche ou Leuk (Suisse).

Maintenant, pour appliquer toutes les notions précédentes à la direction d'un dartreux donné sur telle ou telle source d'eau minérale, il ne suffit pas de se livrer à des considérations générales sur les vertus diurétiques, purgatives, sudorifiques, toniques, altérantes, etc., des eaux minérales, en se proposant d'établir vaguement de larges voies de dérivation, de révulsion, ou, plus vaguement encore, des voies de *dépuration*. On peut bien, il est vrai, avoir en vue d'abord ces différents effets, souvent salutaires, sans doute ; mais il faut alors examiner si les conditions sont telles dans l'organisation du dartreux donné, que ces effets qu'on attend doivent très-probablement avoir lieu. Pour pouvoir, par exemple, rationnellement affirmer que la source à laquelle on envoie le malade, dont

les principes de composition, dont les vertus
sont reconnus diurétiques, aura réellement
chez ce malade cet effet diurétique, il faut
qu'habituellement chez lui les organes sécré-
teurs de l'urine remplissent librement, aisément leurs fonctions, qu'ils ne soient en proie
à aucune maladie, qu'ils soient disposés à devenir facilement et pendant longtemps un
centre assez intense de fluxion, qu'ils aient
été, qu'ils soient de préférence la voie d'action
sécrétoire, *dépurative*, la voie *critique* par où
se soient trouvées *jugées* habituellement les
diverses maladies auxquelles le dartreux a été
autrefois en proie. Il faut enfin que ces organes soient de toutes les manières disposés
à répondre convenablement à l'espèce d'appel
que les eaux doivent faire à leur activité vitale.
Vous raisonnerez de même pour les effets
purgatifs, relativement aux voies gastriques;
pour les effets sudorifiques, relativement à la
peau, etc. Quant aux effets *altérants*, vous
pourrez bien fonder en partie vos raisonnements sur l'état de sécheresse de la fibre, sur
l'état de tension, d'éréthysme de la peau malade, sur le défaut de sécrétions générales
convenables, sur l'espèce de torpeur où sont
alors plongées toutes les voies par où l'organisme se débarrasse continuellement de rési-

dus de la nutrition, de matériaux surabondants, nuisibles, etc., toutes circonstances qui demandent l'application des eaux produisant plus particulièrement les effets *altérants*, des eaux salines thermales de préférence ; mais ici vos raisonnements doivent être principalement fondés sur l'état des voies gastriques et sur l'existence ou la non existence d'un état général d'irritation nerveuse. Si ce dernier état existe et que les voies gastriques soient saines, ce sont les eaux salines thermales douces surtout, prises convenablement à l'extérieur et à l'intérieur, qu'il faut choisir. Si cette irritation nerveuse générale n'existe pas et que les voies gastriques soient également saines, ce sont les eaux sulfureuses qui produiront avec plus de force, plus d'activité ces effets *altérants*, en y joignant leur action spéciale sur les maladies de la peau. Au reste, dans toutes ces considérations générales auxquelles on peut se livrer pour diriger un dartreux vers telles ou telles autres sources d'eaux minérales, je suppose qu'on ne perd pas de vue l'état des voies gastriques qui doivent laisser convenablement passer les eaux, si ce n'est pas à ces organes, comme voie de dérivation, de révulsion, que ces eaux sont destinées, ou qui doivent être aussi convenablement disposées à les recevoir pour leur propre compte, si c'est sur elles que ces eaux doivent principalement agir. Ce qu'il ne faut pas perdre de vue également, c'est que lorsqu'il existe dans l'économie un organe depuis plus ou moins longtemps irrité, malade, sur lequel sont allées habituellement retentir toutes les secousses physiques ou morales qu'a éprouvées autrefois le dartreux, le premier effet toujours excitant des eaux minérales sera généralement d'apporter encore un plus grand trouble dans les fonctions de cet organe, d'augmenter l'intensité de son affection, d'épuiser en quelque sorte leur action sur lui, de manquer ainsi l'effet purgatif, diurétique, sudorifique, altérant qu'on se proposait d'obtenir, de manière à n'avoir pour résultat définitif que la non amélioration de la dartre sur laquelle seule l'attention s'était fixée, et l'aggravation de la maladie interne dont on n'avait pas fait une juste appréciation.

Mais dans toutes les généralités précédentes vous ne puiserez que de vagues indications à remplir, et vous ne toucherez pas encore d'assez près aux principales considérations, celles relatives à la véritable étiologie de la maladie, qui puissent rationnellement vous conduire à l'appréciation des effets thérapeutiques qu'il faut demander aux eaux. Or, les effets généraux des eaux minérales naturelles et le rapport de ces effets avec leur composition chimique sont connus. Il s'agit donc maintenant uniquement d'harmoniser ces effets généraux connus avec les indications particulières fournies par les diverses conditions morbides auxquelles peuvent se rattacher les maladies de la peau, et comme on ne saurait avoir une idée plus exacte, plus méthodique, plus médicale de ces diverses conditions morbides qu'en suivant la division en plusieurs catégories de *fluxion* que nous avons établie, comme c'est à propos des maladies de la peau se rattachant à chacune de ces catégories qu'il nous sera plus facile et plus sûr de désigner particulièrement la source d'eau minérale dont il faut se servir, nous allons parcourir successivement ces diverses catégories. Nous chercherons ensuite à établir brièvement si, indépendamment de toutes les considérations de cause, de conditions morbides auxquelles se rattachent les maladies de la peau, celles-ci par leurs formes extérieures seulement, indiquent plutôt l'application de telle source d'eau minérale que de telle autre, c'est-à-dire s'il y a un rapport favorable d'amélioration, de guérison entre les diverses classes d'eaux minérales et les divers ordres simplement dermatographiques d'éruptions cutanées.

Première catégorie. Maladies de la peau dues à la *fluxion par cause externe.* Il ne saurait jamais être question d'avoir recours aux eaux minérales naturelles pour guérir une éruption cutanée due à une cause externe. L'influence de la cause externe cessant, l'éruption cutanée est promptement guérie. Si elle persévère, soit parce que, étant déjà ancienne, l'organisme en a contracté l'habitude, soit parce que un mouvement fluxionnaire plus ou moins habituel qui se portait antérieurement ailleurs, se porte maintenant à la peau de préférence pour entretenir l'éruption cutanée survenue d'abord seulement sous l'influence de la cause externe, soit par toute autre liaison avec ce qui se passe dans l'organisme, cette éruption cutanée n'appartient plus dès-lors à la catégorie de la *fluxion par cause externe.* Elle doit être placée dans l'une ou l'autre des catégories suivantes.

Seconde catégorie. Maladies de la peau dues à la *fluxion réfléchie.* Ici les eaux minérales ne peuvent guérir la maladie de la peau qu'à la condition de guérir l'affection interne dont cette maladie cutanée n'est que la réflexion, que l'effet sympathique. On pourra bien améliorer l'état de la peau avec des bains d'eaux salines faibles ou d'eaux sulfureuses thermales douces, mais à moins que ces bains **seuls** ne puissent guérir l'affection interne, ce qui est généralement douteux, la maladie cutanée reviendra sous l'influence de la même condition morbide. Ce sera ici le cas, après avoir reconnu la maladie de l'organe interne sous l'influence de laquelle l'éruption cutanée est survenue, d'appliquer au dartreux les eaux les plus favorable à la guérison de cette maladie, en choisissant parmi ces eaux, s'il y en a plusieurs jouissant de vertus analogues, celles qui pourront être en même temps appliquées à la peau, de manière à contribuer ainsi le plus possible directement par leurs principes chimiques et par leur chaleur, à guérir la maladie cutanée. Ainsi, pour prendre des exemples, les organes dont les affections, qui sont alors surtout des phlegmasies plus ou moins latentes chroniques, des engorgements, des hypertrophies, etc. (rarement une simple névrose occasionne sympathiquement une maladie de la peau), causent et entretiennent le plus souvent sympathiquement la maladie de la peau, sont : la muqueuse des bronches et quelquefois le poumon lui-même, la muqueuse gastrique ou gastro-intestinale ou intestinale seulement, le foie, la rate, l'utérus, la muqueuse vésicale ou vésico-urétrale, etc. Soit donné un dartreux dont la dartre, à forme quelconque, se rattache comme effet sympathique à l'irritation de la muqueuse bronchique ou du poumon lui-même; quand il n'y a point de phthisie pulmonaire, de tubercules avancés, les eaux qui conviendront le plus particulièrement seront les eaux de Bonnes ou du Mont-d'Or; les eaux de Bonnes seront préférables pour les sujets très-irritables ou pour les sujets lymphatiques, tendant aux scrofules; elles seront d'ailleurs généralement préférables dans tous les cas, à cause de leur action spéciale, comme sulfureuses, sur les maladies de la peau. Quand ce sont de véritables catarrhes chroniques auxquels se rattache la dartre, ce sont encore les eaux sulfureuses des Pyrénées, celles de Cauterets, de Bonnes qui conviennent; mais il est parmi les eaux salines thermales des eaux très-favorables également dans ce cas, ce sont celles de Saint-Gervais (Savoie).

Quand la dartre se lie à l'affection de la muqueuse des voies gastriques, si c'est une véritable phlegmasie plus ou moins sourde, latente, il faut être très-réservé sur l'usage des eaux minérales, qui conviennent alors principalement en bains ; ce sont généralement les eaux salines thermales qu'on met à profit dans ces cas. Lorsqu'il y a éréthysme, état nerveux saillant accompagnant cette phlegmasie, c'est aux plus douces qu'il faut s'adresser. Les eaux de Luxeuil, de Plombières, d'Ussat, de St-Gervais, de Néris m'ont paru généralement produire les meilleurs effets. Si cet état de phlegmasie s'accompagne d'un défaut marqué de sécrétions intestinales, d'une constipation opiniâtre, les mêmes eaux salines prises en même temps à l'intérieur à doses laxatives, ou rendues laxatives par l'addition de quelques gros de sulfate de soude, de magnésie, peuvent amener de très-bons résultats. Lorsque la dartre se lie à un véritable état de plénitude, d'embarras bilieux, muqueux des voies gastriques, c'est aux eaux salines purgatives qu'il faut donner la préférence. Plusieurs eaux de cette classe conviennent alors, notamment celles de Balaruc, de Bagnères-de-Bigorre, de Lamotte. Des eaux tout à la fois sulfureuses et salines dont j'ai observé les bons résultats dans ces cas, ce sont celles d'Uriage. On peut en les prenant tout à la fois en bains et à l'intérieur remplir les deux indications que présentent alors les maladies de la peau. En allant aux eaux de Bagnères-de-Bigorre, on obtient encore mieux cet avantage ; car il y a sur les mêmes lieux des eaux salines et des eaux sulfureuses plus efficaces.

Quand la dartre est un effet sympathique des engorgements, de ce qu'on appelle *obstructions* des viscères du bas-ventre, foie, rate, pancréas, épiploon, mésentère, auxquels se lie plus ou moins l'embarras de la circulation dans le système de la veine porte, s'il y a en même temps beaucoup d'irritation, c'est encore seulement en bains que les eaux minérales, les salines douces surtout, doivent être appliquées. Dans les engorgements chroniques, sans symptômes saillants d'irritation, et bien entendu sans dégénérescence tuberculeuse, squirrheuse, cancéreuse, ou autres dégénérescences connues incurables, plusieurs eaux minérales auxquelles on a attribué vaguement des propriétés *désobstruantes*, peuvent être appliquées avec succès à l'intérieur et à l'extérieur. Cet effet de résolution, de fonte des engorgements chroniques, cet effet *désobstruant* peut se rattacher aux effets purgatifs, diurétiques, *altérants*, plus rarement simplement sudorifiques, des eaux minérales.

Les eaux de Vichy, comme l'on sait, se montrent favorables dans les engorgements chroniques du foie auxquels se rattachent quelquefois les maladies de la peau. Mais, en général, dans les *obstructions* des viscères du bas-ventre, relativement aux maladies de la peau, il vaut mieux faire usage des eaux salines à l'intérieur et à l'extérieur, ou en même temps d'eaux salines à l'intérieur, d'eaux sulfureuses à l'extérieur, ce qu'on pourra trouver réuni aux eaux d'Uriage et de Bagnères-de-Bigorre. Les eaux qui, uniquement salines thermales, conviennent le plus dans ces cas, sont celles de Balaruc, de Bagnère-de-Bigorre, de Lamotte, de Louesche, de St-Gervais.

Il en est d'autres qui, dans la même classe, peuvent être rendues plus avantageuses alors qu'elles ne le seraient naturellement, en y ajoutant quelques sels laxatifs, tels que le sulfate de soude, de magnésie, ce qu'au reste l'on pratique assez souvent. Si l'on jugeait convenable de faire usage d'eaux minérales naturelles dans les cas où les engorgements, les obstructions des viscères du bas-ventre s'accompagneraient encore d'un état plus ou moins fort d'irritation, il faudrait avoir recours de préférence aux eaux acidules froides de Pougues, Chateldon, Contrexeville, etc. Mais, en général, relativement aux maladies de la peau, ce n'est guère à cette classe d'eaux minérales qu'il faut s'adresser. Quand les dartres paraissent se rattacher à des affections irritatives de l'utérus, c'est des eaux de Plombières, de Luxeuil, d'Ussat et de quelques autres eaux analogues que j'ai vu ressortir les meilleurs résultats. Quand c'est à la phlegmasie chronique de la muqueuse des voies urinaires que ces maladies se lient, c'est généralement aux eaux acidules gazeuses, et parfois aux eaux alkalines gazeuses qu'il faut s'adresser, etc.

Troisième catégorie. Maladies de la peau dues à la *fluxion déplacée.* Nous avons bien des fois, dans le courant de cet ouvrage, appelé l'attention sur ce fait, que les dartres naissent très-souvent à la suite de la diminution ou de la suppression de certains flux constituant des fonctions importantes, tels que les menstrues, la transpiration partielle ou générale, etc., ou bien ne sont que le résultat du déplacement, du transport à la peau, sous l'influence de circonstances connues ou non, d'un mouvement fluxionnaire qui, plus ou moins habituel, plus ou moins ancien, plus ou moins identifié avec l'organisation, plus ou moins nécessaire à la conservation de la santé générale, était antérieurement fixé sur tel ou tel organe, ou même, déjà antérieurement mobile, s'était successivement porté sur plusieurs organes. C'est ainsi que l'apparition de dartres a suivi, comme phénomène de remplacement en quelque sorte, la suppression d'épistaxis, d'hémorrhoïdes, de rhumatismes, de migraines, de la goutte, d'affections catarrhales du nez, des yeux, des bronches, des voies gastriques, de flux diarrhéiques, leucorrhéiques, etc. ; ou bien enfin les dartres, par un heureux effort de l'organisme, secondé ou non des ressources de l'art, ont servi de voie de terminaison, de voie *critique*, de *jugement* à des maladies plus ou moins graves, ce qui n'est encore qu'un véritable déplacement de *fluxion*. Or, dans le premier cas, si ce sont l'irrégularité, la diminution, la suppression plus ou moins ancienne de la transpiration partielle ou générale, qui ont été suivies de l'apparition de dartres ou qui entretiennent les dartres, souvent alors difficiles à guérir, ce sont les eaux sulfureuses, prises à l'intérieur et à l'extérieur, qui conviennent, sous tous les rapports, fortes ou douces, selon l'état d'irritabilité générale, d'irritabilité locale cutanée. Quand c'est à l'irrégularité, à la diminution, à la suppression des menstrues que les dartres se rattachent, il faut envoyer la malade aux eaux les plus capables de détruire les affections internes qui ont produit cette irrégularité, cette diminution, cette suppression, et c'est alors généralement par les eaux thermales salines ou sulfureuses, prises en même temps à l'intérieur et à l'extérieur, que l'on remplit les diverses indications. Mais si les circonstances de dérangement de la menstruation, causes de l'apparition ou de la persévérance de la dartre, étaient un état d'atonie générale, d'altération du sang, un état chlorotique, ce sont les eaux ferrugineuses qu'on administre ordinairement. Cependant, les voies gastriques étant saines, il vaut encore mieux, dans la plupart des cas, avoir recours aux eaux sulfureuses qui, avec leur action spéciale sur les maladies de la peau, ont, quelques-unes, une grande efficacité pour régulariser, rétablir la menstruation ; telles sont les eaux de Barèges, d'Allevard, d'Enghien, qu'on prend alors à l'intérieur et à l'extérieur pour agir en même temps sur les maladies de la peau.

Dans le second cas, on peut quelquefois songer à ramener la fluxion dans son siége primitif, c'est-à-dire à rétablir le flux dont la suppression a entraîné le développement de la maladie de la peau ; c'est ce qu'on doit chercher à obtenir pour les hémorrhoïdes, par exemple, qui sont, pour beaucoup d'individus, comme une sorte d'évacuation *dépurative* plus ou moins périodique, nécessaire à la conservation de la santé générale. Il faut pour cela avoir recours principalement aux eaux minérales salines prises à l'intérieur, produisant facilement un effet purgatif, notamment celles de Bagnères-de-Bigorre, de Balaruc, etc. Si la fluxion dont le déplacement a produit la dartre existait à la surface de quelque muqueuse, sous forme de flux muqueux, d'affection catarrhale, il faut adresser à la dartre les eaux qu'on aurait adressées à l'affection catarrhale elle-même ; ce sont surtout les eaux sulfureuses les plus douces, telles que les eaux de Bonnes, s'il y a de l'irritabilité nerveuse, et de plus actives, telles que celles de Cauterets, les autres eaux des Pyrénées, celles d'Enghien, d'Allevard, d'Aix en Savoie, s'il y a absence d'irritabilité nerveuse et plutôt défaut de ton. On peut aussi employer avec succès alors les eaux salines thermales, telles que celles de Bagnères-de-Bigorre, d'Aix en Provence, de Luxeuil, de Plombières, de St-Gervais, etc.

Ces eaux, ainsi que les sulfureuses, doivent

être prises en même temps à l'intérieur et à l'extérieur. Si la fluxion dont le déplacement produit la dartre était antérieurement fixée, sous forme rhumatismale, dans le système musculaire, fibreux, dans les articulations, c'est aux eaux sulfureuses ou salines thermales qu'on aurait adressées au rhumatisme, qu'il faut généralement avoir recours. Quand c'est la suppression des accès de goutte qui a donné lieu à l'apparition de la dartre, il faut le plus souvent se contenter de palliatifs; car, s'il y a quelquefois, selon la position de la dartre, plus d'incommodité, de difformité à être affecté de cette dartre que de la goutte, il y a dans l'existence de celle-ci bien plus de danger et de douleur. Ce sont les eaux de Néris, administrées à l'extérieur et à l'intérieur, que je conseillerais de préférence dans ces cas.

Ce dernier genre de déplacement de fluxion se rattache en partie au troisième cas dont il a été question, où la dartre sert de voie de terminaison, de *jugement* à une maladie grave, où elle constitue ce qu'on appelle un phénomène *critique*. Dans ces circonstances, comme nous l'avons déjà dit ailleurs, il faut savoir généralement respecter la maladie de la peau. C'est en bien examinant ce qui s'est passé antérieurement qu'on appréciera si la dartre est ou n'est pas un phénomène *critique*, ou du moins un phénomène de remplacement, relativement à une maladie grave intérieure qui pouvait compromettre plus ou moins les jours du malade. On évitera alors des méprises funestes semblables à celles qui ont été signalées par bien des auteurs, et notamment par Bordeu, dans ses savantes *Recherches sur les eaux sulfureuses des Pyrénées.*

Quatrième catégorie. Maladies de la peau dues à la *fluxion excentrique.* Ici, en résumant très-brièvement les considérations auxquelles nous nous sommes déjà livrés si souvent, c'est à un état général de l'économie, à une forte excitation du système nerveux, à une trop grande abondance ou à des propriétés trop stimulantes, *âcres*, ou même à un appauvrissement du sang et à l'irritabilité extrême du système nerveux qui en résulte, que sont dues les maladies de la peau, variées dans leurs formes, selon les dispositions natives ou acquises de ce tissu. Les causes qui ont produit cet état peuvent exister encore ou avoir cessé d'exister, et l'état cependant qu'elles ont une fois produit continuant de persister un temps indéfini, il résulte de là un malaise général de l'organisation qui s'exprime par le développement de mouvements fluxionnaires, de la *fluxion*. Celle-ci se porte tantôt sur un organe, tantôt sur un autre, et quelquefois, par une sorte de mouvement excentrique, comme pour débarrasser les organes internes, elle se jette à la peau et y donne lieu à des dartres. Les eaux minérales naturelles peuvent être extrêmement efficaces pour combattre, pour épuiser, pour détruire cette disposition morbide générale, cette tendance aux mouvements fluxionnaires, cette persistance indéfinie de la *fluxion*, quoique les causes qui ont donné primitivement lieu à cet état aient cessé d'agir; et cette efficacité, elles peuvent la devoir à leurs effets purgatifs, diurétiques, sudorifiques, altérants, modificateurs de la composition du sang. Il est certain que dans cette catégorie, comme dans les catégories précédentes, les ressources ordinaires de l'art sont souvent seules suffisantes pour modifier l'état général de l'économie en combattant la pléthore sanguine par les saignées; les propriétés stimulantes, *âcres* du sang, par les adoucissants, le régime; l'excitation du système nerveux, par les calmants, le régime, la diète lactée; l'appauvrissement du sang, par les toniques, les ferrugineux, etc. Mais quelquefois cet état général, ou du moins la fluxion permanente qui en est résultée à la peau, persiste, et c'est alors que les eaux minérales naturelles font sentir la supériorité de leur action.

Si c'est la pléthore sanguine qui, par l'idiosyncrasie du malade, tend toujours, malgré tous les moyens de l'art, de la diététique, à se reconstituer, il faut, par les eaux minérales naturelles, chercher à activer toutes les sécrétions, à ouvrir des voies de décharge de fluides, des voies de *dépuration* où vienne s'épuiser cette tendance à la pléthore. Ce sont quelquefois les eaux acidules gazeuses comme diurétiques, telles que les eaux de Pougues, de Chateldon, de Contrexeville, de Saint-Galmier, de Saint-Alban, ou les eaux alkalines gazeuses de Vichy, mais surtout les eaux salines thermales ou non thermales prises à l'intérieur, comme purgatives, diurétiques, altérantes auxquelles il faut avoir recours. Parmi ces dernières, il faut choisir celles de Bagnères-de-Bigorre, de Balaruc, de Lamotte, de Louesche, les eaux de mer, les eaux salines froides, l'eau d'Uriage qui, administrée à l'intérieur, agit plutôt par ses principes salins purgatifs que par ses principes sulfureux, etc.

Si c'est sous l'influence d'une excitation générale du système nerveux, quelle qu'en soit la cause, que s'est manifestée et que persévère la dartre, c'est de l'usage des eaux salines thermales les plus douces en bains, et prises aussi à l'intérieur plus ou moins mitigées avec du lait, du lait d'ânesse surtout, qu'il faut attendre le plus de succès. Dans les cas semblables, parmi quelques eaux salines également applicables, je regarde comme préférables les eaux d'Ussat, de Luxeuil et de Néris, les eaux, en partie sulfureuses, en partie salines, de St-Amand, de Barbotan, d'Evaux, de Bagnoles (Orne), etc.

Si des causes capables de débiliter l'économie en général, d'altérer la composition du sang, d'appauvrir ce liquide, comme une mauvaise alimentation, une habitation insalubre, humide, un air vicié, la misère, la malpropreté, les abus du coït, de la masturbation, etc., avaient donné lieu à l'irritabilité du système nerveux d'où est résulté le mouvement fluxionnaire à la peau sous forme de dartre, ce sont les eaux minérales toniques plutôt qu'excitantes, les eaux ferrugineuses, reconstituantes du sang qu'il faut faire administrer ; telles sont les eaux ferrugineuses de Forges, de Vals, de Celles, de Spa en Belgique, et parfois les eaux ferrugineuses acidules thermales qu'on peut prendre également en boisson et en bains, comme les eaux de Rennes, etc. ; mais ce qu'il y a encore de mieux à faire, quand cela est possible, c'est de prendre en même temps les eaux ferrugineuses en boisson, et les eaux sulfureuses en bains, douches, etc. C'est là un avantage qu'on rencontre dans quelques localités, à Bagnères-de-Bigorre, par exemple, où existent tout à la fois des sources salines, des sources ferrugineuses et des sources sulfureuses, bien entendu qu'il ne faudrait pas faire usage, pour le cas dont il s'agit, des sources salines, car elles seraient plutôt nuisibles qu'utiles.

Quand, dans cette catégorie de la fluxion excentrique, c'est à des vices héréditaires *généraux* que paraissent se rattacher les dartres, c'est-à-dire, quand les dartres semblent être la manifestation d'une disposition générale morbide qui s'épuise sur la peau, et non pas le résultat d'une disposition morbide locale, cutanée, d'un *vice dartreux local*, il faut être extrêmement réservé sur l'emploi des eaux minérales, pour ne pas déplacer le théâtre de la manifestation d'un besoin en quelque sorte indispensable de l'organisation, pour ne pas forcer à s'épuiser sur des organes importants une fluxion qui en s'établissant sur la peau laissait en quelque sorte en paix ces organes exercer régulièrement leurs fonctions. Dans ces cas, si l'on juge à propos d'administrer les eaux minérales naturelles, c'est des eaux thermales salines faibles ou des eaux thermales sulfureuses douces qu'il faut faire usage, sinon pour guérir radicalement le mal, du moins pour le pallier, pour ôter à la maladie dartreuse son aspect informe, dégoûtant, pour la dépouiller de ses forts symptômes d'irritation, pour arrêter ses progrès.

Cinquième catégorie. Maladies de la peau dues à la *fluxion par diathèse.* Dans la diathèse cancéreuse, généralement aucune eau minérale naturelle ne convient, parce qu'elles ont toutes des propriétés plus ou moins stimulantes nécessairement contraires à cette diathèse. Dans les éruptions cutanées par diathèse scrofuleuse, les eaux ferrugineuses peuvent être utiles; l'union des eaux ferrugineuses à l'intérieur, des eaux sulfureuses à l'extérieur, encore plus avantageuse; mais depuis longtemps les belles recherches de Bordeu et celles de beaucoup d'autres auteurs avaient assigné le premier rang aux eaux, du moins à la plupart des eaux sulfureuses, comme curatives des dartres qui se rattachent à la diathèse scrofuleuse. Il faut distinguer parmi ces eaux celles de Saint-Sauveur, de

Cauterets, de Bagnères-de-Luchon, de Vernet, d'Arles, de Molitg, d'Allevard, d'Enghien, d'Aix en Savoie, etc. Si ces eaux contenaient de l'iode, elles auraient une action encore bien plus efficace sur les maladies de la peau dues aux scrofules. L'art pourrait, au reste, leur faire cette addition d'iode, en applications extérieures surtout, de manière à leur donner cette grande efficacité. De plus, aujourd'hui que les chimistes sont parvenus à découvrir la présence du brome, très-analogue à l'iode, dans les sources de Bourbonne, Balaruc, Lamotte, et dans l'eau de mer, on conçoit pourquoi ces eaux ont généralement montré une puissance curative remarquable contre les scrofules, et notamment contre les maladies cutanées dues à cette diathèse.

Pour les éruptions cutanées dues à la diathèse syphilitique, les eaux minérales naturelles, quelles qu'elles soient, ne sauraient être tout au plus que palliatives; elles seraient même nuisibles, si leur application était suivie de la disparition de l'éruption syphilitique, le vice syphilitique n'étant d'ailleurs combattu, détruit par aucun autre remède; car ce vice ne tarderait pas, s'il ne se manifestait pas de nouveau à la peau, à se porter sur d'autres organes où il pourrait avoir plus de gravité. Aussi l'usage des eaux minérales naturelles, appliquées seulement à l'extérieur, ne peut être utile, dans les cas de syphilides, qu'autant qu'on administre en même temps un traitement mercuriel ou l'un des traitements antisyphilitiques capables encore de réussir dans les véroles invétérées qui ont déjà résisté à plusieurs traitements mercuriels. Il est certain que des frictions mercurielles, administrées en même temps que des bains d'eaux minérales naturelles sulfureuses, ont guéri radicalement des syphilides tenant même à une diathèse syphilitique ancienne et invétérée. Cela se pratique avec succès auprès de quelques établissements thermaux sulfureux, et notamment aux eaux sulfureuses d'Aix en Savoie.

Mais si les eaux minérales naturelles n'ont pas de vertu réelle, positive pour détruire la diathèse syphilitique et pour guérir par conséquent radicalement les affections cutanées qui se rattachent à cette diathèse, il est certain qu'elles ont le pouvoir de faire apparaître au dehors des traces de syphilis constitutionnelle chez des malades qui, tourmentés depuis plus ou moins longtemps par des maux intérieurs, ne se doutaient pas, pas plus que leurs médecins, que ces maux étaient dus à la diathèse laissée dans leur organisation par une maladie syphilitique dont ils avaient été autrefois affectés, et qu'ils croyaient complètement guérie. Je me suis assez arrêté sur des faits semblables dans mon ouvrage sur les maladies vénériennes, je n'y reviendrai pas ici.

Enfin, pour les maladies de la peau par diathèse scorbutique, il n'y a guère que les eaux toniques ferrugineuses qui puissent être de quelque utilité.

Sixième catégorie. Maladies de la peau par *fluxion idiopathique.* Dans cette catégorie, la dartre ne se rattachant plus à aucune des conditions morbides internes précédemment examinées, tenant à une disposition morbide héréditaire ou acquise, uniquement propre à la peau, ou bien étant devenue, par l'habitude que l'organisation en a contractée, si elle est ancienne, une affection isolée de la peau, après que les causes qui l'avaient fait naître, les conditions morbides qui l'entretenaient ont cessé d'exister ; cette dartre, dis-je, ainsi indépendante de tout ce qui se passe actuellement ailleurs dans l'économie, qu'on peut appeler à juste titre *idiopathique,* devra être traitée par les eaux minérales qui auront le plus de vertus spéciales sur les maladies cutanées proprement dites ; car ici c'est sur la peau que doit principalement porter la médication ; c'est ce tissu malade qu'il s'agit uniquement de modifier. Toutes les propriétés purgatives, diurétiques, ou sudorifiques, ou *altérantes*, etc., des eaux minérales naturelles ne valent pas, ne peuvent pas suppléer, dans ces cas, les propriétés stimulantes spéciales, reconnues par l'expérience, des eaux minérales sulfureuses. C'est en vain, le plus souvent, que, pour des dartres tenant à cette catégorie, on ferait un appel aux sécrétions intestinales, aux sécrétions rénales, aux diverses voies de dérivation, de révulsion. Sans doute qu'un changement complet de régime, de conditions hygiéniques, un bouleversement dans la manière de vivre, le renouvellement en quelque sorte qui en résulte des matériaux du corps, aidés des effets dits *altérants* de quelques eaux salines, telles que les eaux de Bagnères-de-Bigorre, de Saint-Gervais, de Louesche, de Luxeuil, de Bains, d'Aix en Provence, etc., sans doute que la réunion de ces circonstances, que le seul usage même de ces eaux, par une action cachée, mais profonde, sur le sang, sur les solides, ont pu guérir et guériront encore parfois des maladies de la peau qu'on est obligé de ranger dans la catégorie de la *fluxion idiopathique*, parce que l'examen le plus attentif ne fait actuellement rien découvrir d'anormal dans l'organisation que la maladie de la peau elle-même ; mais en général les dartres par *fluxion idiopathique* guériront bien mieux par l'application des eaux minérales sulfureuses, qui de tout temps ont été regardées à juste titre comme spéciales sous ce rapport.

Si toutes les autres classes d'eaux minérales offrent aussi, dans les registres des cures qu'elles ont produites, plus ou moins de maladies de la peau, c'est surtout parce que celles-ci se liaient alors à quelqu'une ou à plusieurs des conditions morbides internes que nous avons considérées dans l'étiologie de ces maladies, et, sous ce rapport, il n'y a pas de source d'eau minérale qui ne puisse revendiquer quelques cures de dartres en sa faveur, parce qu'il n'y a pas de source minérale qui ne puisse modifier avantageusement ou entièrement détruire quelqu'une des conditions morbides auxquelles se rattachent si souvent les maladies de la peau. C'est malheureusement pour ces maladies comme pour bien d'autres, parce qu'on n'analyse pas exactement, médicalement, ou, il faut le dire, parce qu'il est quelquefois extrêmement difficile d'analyser bien exactement, médicalement les diverses conditions vitales auxquelles on doit un succès ou un revers, qu'il règne encore une si grande obscurité, un vague si désespérant sur les propriétés thérapeutiques réelles de beaucoup d'eaux minérales naturelles, et que, sauf quelques vertus particulières saillantes que la tradition, l'expérience accordent à quelques-unes plutôt qu'à d'autres, on les voit afficher presque toutes la même prétention à guérir toutes les maladies.

Quoi qu'il en soit, lorsque, par les moyens de l'art ou par la longueur du temps, toute condition morbide à laquelle pouvait se rattacher une maladie de la peau, se trouve détruite, et que cette maladie n'est plus entretenue que par une habitude de cette forme fluxionnaire contractée par la peau elle-même; ou bien lorsque primitivement aucune condition morbide semblable, capable de faire naître, d'entretenir une maladie de la peau, n'existait, c'est-à-dire, en un mot, dans tous les cas où une maladie de la peau aura lieu par *fluxion idiopathique*, c'est aux eaux sulfureuses prises à l'intérieur, mais à l'extérieur surtout, qu'il faudra avoir recours. Le choix, pour ces cas, de telle ou telle de ces eaux minérales, sera fait, d'un côté, en vertu de quelques traits tirés de l'ensemble de l'économie, de l'âge, du tempérament, de la constitution, des idiosyncrasies du malade, de l'état plus ou moins grand d'irritation locale qui accompagne la dartre, et, d'un autre côté, en vertu des propriétés stimulantes plus ou moins grandes, locales et générales, reconnues et accordées à chaque source par la tradition scientifique, l'expérience et des observations multipliées.

Ainsi, c'est aux eaux sulfureuses fortes principalement que l'on enverra les individus à fibre molle, à tempérament lymphatique ou lymphatique sanguin, à mouvements lents, à système musculaire développé, à peau peu irritable, à habitudes morales calmes, etc., les voies gastriques paraissant saines d'ailleurs, et aucune des circonstances morbides qui, d'après ce que nous avons dit précédemment, doivent faire exclure toutes les eaux minérales, n'existant chez les malades.

C'est, au contraire, aux eaux douces que l'on adressera de préférence les individus à fibre sèche, tendue, à tempérament nerveux, nerveux sanguin, à idiosyncrasie bilieuse, à constitution délicate, à muscles grêles, à mouvements vifs, à peau très-irritable, à habitudes morales passionnées, etc.

Au reste, il faut le dire, en faisant usage, auprès d'une source quelconque, de médicaments imitant plus ou moins les eaux d'une autre source qui serait également indiquée par les conditions morbides auxquelles se rattache une dartre donnée, on pourrait, dans une localité où il n'y aurait que des sources appartenant à une seule classe, obtenir en partie l'avantage de plusieurs sources appartenant à différentes classes. C'est ainsi qu'on peut, pendant que l'on prend des eaux minérales ferrugineuses ou salines naturelles, à l'intérieur, ajouter à l'eau de la source, qu'on fait chauffer si elle n'est pas thermale, des préparations soufrées, pour la prendre en bains, de manière à imiter les eaux minérales naturelles sulfureuses. C'est là ce que l'on fait à Balaruc, à Bourbonne, où l'on ajoute aux bains 60, 125 ou 250 grammes de sulfure de potassium. De cette manière, sans dénaturer l'eau minérale, on lui donne une vertu véritablement efficace contre les dartres, vertu qu'elle n'aurait certainement pas sans cette addition. C'est ainsi que, pendant qu'on reçoit les eaux sulfureuses à l'extérieur, dans les localités où elles existent, on peut en même temps faire usage de préparations ferrugineuses à l'intérieur, ou bien ajouter quelques sels neutres à ces eaux sulfureuses pour les rendre laxatives à l'intérieur. L'addition de ces sels, tels que sulfate de soude, de magnésie, etc., se fait déjà depuis longtemps à certaines sources d'eaux salines, pour les rendre purgatives comme d'autres sources de la même classe. De plus, l'iodure de potassium dans les bains, l'onguent mercuriel en frictions, et quelques autres préparations médicamenteuses convenablement adaptées, peuvent, dans bien des cas, singulièrement favoriser l'action efficace des eaux dans certaines maladies de la peau.

Quant aux rapports de convenance qui peuvent exister entre telle source d'eau minérale et telle forme extérieure de maladie de la peau, il est évident qu'ils ne doivent venir qu'en seconde ligne, lorsqu'on a satisfait aux rapports essentiels existants entre cette eau minérale et les conditions morbides internes qui entretiennent cette maladie de la peau. C'est de là, en effet, que la véritable indication à remplir doit être tirée. Mais quand on a à faire à des dartres par *fluxion idiopathique*, qu'il s'agit principalement par conséquent de modifier la peau malade elle-même, on peut demander s'il y a des rapports de convenance entre les eaux minérales de certaines classes, appliquées à l'extérieur, et certains ordres dermatographiques, certaines formes des maladies de la peau. On ne peut guère donner à cela une réponse bien satisfaisante, et généralement, comme je l'ai dit, dans ces cas, c'est aux eaux sulfureuses qu'il faut s'adresser. Cependant, en thèse générale, on peut ainsi classer les rapports en question :

1° *Éruptions érythémateuses.* On n'a guère recours aux eaux minérales naturelles pour cette classe d'éruption, excepté pour quelques cas d'érythèmes chroniques, et alors ce sont les eaux salines thermales douces qui conviendraient le mieux, par exemple, celles de Luxeuil, de Néris, d'Avène, d'Ussat, etc.

2° *Éruptions vésiculeuses et puro-vésiculeuses.* Ces éruptions s'accompagnent le plus souvent de symptômes d'irritation, de cuisson, de prurit, de douleur, de croûtes plus ou moins épaisses, plus ou moins adhérentes. Les eaux dont elles se trouvent généralement le mieux sont les eaux salines douces, et les eaux sulfureuses faibles ; ce sont les eaux de Plombières, de Luxeuil, les eaux en partie salines, en partie sulfureuses de Bagnoles (Orne) et les autres eaux analogues, les sources faibles des eaux sulfureuses des Pyrénées, de Molitg surtout, les eaux de Gréoulx, de Digne, etc.

Il est des eaux qui par la *poussée* particulière qu'elles déterminent, m'ont paru généralement modifier avec avantage cet ordre d'éruptions. Telles sont les eaux de Louesche (Suisse) et parmi les eaux acidules gazeuses, celles de Saint-Alban, quand on les fait chauffer. Les effets avantageux de ces dernières sous ce rapport avaient déjà été observés et signalés par M. Goin. Si les symptômes d'irritation accompagnant fréquemment les éruptions de cet ordre n'existent pas, c'est aux eaux sulfureuses plus fortes qu'il faut s'adresser. Celles de Barèges, d'Allevard, d'Enghien, etc., conviennent alors; elles déterminent d'abord une excitation passagère qui est fréquemment suivie de l'amélioration de la forme dartreuse. Les eaux d'Uriage, quoique plus faibles en principe sulfureux, ainsi que d'autres eaux sulfureuses analogues, produisent aussi parfois le même effet.

3° *Éruptions papuleuses.* Ce sont les eaux thermales salines fortes ou douces, selon l'existence des circonstances locales ou générales dont nous avons précédemment parlé, qui m'ont paru produire les effets locaux les plus avantageux dans ces cas là. Cependant dans l'éruption *papulo-prurigineuse éparse* (prurigo), les eaux sulfureuses fortes ou faibles semblent encore généralement mieux convenir ; c'est vers ces eaux que Biett dirigeait plus habituellement les malades affectés de *prurigo*.

4° *Éruptions tuberculeuses.* Ce sont encore les eaux sulfureuses qui paraissent généralement le mieux convenir contre cet ordre d'éruptions. Cependant il est d'autres eaux qui me semblent égaler au moins ou surpasser plutôt les eaux sulfureuses sous ce rapport ; ce sont les eaux salines où l'on a découvert du brome analogue à l'iode par ses vertus thérapeutiques, celles de Bourbonne, de Balaruc, de Lamotte, et l'eau de mer.

5° *Éruptions squammeuses.* C'est surtout aux éruptions de cet ordre que s'adaptent le mieux les eaux sulfureuses, pour en modifier avantageusement la forme, l'aspect, et c'est avec raison que, fondé sur une vaste expérience, Biett envoyait vers ces sources la plupart des malades affectés d'éruptions squammeuses ou furfuracées, telles que la *lepra vulgaris*, le *psoriasis*, le *pithyriasis versicolor*, etc.

6° *Macules.* Ce sont les eaux sulfureuses qui conviennent contre les taches autres que celles du *purpura*. Pour celles-ci, les eaux ferrugineuses, les bains de mer sont généralement indiqués.

On n'a guère recours aux eaux minérales contre les maladies de la peau ou l'altération des annexes de la peau appartenant aux autres classes, et, si on y avait recours dans quelques cas, ce seraient les eaux sulfureuses et parfois, mais bien plus rarement, les eaux salines qu'il faudrait choisir.

Quant aux espèces décrites en dehors des six premières classes à plusieurs desquelles à la fois elle paraissent appartenir, on n'a guère recours aux eaux minérales naturelles que contre l'*acné*, la *couperose*, la *mentagre*, et quelquefois la *dartre rongeante*. L'eau minérale qui convient d'abord, est celle qui est le plus en rapport avec les causes qui ont fait naître les conditions morbides qui entretiennent si souvent ces maladies de la peau. Mais quand ces maladies ne se rattachent réellement qu'à la *fluxion idiopathique*, de l'avis des auteurs et de la généralité des praticiens, et d'après ma propre expérience, ce sont généralement les eaux sulfureuses qu'il faut diriger contre l'*acné*, les eaux salines contre la *couperose* et la *mentagre*, en obéissant, relativement au choix des eaux fortes ou douces, aux considérations d'irritabilité locale et générale, de constitution, de tempérament, d'idiosyncrasie, etc., que nous avons déjà plusieurs fois signalées. Pour ce qui regarde particulièrement la *dartre rongeante* véritablement *idiopathique*, surtout quand elle est avancée, je ne connais, pour ma part, aucune eau minérale qui puisse la guérir, et il n'est certainement ni eau minérale ni autre remède qui vaille la *cautérisation*.

En finissant, je ferai remarquer qu'il n'y a pas de ville en France qui soit mieux partagée que Lyon, sous le rapport de la quantité et de la variété des eaux minérales naturelles, placées à une petite distance d'elle, avec lesquelles on puisse aussi généralement remplir toutes les indications qui se présentent contre les dermatoses ainsi que contre bien d'autres maladies. Ainsi nous avons autour de nous, à peu près à une journée de voyage, dans différents sens, 1° les eaux sulfureuses d'Allevard, d'Uriage, d'Aix en Savoie. 2° Les eaux salines de Lamotte, celles à la fois salines et sulfureuses d'Uriage. 3° Les eaux gazeuses de Saint-Galmier et de Saint-Alban. 4° Les eaux alkalines gazeuses de Vichy tant soit peu plus éloignées. 5° Les eaux ferrugineuses bien plus rapprochées de Charbonnières, la source ferrugineuse d'Uriage, les eaux ferrugineuses de Celles (Ardèche), auxquelles on arrive par le Rhône dans une demi-journée.

FORMULAIRE SPÉCIAL

COMPOSÉ EN PARTIE

DES MÉDICAMENTS EMPLOYÉS DANS MON SERVICE
A L'HOSPICE DE L'ANTIQUAILLE.

PREMIÈRE PARTIE.

TRAITEMENT LOCAL.

CATAPLASMES.

1° *Emollients*, de farine de lin, de fécule de pommes de terre, de mie de pain, de riz, de feuilles de mauve, etc.

Il y a des remarques à faire, relativement à l'application des cataplasmes en général sur les éruptions cutanées. Ils ne conviennent pas toujours, quoiqu'ils paraissent indiqués par l'état d'inflammation ou l'état crustacé, squammeux de ces éruptions ; c'est d'abord presque toujours lorsqu'il y a de fortes démangeaisons que la chaleur humide des cataplasmes ne fait ordinairement qu'augmenter; ensuite, lorsqu'il y a relàchement des vaisseaux de la partie affectée, tendance facile à l'engorgement, à la congestion des tissus de cette partie, circonstances que l'application de la chaleur plus ou moins humide des cataplasmes ne manque pas également d'aggraver. Il est des individus chez lesquels cette application fait naître constamment sur la partie affectée ou autour de cette partie une éruption érythémateuse ou vésiculeuse ou papuleuse ; d'autres, chez lesquels cette même application détermine ou ravive des cuissons, des douleurs locales. Enfin tel se trouve fort bien de l'application d'un cataplasme, tandis que tel autre pour le même genre d'éruption et dans des circonstances en apparence semblables, s'en trouve généralement fort mal.

Il est impossible d'établir aucune règle positive là dessus. Il faut consulter les susceptibilités, les idiosyncrasies, les antécédents du malade, et le plus souvent on ne sait à quoi s'en tenir que quand on a fait les premières applications.

2° *Résolutifs*, de farine de seigle, de fleurs de roses de Provins, etc., arrosés ou non avec les solutions résolutives ci-après indiquées.

3° *Calmants*, narcotiques, stupéfiants, de farine de lin, cuite dans une forte décoction de tête de pavot, de feuilles de morelle, de jusquiame, arrosés ou non d'huile de morphine, de laudanum, de solution d'extrait gommeux d'opium, de solution de cyanure de potassium, de solution d'hydrochlorate de morphine, etc., dont les formules sont ci-après.

4° *Fondants*, résolutifs, de feuilles de ciguë, arrosés avec les solutions iodurées, contre les éruptions papuleuses, tuberculeuses ou contre les engorgements, les indurations, les hypertrophies qui succèdent à diverses éruptions cutanées.

LOTIONS, FOMENTATIONS.

1° *Emollientes* : Décoctions adoucissantes de feuilles de mauve, de laitue, de racine de guimauve, de graines de lin, de son, etc.

La décoction que j'emploie le plus souvent est celle-ci.

N. 1.

Pr. : Feuilles de mauve ou
      racine de guimauve.   } de ch. une pincée.
  Son. . . . . . . }

Faites bouillir demi-heure dans demi-litre deau.

2° *Résolutives, astringentes, toniques* : Décoction de fleurs de roses de Provins, de mucilage de coings, d'écorce de chêne, de brou de noix, de feuilles de noyer, de quinquina; eau de Goulard, eau alumineuse, eau mêlée avec l'alcohol (1/8 à 1/12 d'alcohol); eau mêlée de la même manière avec l'eau de Cologne, avec divers acides; eau salée, eau de mer; solutions de sulfate de fer, de zinc (2 à 8 grammes de sulfate sur 200 grammes d'eau distillée); solution d'hydrochlorate d'ammoniaque (4 à 15 grammes et plus d'hydrochlorate pour 180 grammes d'eau), etc., etc.

J'emploie dans les cas plus simples les lotions adoucissantes et résolutives, ou simplement résolutives suivantes.

N. 2.

Pr.: Décoction de son et de fleurs
      de roses de Provins.   . } parties égales.
  Eau de Goulard. . . . }

N. 3.

Pr.: Décoction de fleurs de roses
      de Provins. . . . . }
  Eau de Goulard ou eau } parties égales.
      alumineuse. . . . . }

Dans les cas où il faut faire résoudre les indurations, les engorgements, les empâtements succédant aux éruptions cutanées, les tubercules indolents, etc., j'emploie de préférence lesdécoctions d'écorce de chêne, de brou de noix, les fortes solutions d'hydrochlorate d'ammoniaque, de sulfate de fer, de zinc, conjointement avec la compression, quand celle-ci est praticable. Toutes ces lotions doivent généralement être faites à froid.

3° *Calmantes, narcotiques, stupéfiantes* :

N. 4.

Décoctions de tête de pavot, de feuilles de morelle, de jusquiame, de laitue, d'aconit, de ciguë, d'amandes amères, de laurier-cerise, solution d'extrait d'opium (4 à 12 grammes d'extrait pour 120 grammes d'eau distillée); solution d'hydrochlorate de morphine (1 à 3 décigrammes d'hydrochlorate pour 60 grammes d'eau distillée); solution de thridace, solution aqueuse de cyanure de potassium (10 à 15 décigrammes de cyanure pour 200 grammes d'eau distillée), etc.

Cette dernière solution calme assez généralement le prurit. Je fais usage d'ailleurs avantageusement contre le prurit violent qui accompagne certaines éruptions, d'eau de goudron, d'un mélange d'eau distillée et d'acide nitrique ou sulfurique (1/12 à 1/20 d'acide); d'un mélange d'eau distillée et de poudre de camphre tenue en suspension (4 à 12 grammes de camphre pulvérisé pour 120 grammes d'eau). Le formulaire de MM. Cazenave et Schédel renferme contre le prurit qui accompagne les éruptions chroniques, la formule suivante.

Pr. : Cyanure de potassium.   . 12 grains (6 décigr.)
      Emulsion d'amandes amères. 6 onces (180 gr.)

Il ne manque pas encore d'autres formules contre le prurit; mais il ne faut pas oublier que ce qui calme le prurit de l'un, ne calme pas le prurit de l'autre, et il faut continuellement avoir l'œil sur l'état local et l'état général du malade afin qu'en remplissant les indications rationnelles, fondées sur l'examen attentif de ce double état, on puisse se passer autant que possible de faire la guerre au symptôme seulement.

4° *Excitantes, résolutives diverses*, plus ou moins spéciales contre certaines formes d'éruptions cutanées à l'état chronique.

N. 5. *Lotion alcaline.*

Pr. : Sous-carbonate de potasse.   .   4 à 8 grammes.
   Eau distillée.   .   .   .   .   .   120 grammes.

Contre les éruptions papuleuses.

N. 5 bis. *Lotion alcaline et sulfureuse.*

Pr. : Sous-carbonate de potasse.   .   4 à 8 grammes.
   Sulfure de potasse.   .   .   .   4 à 8
   Eau distillée.   180

Eruptions vésiculeuses et papuleuses.

N. 6. *Lotion complexe.*

Pr. : Sous-carbonate de potasse.   .   4 à 8 grammes.
   Sulfure de potasse.   .   .   .   4 à 8
   Alun.   .   .   .   .   2 à 4
   Eau distillée.   180

contre les mêmes éruptions.

N. 7. *Lotion mercurielle alcoholique.*

Pr. : Eau distillée de roses.   .   .   .   150 grammes.
   Eau de Cologne.   8
   Sublimé.   .   .   .   5 décigrammes à 2

Contre les couperoses, les acnés, les éruptions vésiculeuses ou puro-vésiculeuses anciennes.

N. 8. *Liqueur de Goulard.*

Pr. : Sublimé. . . . . 5 à 15 centigrammes.
Emulsion d'amandes amères.   180 grammes.

Contre la teigne faveuse et la teigne granulée.

N. 9. *Lotion cyanurée mercurielle.*

Pr. : Cyanure de mercure.   . 5 à 20 centigrammes.
Eau distillée de roses.   60 à 120 grammes.

Contre les taches violacées, brunâtres, jaunâtres, qui succèdent à quelques maladies de la peau, notamment contre les taches syphilitiques.

N. 10.

Pr. : Sulfure de potasse. . . . 4 à 8 grammes.
Savon blanc. . . . . . . 8 à 12
Eau distillée. 250

Contre les éruptions papulo-prurigineuses, la gale.

N. 11. *Lotion de Dupuytren.*

Pr. : Sulfate de potasse. . . . . 60 grammes.
Acide   sulfurique. 8
Eau commune. 500

Contre la gale.

N. 12. *Solution de chlorure de chaux ou de soude.*

Pr. : Chlorure de chaux ou de soude. 60 à 120 gr.
Eau distillée. . . . . . . 500 gramm.

Contre les engorgements indolents, les éruptions squammeuses dépouillées de leurs squammes, les éruptions vésiculeuses ou puro-vésiculeuses anciennes dépouillées de leurs croûtes.

N. 13. *Solution iodurée*.

Pr. : Iode. . . . . 2 à 5 décigrammes.
Iodure de potassium. . 2 à 4 grammes.
Eau distillée. . . . 250 grammes

Contre les engorgements, les tubercules indolents, les tubercules scrofuleux, les éruptions squammeuses invétérées, intenses.

N. 14.

Pr. : Iodure de potassium. . . 2 à 4 grammes.
Sulfure de potasse. . . . 4 à 8   »
Eau distillée. 180   »

Contre les éruptions papuleuses, tuberculeuses et squammeuses, sans symptômes d'ailleurs d'irritation.

N. 15.

Pr. : Eau de Barèges ou d'Allevard.   90 grammes.
Hydrochlorate d'ammoniaque.   15   »
Alun.   12   »
Eau commune.   500   »

Contre les éruptions vésiculeuses et puro-vésiculeuses, agglomérées, invétérées.

LINIMENTS.

N. 16.

Pr. : Huile de belladone. . . . 30 grammes.
Eau de chaux. 60   »
Cérat de Gallien. 8   »
Acétate ou hydrochlorate de morphine. 3 décigram.

Contre les éruptions vésiculeuses ou puro-vésiculeuses qui s'accompagnent de quelque irritation.

N. 17. *Autre.*

Pr. : Chlorure de chaux. . . . . . 4 grammes.
    Eau de laitue. 60   »
    Huile de morphine. . . . .| 30 gramm.
    Huile d'amande douce. . . .| de chaque.
Contre *idem.*

N. 18. *Liniment de Judelot.*

Pr. : Sulfure de potasse. . . . . . 90 grammes.
    Savon blanc. 500
    Huile d'olive 500
    Huile volatile de thym . . . 4
Contre la gale et les éruptions papulo-prurigineuses.

BAINS.

Bains émollients avec la décoction des espèces émollientes de son, de farine d'orge, avec 250 à 500 grammes d'amidon, avec 120 à 500 grammes de gélatine préparée.

N. 19. *Bains sulfuro-gélatineux.*

Pr. : Sulfure de potasse. . . 60 à 120 gramm.
    Gélatine. . . . . . . 120 à 250
Contre toutes les éruptions chroniques en général, quand les surfaces sont plutôt crustacées, squammeuses ou sèches, qu'humides, excoriées et fortement irritées.

N. 20. *Bain acide.*

Pr. : Acide sulfurique ou nitrique ou
    hydrochlorique . . . 30 à 60 à 120 gram.
    Eau. . . . . 8 à 10 voies.
Contre les éruptions papulo-prurigineuses.

N. 21. *Bain alkalin.*

Pr. : Sous-carbonate de soude ou de
          potasse. . . . .   60 à 120 gr. et plus.
       Eau. . . . .   8 à 10 voies.
Contre les éruptions chroniques en général.

N. 21. *Bain ioduré.*

Pr. : Iode. . . . .   4 à 8 grammes.
       Iodure de potassium . . 8 à 15
       Eau . . . .   8 à 10 voies.
Contre les éruptions papuleuses, tuberculeuses, squammeuses.

N. 22. *Bain mercuriel.*

Pr. : Deuto-chlorure de mercure.   I à 30 grammes.
       ou cyanure de mercure. 5 décig. à 4
       Eau. . . . .   8 à 10 voies.
Contre les syphilides en général.

Bains de vapeur.

Ces bains sont extrêmement utiles et souvent indispensables dans les maladies chroniques de la peau, lorsqu'il n'y a pas d'ailleurs quelqu'autre indication puisée dans l'état d'irritation de la muqueuse gastro-intestinale, dans un état de pléthore, dans une grande tendance aux congestions cérébrales, aux maladies du cœur, etc. Les bains de vapeur peuvent être composés d'ailleurs de vapeur sèche pour les tempéraments fortement lymphatiques, à fibre molle, à sucs abondants, à dispositions rhumatismales, dans les pays continuellement froids et humides, etc., et dans les autres cas, de vapeur humide émolliente, s'il faut adoucir l'éruption cutanée; aromatique, s'il faut l'exciter; sulfureuse, comme ayant quelque chose de plus spécial contre les éruptions cutanées chroniques sans forte irritation, sans excoriation chez les individus ayant eu plusieurs fois ou pendant longtemps des gales mal traitées, mal guéries, contre les éruptions cutanées ou dartres appartenant à la catégorie de la *fluxion idiopathique*, etc., cinnabrées contre les syphilides.

La quantité de soufre ou de cinnabre pour un bain de vapeur, est ordinairement de 2 à 8 grammes, selon l'âge, la susceptibilité de la peau, l'ancienneté et le degré invétéré de la maladie, etc.

DOUCHES LIQUIDES.

Douches de vapeur.

Composées de la même manière et appliquées dans les mêmes cas.

Une douche de vapeur ou fumigation que j'emploie très-fréquemment à l'hospice de l'Antiquaille avec avantage, contre les éruptions vésiculeuses ou puro-vésiculeuses agglomérées (eczéma et impétigo) lorsqu'il y a surtout tension, irritation à la peau et tendance prompte à l'état crustacé, est composée avec la décoction de parties égales de feuilles de mauve et de ciguë.

POMMADES.

I° N. 23. *Adoucissantes.*

Cérat de Galien, axonge, crême de lait fraîche, beurre frais, pommade de concombre, de beurre de cacao, etc.

N. 23 *bis. Pommade de blanc de baleine.*

Pr.: Huile d'olives. . . . . . . 120 grammes.
Cire blanche. 30
Blanc de baleine récent. . . 8

Pour les gerçures des lèvres, et pour toutes les éruptions qui s'accompagnent de gerçures.

2° **N. 24.** *Résolutives, astringentes, toniques.*

Cérat rosé, cérat saturné, cérat aluminé, cérat au tannin (2 à 4 grammes de poudre de tannin pour 15 grammes de cérat); cérat au muriate de soude, à l'hydro-chlorate d'ammoniaque, au sulfate de fer, au sulfate de zinc (2 à 4 grammes de chaque sel pour 30 grammes de cérat ou d'axonge, etc.). J'emploie depuis longtemps avec avantage une pommade de poudre de feuille de noyer composée ainsi qu'il suit :

N. 24 *bis.*

Pr. : Axonge . . . . 30 grammes.
Poudre de feuilles de noyer.   4 à 8

Contre les engorgements, les tubercules indolents, scrofuleux, en même temps que je fais lotionner les parties affectées avec la décoction de feuilles de noyer, et que j'administre à l'intérieur les pilules de feuilles de noyer dont la formule est ci-après.

N. 25. *Pommade saturnine résolutive.*

Pr. : Cire jaune . . . . 15 grammes.
Huile rosat 60
Acétate de plomb liquide. . . 8
Camphre. . . . . 5 décigram.

3° **N. 26.** *Calmantes, narcotiques, stupéfiantes.*

Cérat opiacé, cérat à l'acétate de morphine (2 à 4 décigrammes de sel de morphine pour 30 grammes de cérat); cérat hydrocyanique (20 à 30 gouttes d'acide hydrocyanique pour 60 grammes de cérat); cérat au cyanure de potassium (2 à 4 décigrammes de cyanure pour 30 grammes de cérat, etc.)

4° *Excitantes, résolutives diverses, plus ou moins spéciales contre certaines formes d'éruptions cutanées.*

A. POMMADES SOUFRÉES, IODURO-SOUFRÉES.

N. 27.

Pr. : Fleur de soufre. . . . . 4 à 15 grammes.
　　　Axonge ou cérat 60

Contre la gale, et en général contre la plupart des éruptions cutanées, quand il n'y a pas trop d'irritation.

N. 28. *Pommade ioduro-soufrée de Biett.*

Pr. : Iodure de soufre. . . . 10 à 15 décigram.
　　　Axonge purifiée. . . . . 30 grammes.

Employée avec succès dans un grand nombre de cas d'éruptions cutanées, surtout contre certains acnés, certaines mentagres, contre les éruptions squammeuses, papuleuses, papulo-prurigineuses.

La dose d'iodure de soufre m'a paru généralement trop faible relativement à la quantité d'axonge; pour la même quantité d'axonge, je fais mettre à l'hospice de l'Antiquaille comme ailleurs, 2 à 4 grammes d'iodure et quelquefois plus.

B. N. 28. *Pommades alcalines et chlorurées alcalines.*

Pr. : Sous-carbonate de soude ou
　　　de potasse. . . . . . . 8 à 12 grammes.
　　　Axonge. 60

Contre les éruptions vésiculeuses ou puro-vésiculeuses à l'état sec, crustacé et contre les éruptions papuleuses.

N. 29.

Pr. : Chlorure de chaux . . . 4 à 12 grammes.
Huile rosat. 30
Axonge. 60

Contre les mêmes éruptions.

N. 30. *Pommades chloruro, ioduro, cyanuro, sulfuro-mercurielles.*

Pr. : Proto-chlorure de mercure . 4 à 8 grammes.
Axonge. 30

Contre les éruptions papuleuses, les éruptions squammeuses et les syphilides.

Je joins à peu près constamment, non-seulement à cette pommade et aux autres pommades mercurielles, mais encore à presque toutes les pommades que j'emploie contre les maladies de la peau, 5 décigrammes à I gramme de camphre par 30 grammes d'axonge. Le camphre en applications externes, se montre en effet généralement avantageux contre les éruptions cutanées chroniques. Il modifie, excite favorablement la vie nutritive pervertie, ou parfois comme assoupie dans ces éruptions, et tend à calmer les démangeaisons qui les accompagnent si souvent. Je n'emploie même, dans bien des cas, contre les éruptions vésiculeuses ou puro-vésiculeuses et papuleuses très-avancées, stagnantes, sans symptômes considérables d'inflammation, que du cérat camphré, en variant la formule de la manière suivante :

N. 31.

Pr. : Cérat simple . . . . 30 grammes.
Camphre. : . . . . 5 décig. à 2

Et en ajoutant, pour mieux obtenir la résolution, quand il y a quelque engorgement à la peau, de l'acétate de plomb liquide, comme dans la formule suivante :

N. 32.

Pr. : Axonge. . . . . 30 grammes.
Acétate de plomb liquide . 2 à 4
Camphre. . . . 5 décig. à 2

N. 33. *Pommades ioduro-mercurielles.*

Pr. : Axonge. . . . . 30 grammes.
Proto-iodure de mercure . 6 à 12 décigram.

N. 34.

Pr. : Axonge. . . . . 30 grammes.
Deuto-iodure de mercure. . . 6 décigram.

Biett a rendu un véritable service en introduisant ces pommades dans la thérapeutique des maladies cutanées.

« Il les employait surtout avec succès, disent MM. Cazenave et Schédel, dans les syphilides et aussi dans les affections squammeuses sèches, rebelles et fixées à certaines régions. »

Je les ai employées avec le même succès contre les mêmes éruptions et aussi contre bien des cas d'éruptions papuleuses. Je porte la dose du proto-iodure jusqu'à 2 grammes, et celle de deuto-iodure jusqu'à 1 gramme pour la même quantité d'axonge. Je n'ai jamais observé de salivation. J'y joins au reste, comme je disais, presque toujours du camphre.

N. 35. *Pommade cyanuro-mercurielle.*

Pr. : Axonge. . . . . 30 grammes.
Cyanure de mercure. . . I à 2

Contre les syphilides papuleuses, tuberculeuses, squammeuses, maculeuses.

N. 36. *Pommade de sous-deuto-sulfate jaune de mercure*
(turbith minéral).

Pr. : Sous-sulfate de mercure . I à 2 grammes.
Camphre. . . . . 8 décigram.
Axonge . . . . 30 grammes.

Contre les éruptions puro-vésiculeuses chroniques et sèches; contre les couperoses par *fluxion idiopathique.*

Ce sont là les pommades mercurielles dont je fais le plus souvent usage à l'hospice de l'Antiquaille comme dans ma pratique en ville. J'emploie plus rarement trois autres pommades mercurielles dont je donne ici les formules empruntées au formulaire de MM. Cazenave et Schédel.

N. 37. *Pommade de deutoxide de mercure.*

Pr. : Deutoxide de mercure. . . . 2 grammes.
Axonge 30
Camphre. . . . . 2 décigram.

Contre les affections papuleuses du visage.

N. 38. *Pommade de sulfure de mercure.*

Pr. : Sulfure de mercure. . . . . 2 grammes.
Camphre. . . . . 5 décigram.
Cérat simple . . . . 30 grammes.

Contre les éruptions vésiculo-pustuleuses à l'état chronique.

N. 39. *Pommade de protonitrate de mercure.*

Pr. : Protonitrate de mercure. . . 12 décigram.
  Axonge purifiée . . . . . 30 grammes.
Contre les affections squammeuses.

N. 39 *bis*. *Pommade d'oxyde de zinc.*

Pr. : Axonge . . . . 30 grammes.
  Oxyde de zinc . . . . 1 à 4

Cette pommade modifie très-avantageusement les éruptions vésiculeuses et puro-vésiculeuse agglomérées (*eczema* et *impetigo*), mais surtout la première, quand cette éruption est à l'état chronique et que l'irritation existe à un faible degré. J'ai employé aussi la même pommade avec beaucoup de succès contre les éruptions squammeuses dans les mêmes circonstances d'absence d'irritation remarquable.

N. 40. *Pommade au goudron.*

Pr. : Axonge. . . . . 30 grammes.
  Goudron. . . . . . . 4 à 8

Ou bien. N. 40 bis.

Pr. : Axonge . . . . 30 grammes.
  Goudron. . . . . . . 4 à 8
  Camphre. . . 5 décigrammes à 1

On peut, dans quelques cas, pour augmenter l'effet résolutif de cette pommade, y joindre 1 à 2 grammes ou même plus d'extrait de saturne. Cette pommade est d'un usage très-général et souvent efficace, on s'en servait déjà dans le milieu du siècle dernier et on en a renouvelé l'application dans ces derniers temps. Je l'emploie avec beaucoup de succès notamment contre les éruptions vésiculeuses ou puro-vésiculeuses, papulo-prurigineuses et squammeuses. Elle calme d'une manière très-remarquable les démangeaisons, et convient même lorsqu'il y a encore de l'irritation, de l'inflammation dans l'éruption cutanée. Il faut avoir soin de faire souvent baigner le malade.

N. 41. *Pommade d'antrakokali.*

Pr.: Axonge. . . . . 30 grammes.
Poudre d'antrakokali. . .   1 à 4

On avait recommandé l'usage de cette pommade dans les mêmes cas à peu près où l'on se sert de la pommade au goudron; mais j'avoue qu'elle m'a paru généralement inférieure à cette dernière. L'antrakokali (*anthrax*, charbon, et *kali* potasse) est une solution de houille dans la potasse caustique.

On emploie l'antrakokali simple et l'antrakokali sulfuré. Pour préparer le premier, on dissout une partie de carbonate de potasse dans dix ou douze parties d'eau bouillante, et l'on jette successivement dans cette solution autant de chaux éteinte qu'il en faut pour mettre la potasse à nu. La solution ainsi obtenue ne contient que la potasse caustique. On la filtre et on la met de suite sur le feu, dans un vase de fer, puis, on la laisse évaporer jusqu'à ce qu'il ne se forme plus d'écume ni d'effervescence et que le liquide présente une surface unie comme l'huile. A cette potasse caustique on mêle en agitant, de la poudre porphyrisée de charbon de terre à la dose 160 gr. pour 192 gr. de potasse. On retire alors le vase du feu et on continue d'agiter la préparation avec un pilon, jusqu'à ce qu'elle se soit convertie en une poudre noire homogène. Cette poudre doit être conservée dans des flacons bien bouchés et placés dans un lieu très-sec.

N. 42. *Pommade au charbon.*

Pr. : Axonge. . . . . 30 grammes.
      Charbon en poudre. . . 8 à 15

Cette pommade qu'on a recommandée contre la teigne faveuse m'a paru, dans ce cas comme dans tous les autres où je l'ai employée, d'un effet à peu près nul. Ce n'est qu'en y joignant du soufre qu'elle m'a paru , à cause de cette addition seulement , avoir quelque efficacité, comme dans la formule suivante :

N. 42 bis.

Pr. : Axonge. . . . . 90 grammes.
    Soufre sublimé. . . . 15 à 30
    Charbon. . . . . . . 8 à 15

N. 43. *Autre pommade contre la teigne.*

Pr. : Soude d'Alicante pulvérisée. . 30 grammes.
    Sulfure de potasse. . . . 4 à 8
    Axonge. 45

N. 44. *Autre.*

Pr. : Soude du commerce. . . . 12 grammes.
    Chaux éteinte. 8
    Axonge. 60

Je renvoie, relativement à l'effet de ces pommades et de tant d'autres qu'on a dirigées contre la teigne faveuse à ce que j'ai dit au chapitre des teignes.

N. 45. *Pommade à la suie.*

Pr. : Axonge. . . . . 30 grammes.
Suie. . . . . 2 a 4

Cette pommade, qui avait été tant vantée d'abord dans quelques journaux contre la teigne faveuse, s'est montrée d'une efficacité *curative* tout-à-fait nulle dans les nombreux essais qui ont été faits avec constance et pendant longtemps, à l'hospice de l'Antiquaille. Je n'ai jamais pu obtenir un seul cas de guérison bien constatée de teigne véritablement faveuse par ce moyen. Il est probable que tous les autres praticiens ont reconnu la même chose, car on n'en parle plus. On n'encombrerait pas tant les journaux de récits de cures merveilleusement promptes et les formulaires de recettes, si on ne se hâtait pas trop de conclure, surtout quand il s'agit de la prétendue guérison radicale des maladies cutanées, des dartres.

N. 46. *Pommades iodurées.*

Pr. : Axonge. . . . . 30 grammes.
Hydriodate de potasse. . . 1 à 4

Contre les éruptions papuleuses, tuberculeuses ; contre les éruptions scrofuleuses surtout.

N. 47.

Pr. : Axonge. . . . . 30 grammes.
Iodure de potassium . . . 2 à 4
Iode. . . . . 4 à 8 décigram.

Mêmes usages.

On peut joindre au reste parfois à ces pommades comme à toutes les autres du camphre dans les proportions indiquées relativement à la quantité d'axonge et dans quelques cas aussi de l'extrait thébaïque ou bien du laudanum, quand il s'agit de calmer des douleurs, dans la proportion de 4 à 8 grammes de laudanum sur 30 grammes d'axonge.

On peut aussi faire usage des pommades aurifères dont on trouvera les formules dans tous les formulaires généraux, contre les mêmes formes d'éruptions auxquelles on adresse les pommades iodurées précédentes, ainsi que les diverses pommades ioduro-mercurielles.

DIVERSES POMMADES CONTRE LA GALE.

N. 48. *Pommade d'Helmerich.*

P.: Axonge . . . . 60 grammes.
Soufre sublimé . . . . 15 grammes.
Sous-carbonate de potasse. . . . 8 grammes.

C'est la pommade que j'emploie le plus souvent à l'hospice de l'Antiquaille ; mais je réduis aussi souvent à 8 grammes ou même à 4 grammes la dose de soufre sublimé et à 4 grammes la dose de sous-carbonate de potasse, quand la peau est irritable, quand les premières frictions font naître des éruptions érythétameuses, vésiculeuses, papuleuses. La quantité de pommade précédente sert ordinairement pour 6 frictions, ce qui au reste dépend de l'étendue des surfaces à frictionner. En ville je fais aromatiser cette pommade avec quelques gouttes d'une huile essentielle pas trop odoriférante, d'huile de bergamotte, par exemple, pour masquer l'odeur du soufre. C'est, d'après les nombreux essais que j'ai faits, la plus douce, la plus sûre des méthodes contre la gale. Voyez ce que j'ai dit là dessus à l'article *gale*.

N. 49. *Autre pommade contre la gale.*

P.: Axonge. . . . . 30 grammes.
   Hydrochlorate d'ammoniaque. 2 à 4   »
   Soufre sublimé . . . . . 4 à 8   »

N. 50. *Autre.*

P.: Axonge . . . . 30 grammes.
   Soufre sublimé . . . . | 4 à 8 grammes
   Savon blanc . . . . . | de chaque.

N. 51. *Poudre de Pyhorel.*

P.: Sulfure de chaux broyé.

On mêle une pincée de cette poudre avec quelques gouttes d'huile d'olive pour faire des frictions dans la paume de la main.

Cette méthode, quoique commode, parce qu'elle est moins salissante a certainement l'inconvénient d'être peu sûre.

Dans les vieilles gales mal guéries, dans la tendance obstinée au retour des éruptions vésiculeuses qui les signalent, lorsque d'ailleurs ces éruptions ne sont dues qu'à la *fluxion idiopathique*, ne se rattachent à aucune condition interne morbide, j'emploie avec avantage la pommade suivante.

N. 52.

P.: Axonge. . . . . 60 grammes.
   Sous-carbonate de potasse. . . | 8 grammes
   Soufre sublimé . . . . | de chaque.
   Alun. . . . . |

Lorsqu'il y a complication de syphilides et de gale

ou même seulement lorsque le malade affecté de gale
a en même temps des symptômes primitifs ou des
symptômes constitutionnels autres que des syphilides,
j'emploie la pommade suivante :

N. 53.

P. : Axonge. . . . . 60 grammes,
Sous-carbonate de potasse. . | 8 grammes.
Soufre sublimé. . . . . . |
Onguent mercuriel . . . . 4 grammes.

Je me dispenserai de donner ici les formules d'autres
préparations sans nombre qu'on a plus ou moins vantées contre la gale, qu'on trouvera dans tous les formulaires généraux ou spéciaux, ainsi que les formules de
bien d'autres pommades plus cu moins compliquées
qu'on a dirigées contre les maladies de la peau et qu'on
trouvera également dans les mêmes formulaires, avec
l'indication de leurs usages. Les diverses pommades
dont j'ai donné les formules doivent généralement
suffire pour tous les cas.Sans cesser de croire,sinon précisément à la spécialité, du moins aux effets vraiment
remarquables et prouvés par l'expérience de certaines
substances, de certaines préparations contre certaines
formes d'éruptions cutanées, il ne faut pas trop se hâter,
comme nous l'avons dit ailleurs, de mettre seulement
sur le compte de tel topique employé le défaut de
réussite, et d'avoir ainsi successivement recours à un
plus ou moins grand nombre d'autres substances.
L'abondance des moyens topiques mis en usage prouve
alors bien plus souvent la disette de connaissances
exactes sur la véritable cause de l'éruption cutanée.

N. 54. *Pommade caustique au nitrate d'argent.*

Pr. : Axonge. . . . . . . 4 grammes.
　　　Nitrate d'argent. . de 5 décig. à 1 à 2 gram.

Voyez l'usage que je fais de cette pommade à l'article *traitement* des éruptions vésiculeuses.

Je ne ferai que citer ici plusieurs caustiques applicables aux maladies de la peau dont on trouve la formule partout (les acides nitrique, sulfurique, hydrochlorique, plus ou moins affaiblis, la teinture caustique d'iode, une forte solution de nitrate d'argent cristallisé (4 grammes et plus de nitrate pour 30 grammes d'eau distillée), le nitrate acide de mercure, le beurre d'antimoine, le caustique de Récamier (1). Pour se servir convenablement de ces substances, il faut en imbiber la barbe d'une plume ou un pinceau de charpie qu'on promène une ou plusieurs fois sur les surfaces malades, selon l'activité de la substance et l'effet caustique que l'on veut produire. On fait en sorte que les surfaces saines restent intactes. Il est prudent de laver aussitôt après ces surfaces et même quelquefois les surfaces cautérisées.

Je citerai de plus la poudre arsénicale de frère Côme, la poudre arsénicale et caloméiée de Dupuytren, les autres poudres ou pâtes arsénicales dont je ne conseille guère l'usage contre les maladies de la peau, parce qu'il est très-difficile de diriger, de borner exactement leur action et de prévoir, de fixer les chances, quelles quelles soient, de leur absorption. Mais j'appelierai plus particulièrement l'attentiou sur les pâtes de

---

(1) Prenez chlorure d'or, 3 décigrammes, faites dissoudre dans 30 grammes d'eau régale. Ce caustique est extrêmement acti

chlorure de zinc, de chlorure de zinc et d'antimoine, ainsi que sur la pâte caustique de Vienne, qui n'offrent ni la même difficulté dans l'application, ni les mêmes dangers dans l'absorption. Voici les formules de ces préparations :

PATES DE CHLORURE DE ZINC.

Pâte n. I.

Pr. : Farine. . . . . Deux parties.
Chlorure de zinc. . . . . Une partie.

Pâte n. 2.

Pr. : Farine. . . . . Trois parties.
Chlorure de zinc. . . . . Une partie.

Pâte n. 3.

Pr.: Farine. . . . . Quatre parties.
Chlorure de zinc . . . . Une partie.

On mêle le chlorure de zinc avec la farine, en ajoutant le moins d'eau possible; on laisse ensuite la pâte exposée au contact de l'air pour en attirer l'humidité, pour acquérir la consistance et les qualités convenables.

Pâte de chlorure de zinc et de chlorure d'antimoine.

Pr.: Chlorure d'antimoine. . ⎱
Chlorure de zinc . . . ⎰ parties égales.

On ajoute aussi comme ci-dessus une quantité de farine proportionnelle à la force que l'on veut donner à la pâte.

Pâte caustique de Vienne.

Pr.: Potasse à la chaux. . . ⎱
Chaux vive en poudre. . ⎰ parties égales.

On délaie ce mélange dans suffisante quantité d'alcohol pour lui donner une consistance de pâte facile à étendre.

Pour se servir avantageusement des pâtes précédentes, il est bon de mettre d'abord le derme à nu. Quand on les applique à une éruption cutanée, à une dartre dont on veut ainsi détruire, renouveler la surface, il faut que ces éruptions s'accompagnent généralement de quelque épaississement, de quelque hypertrophie de la peau; car dans les autres cas, il vaut mieux avoir recours aux caustiques précédents. C'est surtout dans les cas de végétations, de tubercules volumineux, de tumeurs cutanées, de dartres rongeantes avec hypertrophie, que ces pâtes conviennent. Les surfaces étant d'abord dénudées ou dépouillées du pus, de la sanie qui les recouvre, on y applique avec une spatule une couche légère de ces pâtes, surtout des premières. Il vaut mieux revenir plusieurs fois à la même application, à mesure que les couches mortifiées se détachent. J'ai ainsi appliqué bien des fois avec grand succès ces pâtes aux affections dont je viens de parler. Mais il ne faut pas oublier que tous ces moyens guérissent radicalement ces affections cutanées, seulement lorsque celles-ci ne tenaient ou avaient été réduites à ne tenir qu'à la catégorie des éruptions cutanées par *fluxion idiopathique*.

DEUXIÈME PARTIE.

TRAITEMENT NON LOCAL.

N. 55.

Tisanes et boissons adoucissantes, émollientes, d'orge, de riz, de gramen, de racine de fraisier, de racine de guimauve, de jujubes, de fleur de mauve, de violette, de bouillon blanc, eau d'amandes, orangeade, eau de groseille, eau de framboise, bouillon de poulet, de veau, de grenouilles, petit-lait, lait d'ânesse, etc.

N. 56. *Tisanes dépuratives généralement plus ou moins amères.*

Pr. : Sommités de houblon ou feuilles de saponnaire,
de petit chêne, de trèfle d'eau, de chicorée
sauvage, de beccabunga, de cochléaria, ou
fleurs de pensée sauvage, de scabieuse, ou
feuilles, fleurs et tiges de pissenlit, de cresson
de fontaine, etc. . . . 15 à 30 grammes.
Eau bouillante 500   »
Faites infuser de 20 minutes à une demi-heure.

N. 57.

Pr. : Racine de bardane, ou de patience, ou d'aunée,
ou de douce-amère, ou d'écorce d'orme
pyramidal, etc. . . . 15 à 30 grammes.
Eau 500   »

Faites bouillir demi-heure. On fait au reste bouillir
et réduire plus ou moins selon l'intensité de l'effet
qu'on veut produire. On a bien recommandé d'adresser telle ou telle de ces décotions ou infusions à telle
forme d'éruption cutanée plutôt qu'à telle autre ; mais
j'avoue que je n'ai jamais rien pu saisir de plus spécial,
de plus remarquable dans les effets de l'une que dans les
effets de l'autre de ces tisanes ; et je les ai administrées
indifféremment dans tous les cas où il fallait chercher à
produire cet effet indéfinissable qu'on appelle *dépuratif*,
c'est-à-dire où il fallait chercher à modifier d'une ma-

nière quelconque le sang, l'ensemble de l'économie, comme cela est indiqué dans beaucoup de cas d'éruptions cutanées par *fluxion excentrique*. Je renvoie pour cela à ce que j'ai dit, relativement à cette catégorie de *fluxion*.

N. 58.

Pr.: Racine de gentiane ou de rhubarbe. . . . . 2 à 4 grammes.
Eau bouillante. . . . . 500 »

Faire infuser demi heure à une heure.

Cette infusion est tonique et convient surtout aux tempéraments lymphatiques, à fibre molle, aux individus scrofuleux.

N. 59.

On extrait aussi le suc de la plupart des feuilles fraîches, plus ou moins amères, dépuratives dont il vient d'être question pour composer ce qu'on appelle les sucs d'herbes. C'est des feuilles de chicorée, de cresson de fontaine, de cerfeuil, de cochléaria que l'on extrait principalement ces sucs. Pour cela, on pile ces feuilles dans un mortier de marbre ou de verre; on en exprime le suc et l'on passe au filtre.

Ces sucs d'herbes se donnent à la dose de 4 à 8 cuillerées à soupe dans un demi verre de l'une des tisanes précédentes ou dans un verre de petit-lait.

N. 60. *Tisanes acides.*

Pr.: Acide sulfurique ou nitrique
ou hydrochlorique. 20 à 30 gouttes et plus.
Décoction d'orge perlé. . 500 grammes.

Contre les éruptions vésiculeuses, humides avec

prurit, contre les éruptions papulo-prurigineuses, chez les gens surtout à constitution sèche, à voies gastriques irritables , à idiosyncrasie bilieuse , à tempérament sanguin.

N. 61. *Tisanes alcalines.*

Pr. : Sous-carbonate de potasse ou
de soude . . . . 2 à 4 grammes.
De l'une quelconque des tisanes amères, précédentes. . Une pinte.

Contre les mêmes éruptions dans tous les autres cas.

N. 62. *Tisanes laxatives.*

Pr. : Crême de tartre soluble ou sulfate de soude, de
potasse, de magnésie. . 8 à 12 grammes.
Bouillon de veau ou petit-
lait ou infusion amère. . 500 grammes.

N. 63. *Tisanes sudorifiques.*

Tisanes de salsepareille, de squine , de gayac, de daphné mézéréum, dont on trouve les formules partout et que l'on fait d'ailleurs plus ou moins concentrées selon l'effet que l'on veut produire.

Contre les syphilides.

Je ne fais également que citer ici les tisanes de Feltz, de Pollini, de Zittmam, d'Arnoud, etc., pour lesquelles je renvoie aux formulaires des traités des maladies vénériennes et aux formulaires généraux.

La tisane de Feltz, par le sulfure d'antimoine qu'elle renferme, qui lui-même contient quelquefois une très-petite quantité d'arsenic m'a offert une efficacité vraiment très-remarquable dans quelques cas d'éruptions cutanées invétérées, intenses, surtout vésiculeuses ou puro-vésiculeuses, qui avaient résisté à un grand nombre d'autres remèdes employés. Elle peut agir comme dépurative dans les éruptions par *fluxion excentrique* et aussi comme exerçant une action particulière sur le tissu cutané, ainsi que cela se manifeste dans les éruptions par fluxion idiopathique.

N. 64. *Sirops.*

Sirops amers, dépuratifs, composés avec la plupart des plantes amères précédentes; sirops de chicorée, de fumeterre, de pensée, de saponnaire, de douce-amère, etc.

On peut ajouter à ces sirops comme aux tisanes, du sous-carbonate de potasse, de soude, des sels laxatifs, etc., sirop antiscorbutique, sirop de Portal, sirop de Cuisinier simple, sirop de Larrey sans mercure, sirop ou rob de Laffecteur, sirop de salsepareille.

On administre tous ces sirops dans les mêmes cas que les tisanes amères, dépuratives précédentes, lorsqu'il s'agit de modifier d'une manière quelconque l'ensemble de l'économie, c'est-à-dire dans les éruptions chroniques par *fluxion excentrique*, les voies gastriques étant saines d'ailleurs.

On administre plus particulièrement les sirops sudorifiques et les sirops de Cuisinier, de Larrey, en y faisant l'addition convenable de deuto-chlorure de mercure, quand il s'agit d'éruptions cutanées par fluxion diathésique syphilitique. Je renvoie pour cela aux formulaires des traités de la syphilis.

Je ne donnerai ici que la formule du sirop de deuto-iodure de mercure de Boutigny.

N. **64** bis. *Sirop de deuto-iodure de mercure.*

Pr. : Bi-iodure de mercure. . . . .   **1** gramme.
     Iodure de potassium 50   •
     Eau . . . . . • 50   •

Dissolvez, filtrez au papier, puis ajoutez :

Sirop de sucre blanc marquant 30° à froid, 2400 gr.

On obtient ainsi un sirop inaltérable. 25 grammes de ce sirop contiennent 1 centigramme de bi-iodure de mercure et 50 centigrammes d'iodure de potassium. Ce sirop s'administre très-avantageusement contre les syphilides papuleuses et surtout tuberculeuses.

Les sirops amers, toniques de gentiane', de rhubarbe, de quina, etc., les sirops ferrugineux; les sirops iodurés, s'administrent plus particulièrement, ces derniers dans les cas d'éruptions cutanées par *fluxion diathésique scrofuleuse;* les autres dans les cas d'éruptions cutanées par *fluxion diathésique scorbutique,* mais surtout dans les cas d'éruptions cutanées par *fluxion excentrique,* lorsque la nature du trouble introduit dans l'organisation, la cause de l'irritabilité du système nerveux qui a donné lieu aux mouvements fluxionnaires établis sur la peau, consistent en une débilitation générale, un appauvrissement du sang, suite de fortes hémorrhagies, des pertes de fluides abondantes, de conditions hygiéniques mauvaises, débilitantes, nourriture insuffisante ou malsaine, habitation dans un lieu humide, mal éclairé, mal aéré, misère, malpropreté, tristes affections de l'ame que ces circonstances engendrent, etc.

POTIONS OU MIXTURES PURGATIVES.

Celles que j'administre le plus souvent sont les suivantes :

N. 65.

Pr. : Eau de fleur d'oranger . . } 30 grammes.
Sirop de fleur de pêcher. . } 30 grammes.
Huile de ricin . . . . 60 à 90   »

N. 66. *Autre.*

Pr. : Eau de fleur d'oranger . . } 30 grammes.
Sirop de fleur de pêcher. . } 30 grammes.
Résine de jalap. . . . . 1 à 2 grammes.
Jaune d'œuf. . . . N° 1.

Ce sont les purgatifs que j'emploie surtout, lorsque je veux faire porter sur le tube intestinal l'effet des pilules laxatives fondantes de calomel et de ciguë dont la formule est ci-après.

On peut faire usage d'ailleurs contre les maladies de la peau de tous les autres purgatifs, notamment des sels tels que sulfates de soude, de potasse, de magnésie, etc.

PILULES PURGATIVES D'ANDERSON.

N. 67. *Pilules de calomel et de poudre de feuilles de ciguë.*

Pr. : Calomel (préparé à la vapeur) . } 2 grammes.
Poudre de feuilles de ciguë. . } 2 grammes.
Faites avec savon médicinal . . . 36 pilules.

On en donne d'abord une le matin et une le soir; on augmente le nombre d'une tous les deux jours, jusqu'à produire 2 à 4 selles diarrhéiques par jour. Il faut que les voies gastriques soient saines ou ramenées préalablement à cèt état, et il faut avoir soin de faire porter l'action des pilules plutôt sur le tube intestinal que sur la bouche, si cela ne se passait pas dé cette manière, en administrant tous les 3 à 4 jours une des potions purgatives précédentes. Il résulte de cette médication lentement dérivative, révulsive, déplétive ou autre, un effet très-avantageux sur les éruptions cutanées même les plus invétérées qui s'accompagnent d'un suintement, comme les éruptions vésiculeuses ou puro-vésiculeuses, lorsque ces éruptions appartiennent à la catégorie de la *fluxion excentrique* ou même à la catégorie de la *fluxion déplacée*, en supposant, relativement à ce dernier cas, que la fluxion qui s'était d'abord déplacée pour se porter à la peau, peut encore se déplacer pour s'épuiser plus ou moins lentement sur le tube intestinal. On fait prendre en même temps du bouillon de veau.

Les pilules purgatives drastiques dont on trouvera les formules dans les formulaires généraux, peuvent être utiles également dans les cas où les éruptions cutanées, les dartres ne sont pas bien anciennes et où l'on peut espérer de rompre brusquement une habitude fluxionnaire qui n'est pas encore profondément contractée.

Il est encore des pilules dont l'usage assez longtemps continué, jouit d'une efficacité vraiment remarquable dans beaucoup de cas d'éruptions cutanées à forme quelconque, appartenant à la catégorie de la *fluxion excentrique*. Elles peuvent en effet à la longue, par une action difficile ou plutôt impossible à bien apprécier, comme au reste pour tant d'autres préparations pharmaceutiques, modifier le sang, l'ensemble de l'organisme, ce qu'il est indiqué de chercher à produire, comme nous l'avons vu, dans les cas en question. Voici la formule de ces pilules :

N. 68. *Pilules de Plummer.*

Pr. : Soufre doré d'antimoine.　.　.　12 grammes.
Proto-chlorure de mercure.　.　12
Sucre épuré de réglisse.ᵗ　.　.　8
Mucilage de gomme arabique　.　quant. suffis.

Pour faire une masse qu'on divisera en pilules de 3 décigrammes.

On en donne d'abord une à deux par jour, et on peut en augmenter progressivement mais lentement le nombre jusqu'à en donner 4 à 6 par jour, et diminuer ensuite progressivement le nombre de la même manière. Il faut avoir l'œil d'ailleurs sur les effets qu'elles produisent sur la bouche, les voies gastriques, le système nerveux, et en cesser l'usage quand il faut ; pour le recommencer ensuite.

N. 69. *Pilules diurétiques.*

Ces pilules dont on trouvera les formules dans les formulaires généraux, et parmi lesquelles il faut distinguer les pilules scillitiques d'Edimbourg dont voici la formule :

Pr. : Savon médicinal　.　.　.　.　4 grammes.
Scille pulvérisée.　.　.　.　｝2
Nitrate de potasse.　.　.　.
Baume de copahu　.　.　.　.　quant. suffis.

On forme une masse que l'on divise en pilules de 4 grains ; la dose est de 3 à 4 par jour.

Ces pilules, disons-nous, peuvent être indiquées, comme les pilules purgatives, quand il s'agit de rompre par une révulsion plus ou moins puissante, l'habitude fluxionnaire non encore bien établie à la peau, dans les éruptions cutanées par *fluxion excentrique* ou même par *fluxion déplacée*, mais surtout lorsque ces éruptions s'accompagnent d'un suintement plus ou moins abondant comme la plupart des éruptions vésiculeuses ou puro-vésiculeuses agglomérées (*eczéma* ou *impetigo*).

N. 70. *Pilules toniques, ferrugineuses.*

Ces pilules dont on trouvera également les formules dans tous les formulaires généraux, conviennent quelquefois dans les éruptions par *fluxion diathésique scorbutique*, et toujours dans les éruptions par *fluxion excentrique*, lorsque c'est un état de débilitation générale, d'appauvrissement du sang qui donne lieu à cette dernière *fluxion*. Je renvoie pour cela à ce que j'ai déja plusieurs fois dit là-dessus.

Il y a des pilules sulfuro-ferrugineuses dont la formule est due à Biett, qui sont également bonnes pour les mêmes cas, mais surtout dans les éruptions par *fluxion diathésique scrofuleuse*. Voici la formule de ces pilules :

N. 71. *Pilules sulfuro ferrugineuses de Biett.*

Pr. : Sulfure de fer. . . . . . 12 décigrammes.
Poudre de guimauve. . . 6

Sirop, quantité suffisante pour faire 12 pilules, en donner de 1 à 4 par jour.

N. 72. *Pilules iodées.*

Je me dispenserai de rapporter ici les diverses formules de ces compositions qu'on adresse particulièrement aux scrofules, et je ne donnerai que la formule des pilules de proto-iodure de fer que j'administre à l'hospice de l'Antiquaille, dans les dartres invétérées à formes diverses, lorsque leur présence coïncide avec un état d'atonie générale, d'altération des fluides, d'appauvrissement du sang, sous l'influence des diverses causes dont nous avons déja parlé plusieurs fois, chez des individus fortement lymphatiques, scrofuleux.

Pr. : Proto-iodure de fer . . . . . 2 grammes.

Faites avec gomme arabique et poudre de réglisse, 56 pilules.

On commence d'abord par une le matin et le soir, et on augmente progressivement le nombre d'une tous les deux ou trois jours, jusqu'à en donner 10 à 12 et plus par jour.

Ces pilules sont cependant loin d'avoir, contre les dartres en question, l'efficacité prompte et extrêmement remarquable que je leur ai trouvée contre les vieux ulcères syphilitiques, se rattachant également à un état d'altération, de défaut de force plastique du sang, comme j'en ai cité des exemples dans mon *Traité des Maladies vénériennes.*

PILULES MERCURIELLES.

N. 73. *Pilules de deuto-chlorure de mercure.*

Pr. : Deuto-chlorure de mercure. . . 15 centigr.

Faites avec gomme arabique 24 pilules, chacune contient 1/8 grain (6 milligrammes) de deuto-chlorure.

Celui-ci se décompose moins facilement et moins promptement dans ces pilules, mêlé seulement à la gomme
arabique, que lorsqu'on le mêle avec des extraits et
autres substances.

N. 76. *Pilules de deuto-chlorure de mercure et d'extrait
thébaïque.*

Pr.: Deuto-chlorure de mercure.   15 centigrammes.
Extrait thébaïque.   .   .   .   . 2 décigrammes.

Faites avec gomme arabique 24 pilules. Chacune renferme 6 milligrammes (1/8 grain) de deuto-chlorure et
8 milligrammes (1/6 grain) d'extrait thébaïque.

Si l'on voulait faire usage du cyanure de mercure au
lieu du deuto-chlorure de mercure, on mettrait, dans les
formules précédentes, moitié moins et même encore
moins de cyanure que de deuto-chlorure.

N. 77. *Pilules de proto-iodure de mercure et d'extrait
thébaïque.*

Pr.: Proto-iodure de mercure.   .   3 décigrammes.
Extrait thébaïque.   .   .   . 15 centigrammes.

Faites avec poudre de réglisse et miel de Narbonne
24 pilules. Il y a par pilule 1/4 grain de proto-iodure et
1/8 grain d'extrait thébaïque. Toutes les pilules précédentes s'administrent à la dose d'abord d'une tous les
jours, en augmentant progressivement la dose d'une
tous les deux ou trois jours jusqu'à en donner 6 à 8 par
jour. On diminue ensuite progressivement la dose
comme on l'avait augmentée.

Les trois formules précédentes sont celles dont je
fais le plus souvent usage contre les syphilides, en y
joignant les suivantes :

N. 78. *Pilules de proto-iodure de mercure, d'extrait thébaïque et de poudre de feuilles de ciguë.*

Pr. : Proto-iodure de mercure.   .   3 décigrammes.
Extrait thébaïque.   .   .   . 15 centigrammes.
Poudre de feuilles de ciguë.   6 décigrammes.

Faites avec poudre de réglisse et miel de Narbonne 24 pilules que je dirige plus particulièrement contre les syphilides tuberculeuses ou avec engorgement, hypertrophie à la peau, et encore les suivantes :

N. 79. *Pilules de deuto-chlorure de mercure, d'extrait thébaïque et d'aconit.*

Pr. : Deuto-chlorure de mercure.   .   15 centigr.
Extrait d'aconit.   .   .   .   .   . 3 décigr.
Extrait thébaïque.   3

Faites avec gomme arabique 24 pilules, que je dirige particulièrement contre les syphilides, quand elles s'accompagnent de douleurs ostéocopes ou d'engorgement des os.

Je renvoie du reste aux formulaires spéciaux des traités de maladies vénériennes et aux formulaires généraux pour les formules des autres pilules ou préparations mercurielles, telles que pilules de Dupuytren, pilules de Sédillot, pilules bleues, pilules solubles d'Hahnemann, pilules de mercure gommeux, liqueur de Vanswieten, etc., etc.

PILULES OU BOLS SOUFRÉS.

N. 80. *Sulfuro - magnésiens.*

Pr. : Soufre sublimé.   .   .   .   .   .   . 4 grammes.
Faites avec miel de Narbonne 12 bols.

N. 81.

Pr. : Soufre sublimé. . . . } de ch. 4 grammes.
Magnésie. . . . . . }

Faites avec miel de Narbonne 24 bols.

A la dose de 1 à 2 ou à 3 par jour; on administre en même temps des tisanes amères.

Surtout contre les éruptions vésiculeuses ou puro-vésiculeuses agglomérées. (Eczéma et impétigo).

N. 82. *Pilules aurifères de Chrestien.*

Pr. : Chlorure d'or ou chlorure d'or
et de sodium. . . . . 5 centigrammes.
Extrait de daphné mézéréum. 8 décigrammes.

Sirop simple, quantité suffisante pour faire 15 pilules. On commence par une par jour et on va progressivement jusqu'à 3 et plus.

Ces pilules s'administrent non seulement contre les syphilides, mais encore contre toutes les dartres invé-térées qui on résisté déjà aux ressources variées de l'art, fondées sur des indications rationnelles ou appliquées empiriquement, lorqu'on veut déterminer une perturba-tion profonde et lente dans l'organisation, modifier l'ensemble de cette organisation ou exercer une action particulière sur la peau. Ce remède fait partie, sous ce rapport, de ces remèdes empiriques, héroïques, plus ou moins violents, perturbateurs, altérants, etc., à action insaisissable, en un mot, qu'on administre contre les dartres opiniâtres en dernière ressource et comme en désespoir de cause; tels sont la ciguë, l'anti-moine, la teinture de cantharides, les préparations arsénicales, etc.

N. 84. *Pilules de ciguë de Stork.*

Pr. : Extrait de ciguë. . . . . . 4 grammes.
      Poudre de feuilles de ciguë . . quant. suf.
Faites des pilules de 1 décigramme.

De 1 à 4 par jour; administrées dans les mêmes cas
que précédemment.

PILULES ARSÉNICALES.

N. 84. *Pilules asiatiques.*

Pr. : Acide arsénieux porphyrisé.   5 centigrammes.
      Poivre noir pulvérisé. . . 6 décigrammes.
      Gomme arabique pulvérisée. 10 centigrammes.
      Eau commune . . . . . quant. suffisant.

Triturez pendant plusieurs heures l'acide arsénieux,
et la poudre de poivre dans un mortier de fer, pour
opérer exactement le mélange.

Ajoutez la gomme arabique et l'eau pour faire une
masse que vous diviserez en 12 pilules.

On en donne une à deux par jour.

Ces pilules ainsi que toutes les préparations arsénicales
ne sont pas plus indiquées par une forme d'éruptions
cutanées que par une autre, malgré ce que quelques-
uns semblent avoir voulu spécifier là-dessus. Le fait est,
comme je le disais, qu'on les a adressées plutôt à la
ténacité qu'à la forme de ces éruptions. Les préparations
arsénicales en effet doivent encore plus que tous les
remèdes auxquels nous les avons assimilées, sous ce
rapport, constituer comme l'*ultima ratio* empirique, employée seulement comme dernière ressource dans les
grandes occasions.

Biett, qui a aussi donné des formules de pilules arsénicales, les appliquait, dans les cas tenaces, à peu près à toutes les formes d'éruptions. Car MM. Cazenave et Schédel disent dans leur formulaire qu'il les employait surtout dans le traitement de l'eczéma (éruption vésiculeuse agglomérée), du lichen chronique (éruption papuleuse groupée ou agglomérée), contre les affections squammeuses, contre le lupus. J'ai moi-même administré les préparations arsénicales dans plusieurs cas de dartres appartenant à toutes les formes indistinctemeut, anciennes, invétérées, opiniâtres. J'ai obtenu quelquefois une amélioration, plus rarement une guérison; j'ai été obligé parfois d'en cesser l'usage à cause des effets fâcheux qu'elles produisaient sur les voies gastriques et le système nerveux. Dans presque tous les cas, j'ai vu les malades rester en proie à des affections des voies gastriques sous forme de gastro-entéralgie ou de gastro-entérite chronique. Il est possible que dans d'autres pays cette préparation ait plus d'efficacité, sans avoir les mêmes inconvénients. La formule de Biett qui me paraît la meilleure est celle des pilules d'arséniate de fer que voici :

N. 85.

Pr. : Arséniate de fer. . . . 15 centigrammes.
Extrait de houblon. . . 4 grammes.
Poudre de guimauve . . 2 »
Sirop de fleur d'oranger. quant. suffisante.

Faite 48 pilules dont chacune contient par conséquent 1/16 d'arséniate.

On en donne une par jour.

Quant à moi, j'ai trouvé plus simple dans la plupart des cas d'administrer tout simplement la solution arsénicale de **Pearson** dont la formule est ci-après.

N. 87. *Teinture de cantharides.*

Pr. : Cantharides en poudre. . .   60 grammes.
     Alcohol à 21° Cartier. . .   500   »

Faites macérer pendant 15 jours.
Passez avec expression.

On commence par 3 ou 4 gouttes dans un peu de tisane ou d'eau sucrée, le matin à jeun; on augmente progressivement la dose tous les 2 à 3 jours de manière à en donner 30 gouttes et même bien plus.

On a administré principalement ce remède dans les cas d'éruptions squammeuses. C'est dans ces mêmes cas que je l'ai administré moi-même un petit nombre de fois avec succès, lorsque d'ailleurs les malades ne me paraissaient pas dès les premiers jours montrer trop de susceptibilité des voies urinaires. L'effet de ce remède sur les voies gastriques m'a semblé généralement moins fâcheux que l'effet des préparations arsénicales. On pourrait peut-être agir moins défavorablement sur les voies urinaires en mêlant du camphre à la teinture de cantharides, comme dans la formule qui a déjà été donnée et que je n'ai pas essayée.

N. 88. *Teinture de cantharides camphrée.*

Pr. : Teinture de cantharides . . .   8 grammes.
     Camphre   2   »

Mêlez et dissolvez.

N. 89. *Teinture d'iode.*

Pr. : Iode. . . . .   30 grammes.
     Alcohol à 30° Cartier . . .   360   »

Contre les éruptions par fluxion diathésique scrofuleuse, contre la lèpre tuberculeuse.

Je renverrai aux formulaires pour toutes les solutions iodurées adressées aux scrofules.

N. 90. *Solution de Pearson.*

Pr. : Arséniate de soude . . . 5 centigrammes.
Eau distillée. . . . . . 30 grammes.

On en donne depuis 12 à 15 gouttes jusqu'à 4 grammes et plus.

Biett a donné une formule d'arséniate d'ammoniaque qu'il administrait de la même manière.

N. 91.

Pr. : Arséniate d'ammoniaque. . 5 centigrammes.
Eau distillée. . . . . . 30 grammes.

N. 92. *Solution arsénicale de Fowler.*

Pr. : Acide arsénieux. . . . $\Big\}$ Ana cinq parties.
Carbonnate de potasse. .

Faites bouillir ces deux substances dans une capsule de porcelaine avec

Eau distillée. . . . . . . 500 parties.

Lorsque la solution sera faite et la liqueur refroidie, ajoutez :

Alcoholat de mélisse composé . 16 parties.

On en donne 4, 6 gouttes et plus, progressivement, deux fois par jour.

Cette solution renferme un centième de son poids d'acide arsénieux.

FIN.

TABLE DES MATIÈRES.

CHAPITRE CINQUIÈME.

QUATRIÈME ORDRE.

Éruptions tuberculeuses . . . .   pag. 5
Lèpre tuberculeuse.   8
Observation d'une lèpre tuberculeuse très-avancée,
qui a été radicalement guérie.   26

CHAPITRE SIXIÈME.

CINQUIÈME ORDRE.

Éruptions squammeuses ou furfuracées.   34

EXEMPLES ET OBSERVATIONS.

Éruptions squammeuses par *fluxion par cause ex-
terne.*   57
Éruptions squammeuses par *fluxion réfléchie.*   58
Éruptions squammeuses par *fluxion déplacée.*   69
Éruptions squammeuses par *fluxion excentrique.* . .   77

ÉRUPTIONS SQUAMMEUSES MÉRITANT UNE DESCRIPTION A PART.

Ichthyose.   85
Pellagre.   94

CHAPITRE SEPTIÈME.

ÉRUPTIONS NE POUVANT ENTRER DANS UN SEUL OU SE RAPPORTANT A LA FOIS A PLUSIEURS DES ORDRES PRÉCÉDENTS.

Érysipèle.   105

Urticaire. 136
Acné. 156
Couperose. 173
Mentagre. 190
Lupus ou dartre rongeante. 211

CHAPITRE HUITIÈME.

SIXIÈME ORDRE.

Macules ou taches. 235
Lentigo. 240
Éphélides hépatiques.. 242
Nævi. 247
Albinisme. 250
Albinisme partiel ou vitiligo. 252
Purpura. 253

CHAPITRE NEUVIÈME.

SEPTIÈME ORDRE.

Excroissances ou végétations; tumeurs cutanées. . 277
  1° Excroissances, végétations. 278
  Verrues. 279
  2° Tumeurs cutanées. 283

Première sous-division. — Tumeurs cutanées furon-
  culeuses. 284
  Furoncle ou clou. 285
  Orgeolet. 279
  Anthrax. 294

Deuxième sous-division — Tumeurs cutanées gan-
  gréneuses ou charbonneuses. 301
  Charbon. 306
  Pustule maligne. 315

Troisième sous-division. (1) — Tumeurs cutanées
hétéromorphes. 324
    Kéloïde. . . . . *ib.*
    Molluscum. 330
    Frambœsia ou pian. 335
    Bouton d'Alep. 342
    Éléphantiasis des Arabes. 347

CHAPITRE DIXIÈME.

HUITIÈME ORDRE.

Maladies ou altérations des dépendances de la peau,
épiderme, ongles, cheveux et poils. 360
Altérations de l'épiderme. 361
    1° Productions cornées. . . . . *ib.*
    2° Cors. 365
Altérations des ongles. 371
    Onyxis due à des violences extérieures. . 374
    Onyxis due à des causes internes. 377
    Ongle incarné. 381
Altérations des cheveux et des poils. 387
    Plique. . . . . *ib.*
    Alopécie. 401
    Canitie. 419

CHAPITRE DOUZIÈME.

Éruptions cutanées par *fluxion diathésique.* 430
    Diathèse syphilitique. . . . . *ib.*
    Diathèse scrofuleuse. 465
    Diathèse cancéreuse. 476
    Diathèse scorbutique. 491

(1) Le titre de cette troisième sous-division a été omis dans
l'ouvrage,

CHAPITRE TREIZIÈME.

Exposé de principes généraux pouvant servir de
guide dans le choix des eaux minérales naturelles applicables au traitement des maladies de
la peau. 500

Formulaire spécial. 577

FIN DE LA TABLE DU SECOND VOLUME.

AVIS RELATIF AUX PLANCHES.

Je me suis proposé dans ces dessins, tracés en présence
des malades dont les éruptions me paraissaient le mieux
caractérisées, de représenter, non pas une éruption cutanée sur telle région du corps de tel sujet donné, dans
des circonstances déterminées, mais simplement les types, les variétés de formes des principales et plus communes éruptions, de celles qui constituent à plus proprement parler des *dartres*, avec les divers arrangements
les plus saillants que les éléments *anatomiques*, caracté-
risant ces formes dans chaque ordre dermatographique,
sont susceptibles de prendre. Ces types, ces variétés de
formes, ces modes d'arrangement des éléments *anatomi
ques*, considérés indépendamment des régions du corps
qui les présentent, des individus qui les portent, se ressemblent nécessairement plus ou moins chez les divers individus; de sorte, par exemple, que l'aspect d'une éruption considérée en elle-même, caractérisée par la *rougeur*, c'est-à-dire d'un *érithème*, revêtant la forme de papules ou de tubercules, ou d'anneaux plus ou moins allon-
gés, etc., est à peu près le même dans tous les cas, le
même chez Pierre que chez Paul, tout comme une plaque
de scarlatine, de rougeole, de petite-vérole, etc., chez
un individu, est plus ou moins semblable à une plaque de
la même éruption, scarlatine, rougeole ou petite-vérole,

chez un autre individu. En considérant ainsi les principales
formes éruptives à part, abstraction faite des diverses
régions du corps où elles peuvent se présenter, j'ai voulu montrer, et c'est là l'esprit dans lequel cette classification dermatographique a été conçue, que, par la simple
réunion convenablement faite des termes faisant allusion
au nombre, à la combinaison, à l'arrangement des éléments *anatomiques* entrant dans la formation d'une éruption cutanée quelconque, il était possible, dans tous les
cas, de donner une idée assez exacte de l'éruption que
l'on veut actuellement représenter. Je renvoie d'ailleurs,
pour de plus amples explications, aux prolégomènes et
à l'histoire de chaque ordre dermatographique auquel
se rapportent les diverses figures renfermées dans les
planches ci-après.

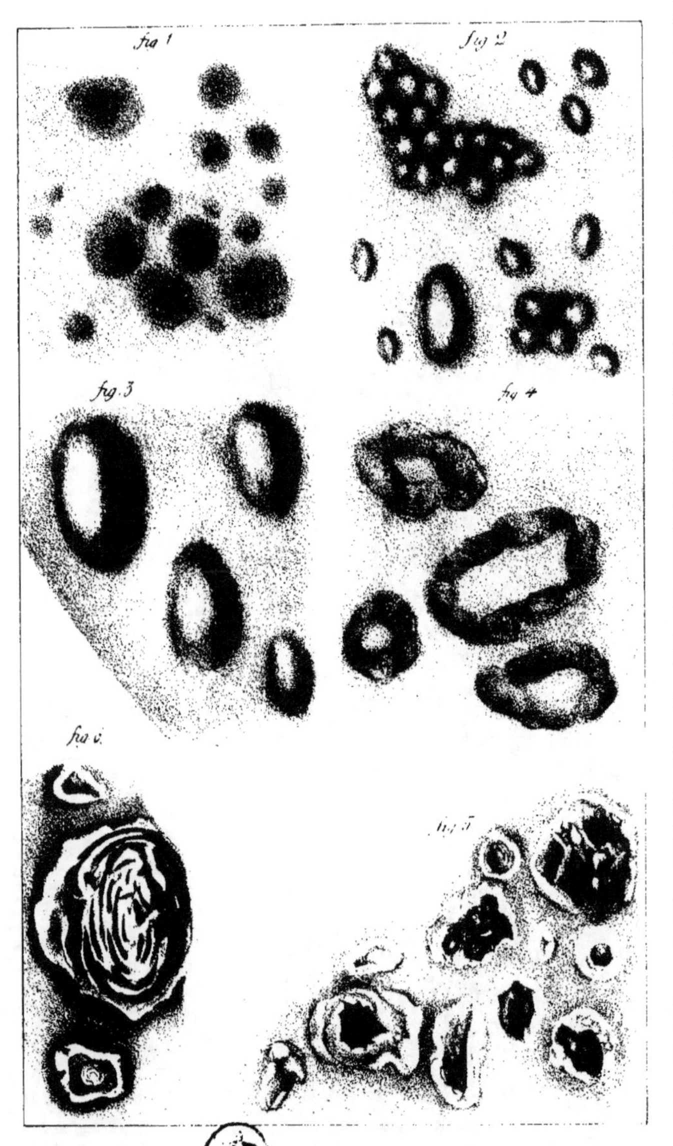

Fig. 1. érythème simple
Fig. 2. érythème papuleux
Fig. 3. érythème noueux
Fig. 4. érythème annulaire
Fig. 5. éruption vésiculeuse éparse à grosses vésicules rupia
Fig. 6. éruption vésiculeuse éparse à grosses vésicules à croûtes proéminentes.

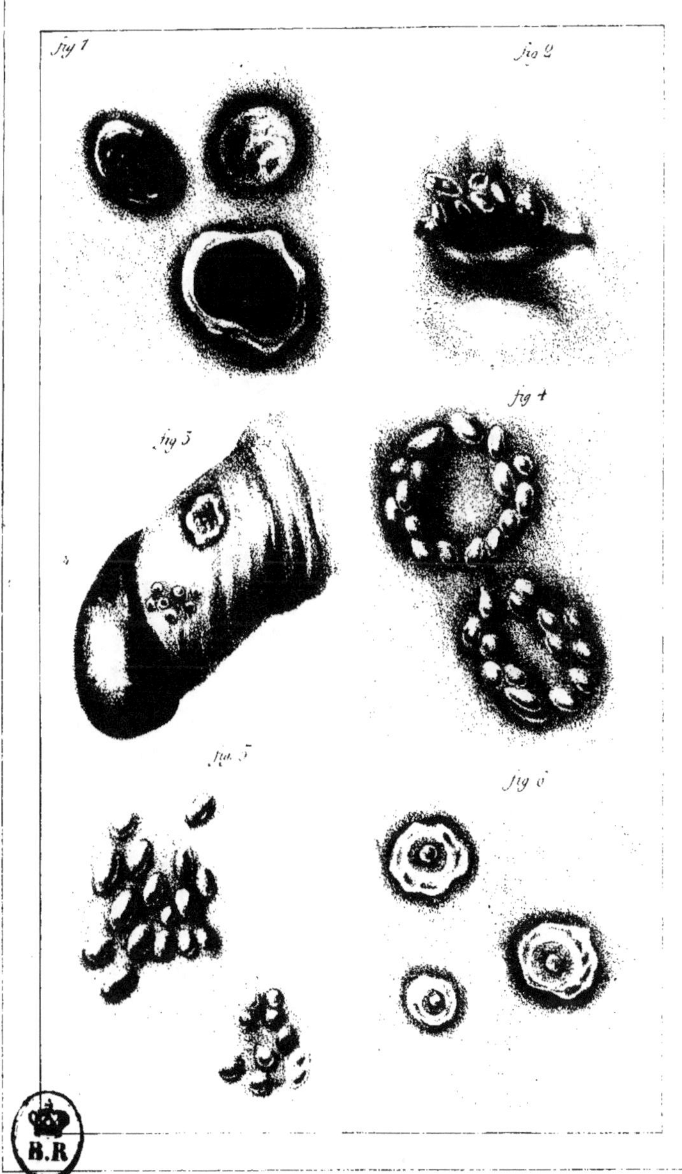

Fig 1. éruption vésiculeuse éparse à grosses vésicules à croûtes coniques.
Fig 2. éruption vésiculeuse groupée labiale (herpes labialis)
Fig 3. éruption vésiculeuse groupée préputiale.
Fig 4. éruption vésiculeuse groupée annulaire
Fig 5. éruption vésiculeuse groupée irrégulière.
Fig 6. éruption vésiculeuse groupée irisée.

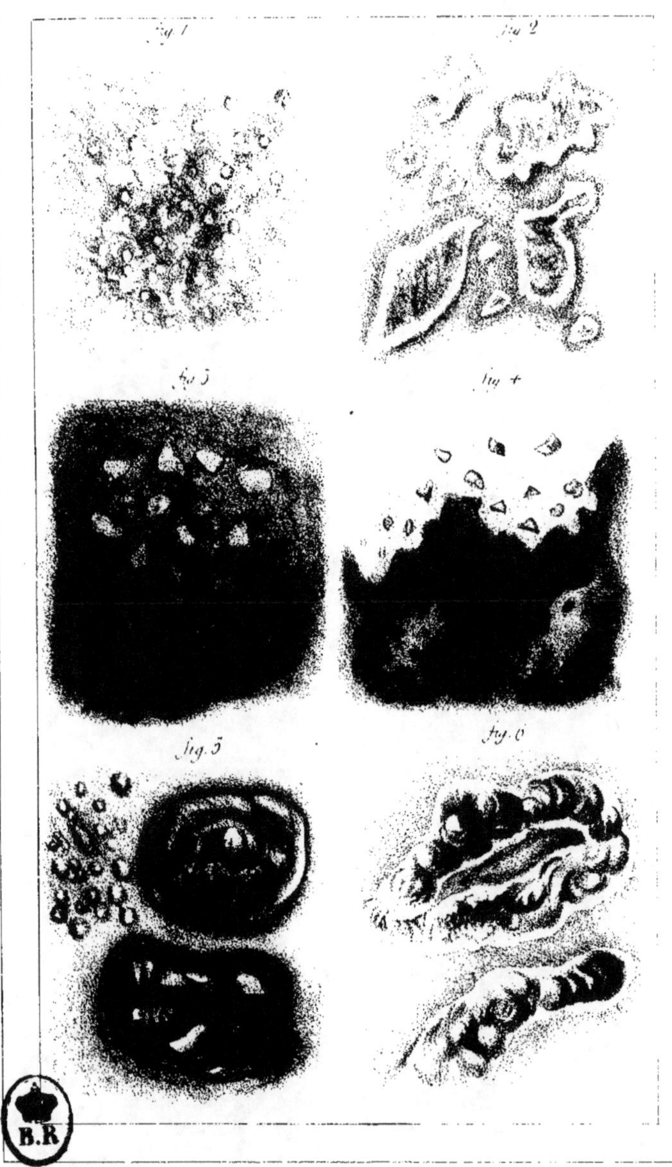

Fig. 1 eruption vesiculeuse agglomerée simple *****
Fig. 2. eruption vesicule crustacé agglomérée.
Fig. 3. eruption erythemato vesiculeuse agglomérée avec excoriations.
Fig. 4. eruption erythemato vesiculeuse agglomérée très enflammée.
Fig. 5. eruption pure vesicule crustacé agglomérée arrondie *******
Fig. 6. eruption pure vesicule crustacé agglomérée annulaire.

Eruptions puro-vésiculeuses et papuleuses.

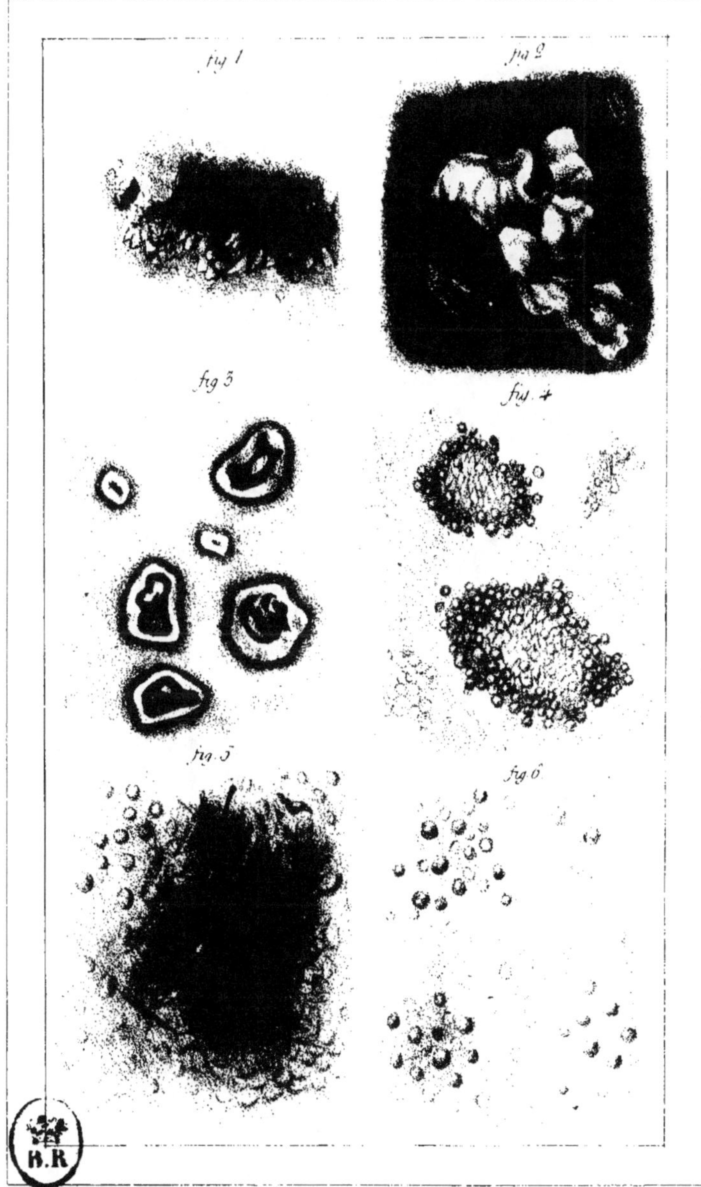

Fig 1. éruption puro-vésiculo-crustacée agglomérée irrégulière.

Fig 2. éruption erythémato-puro-vésiculo-crustacée agglomérée très enflammée.

Fig 3. éruption puro-vésiculeuse éparse à grosses vésicules (ecthyma)

Fig 4. éruption érythémato papuleuse groupée (lichen

Fig 5. éruption érythémato papuleuse agglomérée.

Fig 6. éruption papuleuse disséminée.

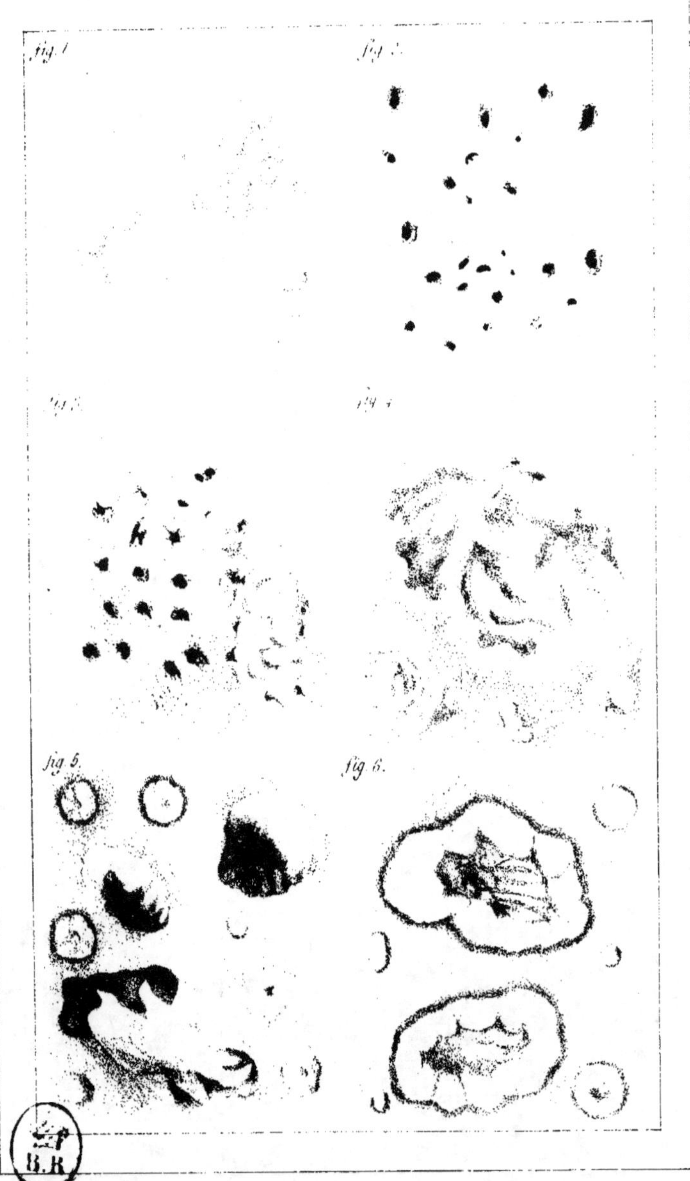

Fig. 1. Eruption papuleuse ortiée.
Fig. 2. Eruption papulo-prurigineuse éparse simple (prurigo.)
Fig. 3. Eruption papulo-prurigineuse éparse enflammée.
Fig. 4. Eruption squammeuse irrégulière.
Fig. 5. Eruption squammeuse arrondie à grandes et à petites plaques.
Fig. 6. Eruption squammeuse annulaire (Lèpre squammeuse.)

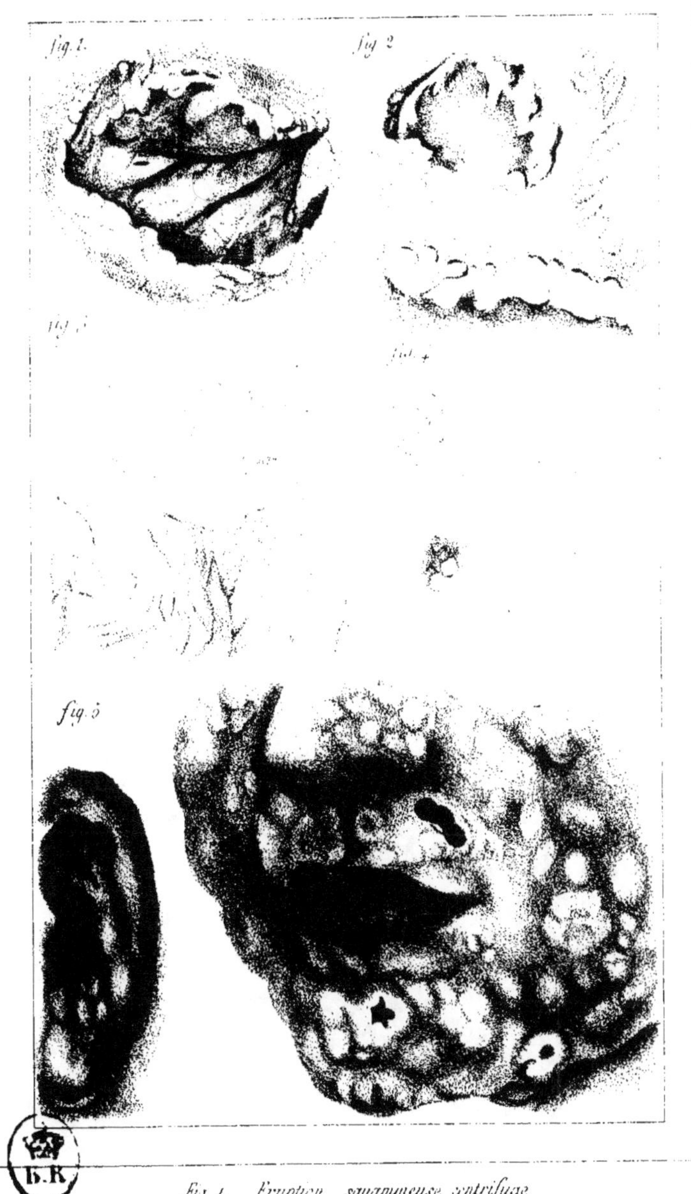

Fig. 1. Eruption squammeuse centrifuge
Fig. 2. Eruption squammeuse contournée
Fig. 3. Eruption furfuracée irrégulière
Fig. 4. Eruption furfuracée arrondie
Fig. 5. Lèpre tuberculeuse.

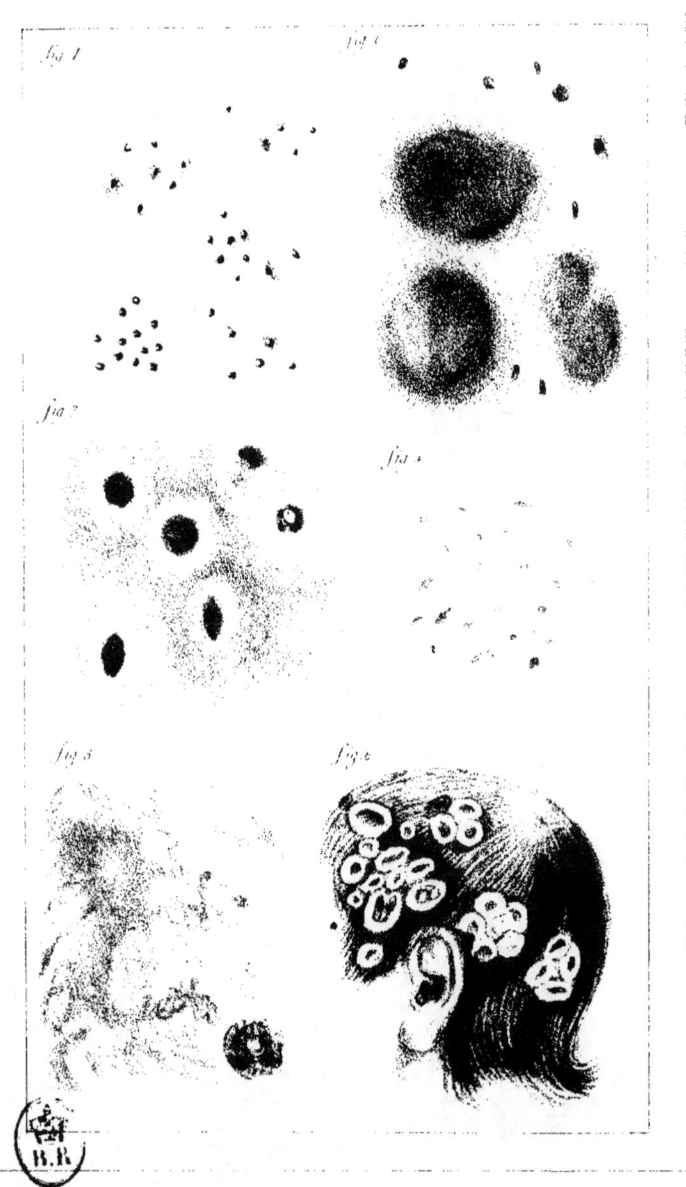

Fig. 1   Purpura simple.
Fig. 2   Purpura œdémateux.
Fig. 3   Purpura — purpura urticans.
Fig. 4   Lentigo ephelides lenticulaires, taches de rousseur
Fig. 5   Chloasma, taches hépatiques, pityriasis versicolor
Fig. 6   Teigne faveuse.